Dr. med. Ernst Schrott

AYURVEDA FÜR JEDEN TAG

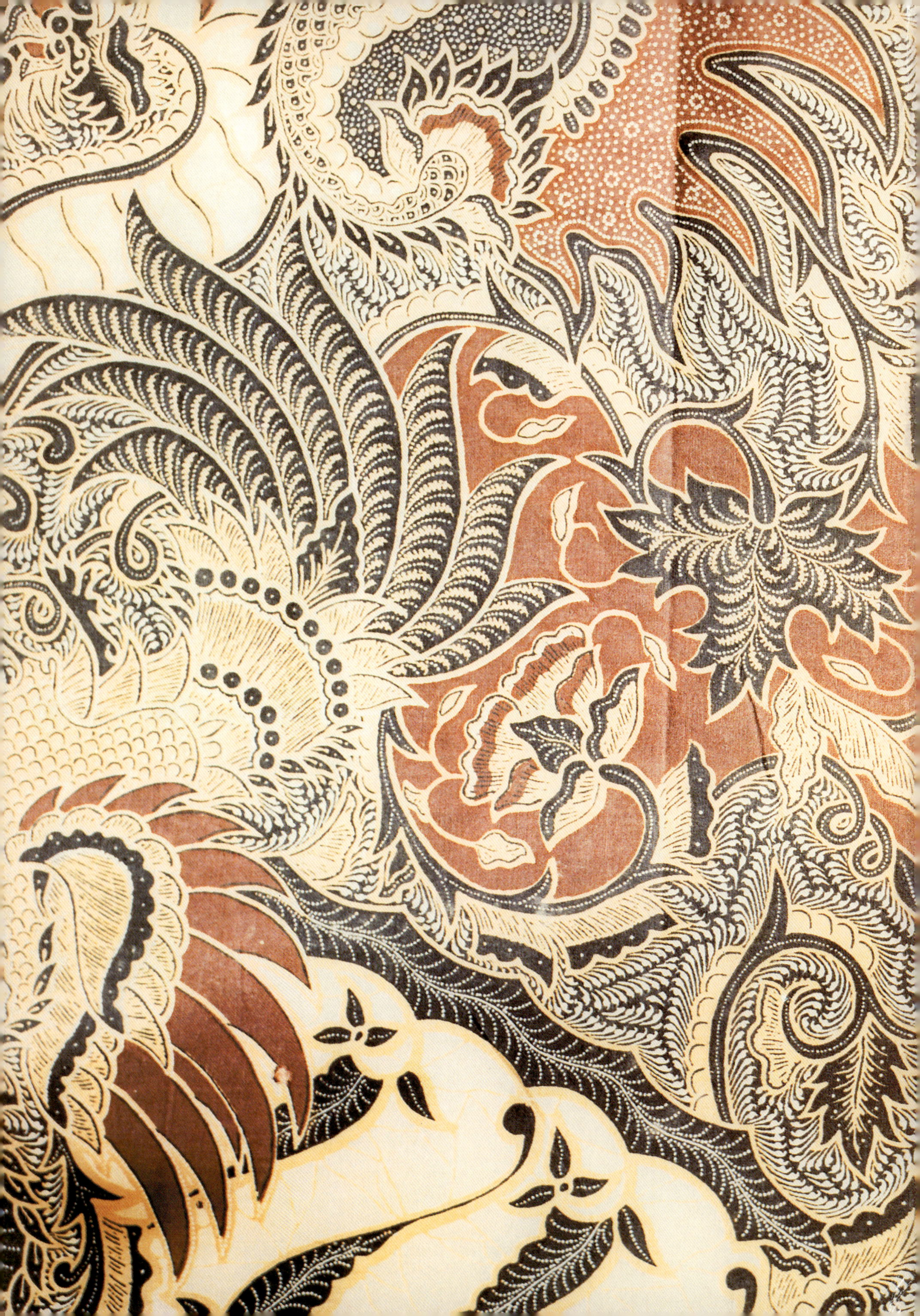

Dr. med. Ernst Schrott

AYURVEDA FÜR JEDEN TAG

Die sanfte Heilweise für vollkommene Gesundheit und Wohlbefinden
Mit großem Behandlungsteil
Das Praxisbuch für jedermann

Unter Mitarbeit von Birgit Frohn

Mosaik

Konzeption: Birgit Frohn
Redaktion: Birgit Frohn
Fotos: Matthias Ziegler
Styling: Birgit Frohn
Layout: Ada Forster
Zeichnungen: Elfie Vierck-Petschelt

Der Autor

Dr. med. Ernst Schrott hat in München Medizin studiert. Seit 1984 ist er Arzt für Naturheilverfahren und Homöopathie mit eigener Praxis. Außerdem ist er ärztlicher Leiter des Maharishi Ayur-Veda Gesundheitszentrums Regensburg. Seine Ausbildung im Ayurveda erhielt er bei führenden Ayurveda-Ärzten Indiens.

Hinweis für Leserinnen und Leser

Alle genannten Produkte, wie zum Beispiel Tees oder Öle, und alle anderen ayurvedischen Heilmittel können Sie entweder in Ihrer Apotheke kaufen oder bei den auf Seite 176, oben rechts, angegebenen Adressen bestellen.

1994 / 5 4 3 2
Satz: Filmsatz Schröter GmbH, München
Reproduktion: Artilitho, Trento
Druck und Bindung: Těšínská Tiskáma a.s.
Printed in Czech Republic
ISBN 3-576-11616-8

INHALTSVERZEICHNIS

Danksagung

Mein besonderer Dank gilt meinem Freund Dr. med. Wolfgang Schachinger. Er hat mir an vielen Stellen dieses Buches wertvolle Tipps gegeben und maßgeblich an der Ausarbeitung des Fragebogens mitgewirkt. Willi Kempe und meiner Frau Karina danke ich von Herzen für die vielen Küchentipps und Kochrezepte. Frau Birgit Frohn bin ich für die außergewöhnlich wertvolle Zusammenarbeit verbunden. Sie hat mit Umsicht, immer währender Aufnahmebereitschaft und großer Flexibilität das Manuskript bearbeitet und mich auf die Idee und den Entwurf für dieses Buch gebracht.

Dieses Buch ist Maharishi Mahesh Yogi gewidmet, der vor dem Hintergrund
der großen vedischen Weisen den Ayurveda in seiner Ganzheit
wiederbelebt und für die heutige Zeit verständlich formuliert hat, und
Vaidya Dr. J. R. Raju, meinem Ayurveda-Lehrer, der das zeitlose
Wissen dieser Heilkunde umfassend und vollständig lehrt und praktiziert.

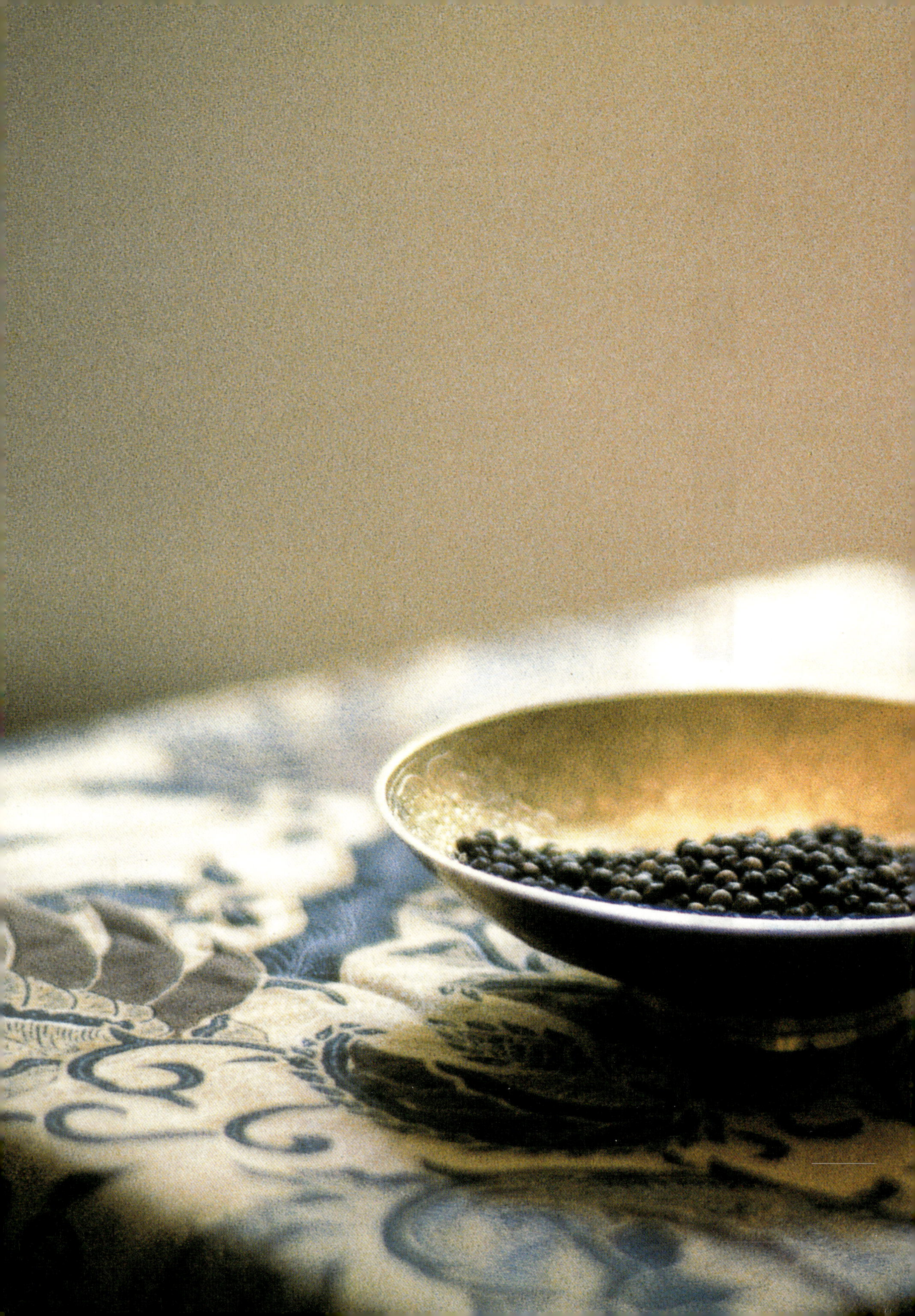

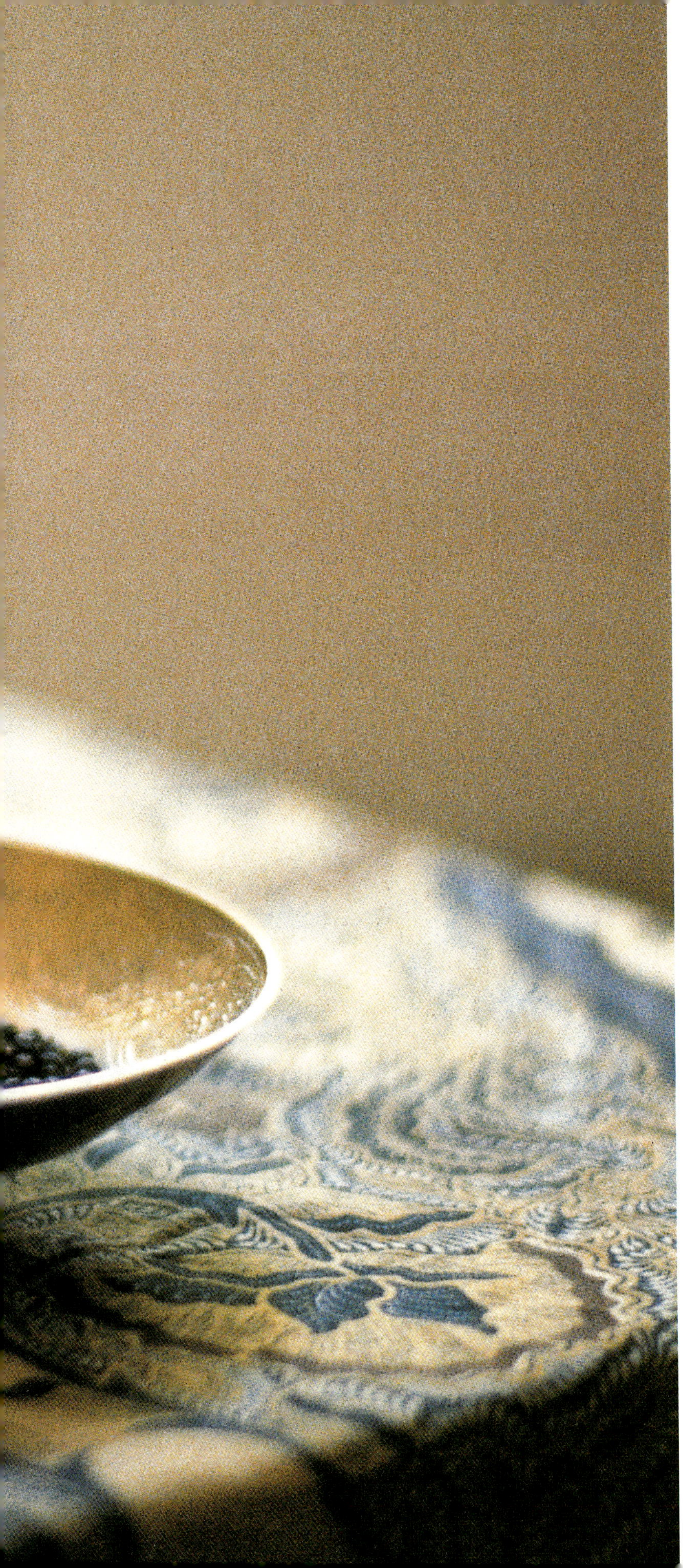

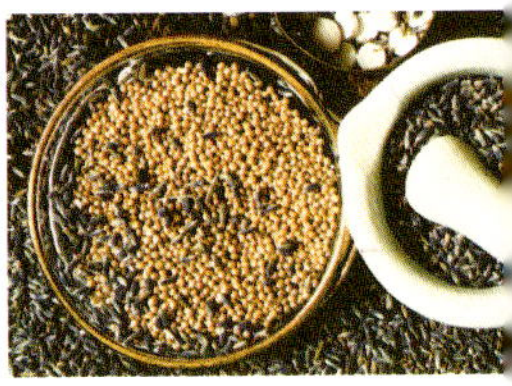

DER AYURVEDA

DER AYURVEDA

DIE QUELLEN JAHRTAUSENDEALTER HEILKUNST

Die Anfänge des Ayurveda lassen sich historisch und geographisch bis in die Zeit der vedischen Kulturepoche des alten Indien vor mehr als 7000 Jahren zurückverfolgen. Künste und Wissenschaften, Architektur und Medizin waren hoch entwickelte Bereiche der vedischen Wissenschaft, die auf die Schau der *Rishis*, der Seher und Weisen der damaligen Zeit zurückging. Ihr in tiefer Meditation erkanntes Wissen über die Naturgesetze, der *Veda*, bildete nicht nur die Grundlage für das gesamte gesellschaftliche Leben, das nach den Überlieferungen eine Blütezeit erlebte. Sie war auch die Quelle der Heilkunst, die schon damals den gesamten asiatischen Kulturkreis beeinflusste.

Veda heißt *reines Wissen* und wird als ganzheitliche Erkenntnis aller Naturgesetze verstanden. Übersetzt bedeutet Ayurveda »Wissenschaft vom Leben« (*ayus* lange Zeitspanne oder Leben; *veda* vollständiges Wissen).

Der wahre Ursprung der »Wissenschaft vom Leben« liegt also nicht in Asien, nicht in den medizinischen Texten des alten Indien und auch nicht in den Überlieferungen einer alten Kultur. Er liegt nach Auffassung der ayurvedischen Lehre im eigenen Selbst, einem Bereich stiller Bewusstheit, in der der Mensch die kosmische Seinsebene berührt und mit ihr eins wird. Dieses innere Selbst ist zugleich der Ort vollkommener Gesundheit, die Quelle des Wissens für Heilung und der eigentliche Dirigent des Lebens.

Der Veda – und damit natürlich auch der Ayurveda als sein heilender und gesund erhaltender Aspekt – sind also in Wirklichkeit im Besitz eines jeden Menschen. Die Veden sind *apaurusheya*, das heißt, »ungeschaffen« und eine zeitlose unmanifeste Realität – die stille Intelligenz der Natur.

Das vedische Wissen wurde über Jahrtausende von Meister zu Schüler mündlich weitergegeben und erst sehr viel später aufgezeichnet. Die so nach und nach entstandene vedische Literatur ist eine Niederschrift der Naturgesetze und ihr grundlegendster Aspekt ist der Rik-Veda, aus dem alle anderen vedischen Wissensbereiche hervorgehen.

Die wichtigsten medizinischen, also ayurvedischen Textsammlungen oder *Samhitas*, entstanden über einen großen Zeitraum zwischen dem 7. Jahrhundert v. Chr. bis 1000 n. Chr. Die *Caraka-Samhita* ist ein Grundlagenwerk vor allem der inneren Medizin und befasst sich mit Erkrankungen aus dem gesamten Gebiet der konservativen Medizin. Die *Sushruta-Samhita* dagegen ist vor allem der Chirurgie gewidmet, mit für damalige Verhältnisse und Möglichkeiten schon erstaunlichem anatomischen Wissen und therapeutischen Eingriffen. Etwa 800 n. Chr. verfasste ein ayurvedischer Arzt namens *Vagbhata* eine Lehrschrift über »Das Herz der achtgliedrigen Medizin«, die *Ashtanga Hridaya Samhita*. Zusammen mit den beiden anderen *Samhitas* spricht man von dem großen Trio, gegenüber drei weiteren kleineren von insgesamt neun Werken, auf die sich die Vaidyas, die ayurvedischen Ärzte, bis heute berufen.

Der Ayurveda gilt als das älteste und vollständig integrierte System für Gesundheit und Langlebigkeit, das sich über die Jahrtausende bis heute bewährt hat. Er beeinflusste das medizinische Denken nicht nur im asiatischen Raum. So soll die chinesische Medizin ganz wesentlich von Ayurveda beeinflusst worden sein. Das Wissen von der medizinischen Wirkung bestimmter Vitalpunkte, der Akupunkturpunkte, ist bereits in ältesten ayurvedischen Texten, dort als Marmapunkte bezeichnet, aufgeschrieben. Ayurvedische Konzepte finden wir aber auch ganz auffallend in Tibets Naturheilkunde, weiterhin in der antiken griechischen Medizin, vor allem bei Hippokrates, ihrem bedeutendsten Vertreter, sowie im alten Ägypten und Persien.

Die vedische Medizin wurde in den letzten zwei Jahrzehnten umfassend erneuert. Der vedische Gelehrte Maharishi Mahesh Yogi, ein Mönch und Physiker, konnte führende Ex-

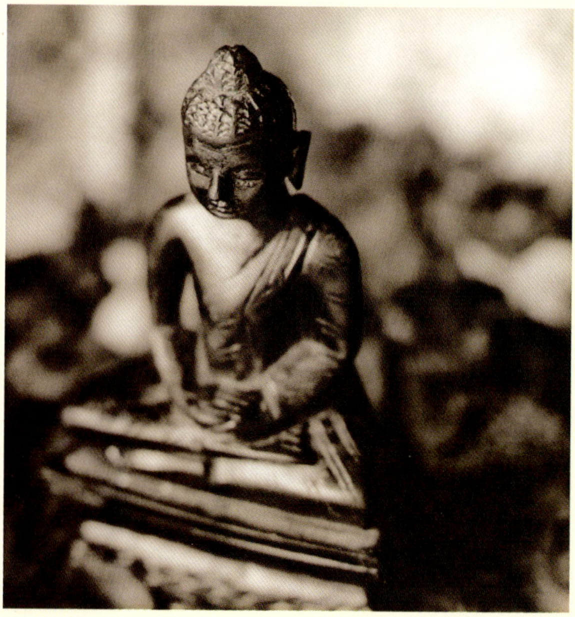

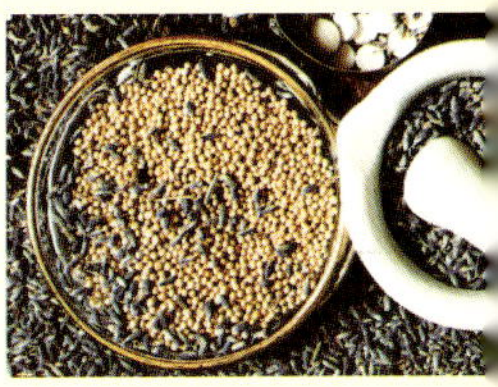

perten Indiens und westliche Wissenschaftler und Ärzte für dieses Projekt gewinnen. Unter seiner Führung gelang es, den Ayurveda grundlegend zu reformieren, zahlreiche in Vergessenheit geratene oder veränderte Therapien zu integrieren und in einer zeitgemäßen Sprache zu formulieren. Dabei wurde unter anderem ein ganz wesentlicher Aspekt zurechtgerückt. Die *vedischen Weisen erkannten ursprünglich den menschlichen Körper als vollkommenes Abbild der Natur und als Ausdruck des Veda.* Der Veda und die vedische Literatur entsprechen demnach, wie umfangreiche wissenschaftliche Untersuchungen zeigen, genau den Strukturen von Nervensystem und Körper. Diese Entsprechungen sind eine der größten Neuentdeckungen unserer Zeit. Maharishis Vedischer Gesundheitsansatz schließt daher neben dem vollständigen Ayurveda auch die 40 Aspekte des Veda und der vedischen Literatur ein. Sie sind der stille und unmanifeste Bauplan unseres Körpers, der durch geeignete Verfahren zur Erhaltung und Wiederherstellung von Gesundheit belebt werden kann. Damit stehen heute zahlreiche Heilansätze für ein langes und erfolgreiches Leben in guter Gesundheit zur Verfügung.

Diese auf den klassischen Texten beruhende Neuformulierung, auf der auch der Inhalt dieses Buches beruht, heißt Maharishi Ayur-Veda oder Maharishi Vedische Medizin. Sie hat sich in wenigen Jahren als moderne Ganzheitsmedizin weltweit verbreitet und wurde in einer offiziellen Verlautbarung des *All India Ayurveda Congress*, des höchsten Gremiums der Ayurveda-Ärzte Indiens als *»die höchst effektive und wieder vollständige Verkörperung der traditionellen ayurvedischen Medizin«* bezeichnet.

DAS GEIST-KÖRPER-MODELL DES AYURVEDA

Die Wissenschaft vom Leben benutzt wie jede andere Wissenschaft ihre eigene Sprache. Schlüssel zum Verständnis des Ayurveda ist die Lehre von den drei Doshas. Diese ganzheitlichen Prinzipien steuern alle körperlich-geistigen Vorgänge und werden Vata, Pitta und Kapha genannt. Die Doshas befinden sich in einem dynamischen Gleichgewicht (Abb. S. 13). Sie sind also wechselseitig voneinander abhängig, um gleichsam wirksam werden zu können. Man kann sie auch mit Musikinstrumenten vergleichen, die zusammen ein Klangbild ergeben. Um jedoch nicht falsch zu klingen, müssen sie aufeinander abgestimmt sein. Oder, noch anschaulicher, ein Vergleich mit der Feinabstimmung der Farben bei einem Fernseher: Dominiert eine Farbe zu sehr, beispielsweise Blau, wird das Bild blaustichig. Übertragen auf die Doshas bedeutet das, steht etwa Vata zu sehr im Vordergrund, erhält die gesamte Persönlichkeit diese Tönung.

Die Doshas stellen zum einen grundlegende Regulationssysteme dar, welche die Funktionsweise unseres Organismus bestimmen: Jedes Dosha ist in allen Zellen, Geweben und Organen des Körpers wirksam und hat darüber hinaus eine geistige Funktion. Dies ist der Grund, warum der ayurvedische Arzt nie die Ganzheit des Körpers und seine Verbindung mit dem Geist aus den Augen verlieren kann, selbst wenn er sich nur mit bestimmten Symptomen befasst.

Zum anderen erklären die drei Doshas die Wechselbeziehung des Menschen mit seiner Ernährung und der gesamten Umwelt und machen so das komplexe System des menschlichen Organismus überschaubar. Sie zeigen, wie die menschliche Natur in die Gesetze des Universums eingebettet ist.

Fünf Elemente – Bausteine des Lebens

In unserem westlichen Denken sehen wir Natur als etwas an, das auf zwei Ebenen funktioniert: auf der Ebene der Materie und auf der der Energie. Energie scheint abstrakter als Materie, kann jedoch von einem Ort zum anderen fließen, zu- oder abnehmen oder beispielsweise als Elektrizität in Batterien gespeichert werden.

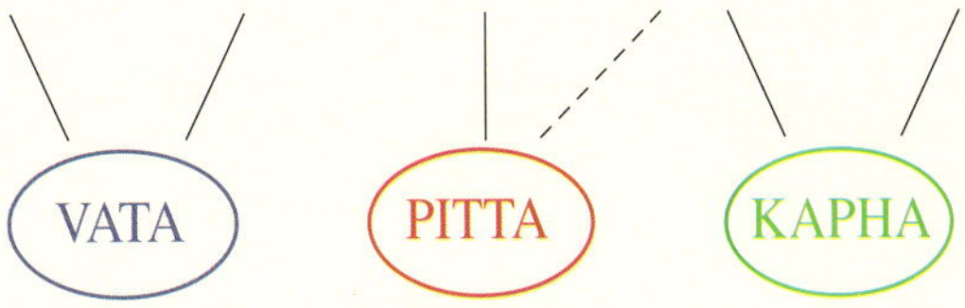

Ayurveda kennt ebenfalls zwei Ebenen, die unserer sinnlichen Wahrnehmung entsprechen. Eine Ebene ist die der drei Doshas, die man als die energetische oder regulative Ebene bezeichnen könnte. Die andere beschreibt die materiellen und submateriellen Bausteine des Lebens, die jedoch auch physikalische Energiezustände darstellen: die uns vertrauten fünf Elemente. Als archetypische Sprachsymbole gebrauchen wir sie täglich, indem wir unserer inneren Natur Ausdruck verleihen oder die uns umgebende Natur beschreiben. So spricht man beispielsweise von einem feurigen Temperament oder einer hitzigen Diskussion, wenn das Element Feuer im Spiel ist. Die fünf Elemente sind nicht nur Bestandteil des abendländischen Denkens, sondern auch in anderen Naturheilsystemen und Kulturen zu finden, so auch im Ayurveda.

Nach der ayurvedischen Lehre wirken sich sämtliche Veränderungen unserer Umgebung und alle unsere Handlungen auf unser Befinden aus: Tages- und Jahreszeiten, Essen und Wetter, Arbeit und Schlaf, Freude und Kummer. Damit variiert die Zusammenstellung der Elemente, aus denen unser Körper besteht, bei jedem von uns ständig. Denn der ayurvedische Arzt versteht unter »Elementen« nicht nur das Materielle, sondern die Gesamtwirkung unserer Umwelt, auch der nicht stofflichen, auf den Organismus. Alles, was von »außen« kommt, enthält die fünf Elemente und kann so die biologischen Grundprinzipien unseres Körpers beeinflussen. Die Zusammensetzung dieser Elemente verleiht jedem Individuum seinen eigenen unverwechselbaren Charakter, auch was die Besonderheiten seines Körpers und damit eingeschlossen seine Schwächen und Stärken angeht. So hat jeder Mensch seine eigene individuelle Natur, die auch bestimmt, ob er für gewisse Krankheiten anfälliger ist als seine Mitmenschen.

Die fünf Elemente umfassen:

Raum – Er steht für fehlenden Widerstand und wird in Beziehung zum Gehör, somit zum Ohr sowie der Zunge und damit der Sprache gesetzt.

Luft – Sie steht für Ausdehnung und Bewegung. Ihr zugeordnet sind der Tastsinn, somit die Haut sowie der Anus.

Feuer – Es steht für Hitze, ihm zugeordnet sind der Sehsinn, somit die Augen sowie die Geschlechtsorgane.

Wasser – Es steht für Flüssigkeit und repräsentiert den Geschmackssinn, somit die Zunge und den Gaumen sowie die Füße.

Erde – Sie steht für Festigkeit, Rauheit und Form. Ihr zugeordnet ist der Geruchssinn, somit die Nase sowie die Hände.

Vom Baustein zum Geist-Körper-System

Die materiellen Bausteine der Natur, die Elemente, sind zugleich die Energieformen, die, zu ganzheitlichen Funktionsprinzipien vereint, in der Natur wie im Menschen an allen dynamischen Prozessen beteiligt sind. Paarweise verbunden formen sie die drei Doshas Vata, Pitta und Kapha. Die Verbindung von Raum und Luft wird zu Vata, Feuer und Wasser zu Pitta und die Mischung aus Erde und Wasser zu Kapha (Abb. S. 11).

Obwohl die drei Doshas in jeder Zelle unseres Körpers gegenwärtig sind und auch alle geistigen Eigenschaften repräsentieren, hat jedes seinen Hauptsitz, in dem seine Funktionen klar repräsentiert sind. Wenn wir sie im Körper lokalisieren, liegt das Zentrum von Vata im Dickdarm, in dem Stuhl und Nahrungsüberreste eingetrocknet und ausgeschieden werden, sowie im kleinen Becken. Pitta sitzt im unteren Drittel des Magens, im Zwölffingerdarm und im Dünndarm, also dort, wo die hauptsächliche Verdauungsarbeit stattfindet. Kapha ist in den oberen zwei Dritteln des Magens und im Brustraum lokalisiert. Im Magen hat dieses Dosha die Aufgabe, Nahrung aufzuweichen und in ihre Bestandteile zu zerlegen. Alle drei Doshas sind erforderlich, um das Leben aufrechtzuerhalten.

Die in jedem Menschen vorhandenen drei Doshas sind von Geburt an in einem für jeden Menschen charakteristischen Verhältnis angelegt. Dabei können ein, zwei oder alle drei Doshas vorherrschen. Die dominierenden Doshas prägen mit ihren Eigenschaften (S. 13) die körperlichen und geistigen Merkmale eines Menschen. Entsprechend geht man im Ayurveda von verschiedenen Typen oder Konstitutionen aus. Die Konstitution beschreibt Stärken, aber auch Schwachstellen. Sie erlaubt Aussagen über die Krankheitsanfälligkeit und erklärt die unterschiedlichen Reaktionen auf Ernährung, Sinneseindrücke, Klima oder Lebensumstände. Bei der Therapie und Vorbeugung von Krankheiten spielt deshalb die Konstitution eines Menschen eine wichtige Rolle.

Die Typisierung nach Vata, Pitta oder Kapha ist natürlich nicht starr festgelegt, das heißt, alle Menschen sind im Grunde »Mischtypen«, denn sie enthalten alle drei Doshas, nur in unterschiedlicher Ausprägung. Man kann sieben Typen unterscheiden: Vata, Pitta, Kapha, Vata-Pitta, Pitta-Kapha, Vata-Kapha und Vata-Pitta-Kapha.

Um herauszufinden, wie die eigene Natur beschaffen ist, ist

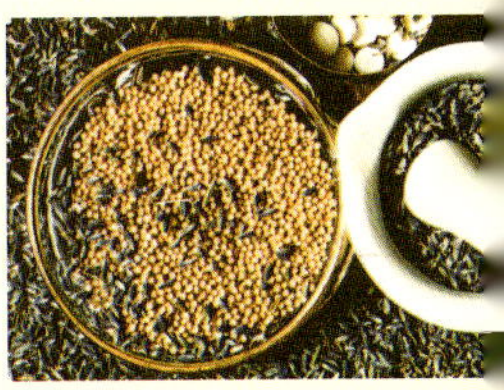

es zunächst wichtig zu wissen, welchem Typus man angehört. Im Folgenden stelle ich die drei Doshas und ihre charakteristischen Eigenschaften vor. Wenn Sie das Ergebnis des Fragebogens auf Seite 17 ausfüllen, werden Sie ein zusätzliches Gespür für die Doshas bekommen und wieder mit ihnen vertraut werden. Denn Sie kennen diese drei Regelkräfte von Geburt an und kommunizieren ständig mit ihnen, auch wenn Sie sich dessen bisher nicht bewusst waren.

VATA

Vata ist das aus den beiden Elementen Raum und Luft entstandene Dosha. Es steht für Bewegung und Fluss. Damit ist Vata verantwortlich für alle Bewegungsabläufe in den Körperzellen und den Eingeweiden. Es steuert aber auch das Wachstum, regelt die Aktivität des Geistes und der Sinnesorgane und bewirkt Wachheit, Klarheit und Kreativität. Vata kontrolliert die beiden anderen Doshas und kann entsprechend auch als »Schrittmacher der biologischen Aktivität«, der Kommunikation und Stofftransport im Körper reguliert, bezeichnet werden.

Merkmale von Vata
Beweglich, schnell, leicht, kalt, subtil, rau und trocken – die anderen Doshas führend

Eigenschaften von Vata-Typen
Geringes Gewicht und leichter Körperbau
Begeisterungsfähigkeit
Geht Dinge schnell an
Neigung zu trockener Haut
Abneigung gegen kaltes und windiges Wetter
Unregelmäßiger Hunger und unregelmäßige Verdauung
Neigung zu Verstopfung
Schnelle Auffassungsgabe und gutes Kurzzeitgedächtnis
Neigung zu Sorgen und Kummer sowie zu leichtem und unterbrochenem Schlaf

PITTA

Pitta ist das aus dem Element Feuer abgeleitete Dosha. Auch das Element Wasser übt einen geringen Einfluss auf Pitta aus (Abb. S. 11). Es gilt als das Stoffwechselprinzip und ist entsprechend zuständig für die Tätigkeiten des Verdauungs-

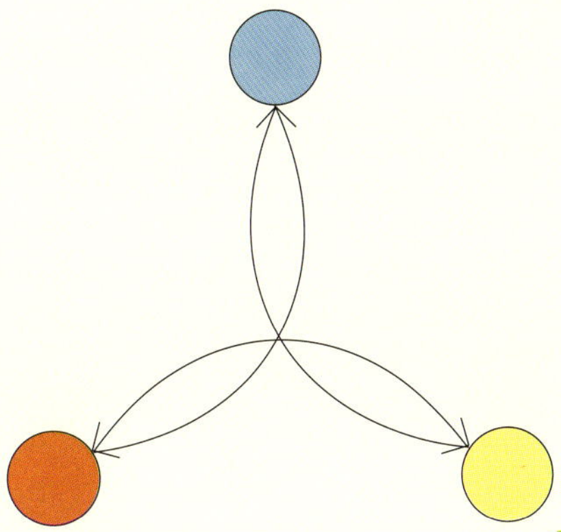

systems und des Stoffwechsels. Zudem regelt es den Wärmehaushalt im Körper. Intellekt und emotionaler Ausdruck sind ebenfalls eine Funktion von Pitta.

Merkmale von Pitta
Warm, scharf, leicht, flüssig, scharfer Geschmack, leicht ölig

Eigenschaften von Pitta-Typen
Mittelschwerer Körperbau
Geht Dinge mit mittlerer Geschwindigkeit an
Arbeitet sehr systematisch und organisiert
Abneigung gegen Hitze
Starker Hunger und gute Verdauung
Kann Mahlzeiten schlecht ausfallen lassen
Mittlere Auffassungsgabe und Gedächtnis
Guter Redner
Kann Erlerntes systematisch wiedergeben
Unternehmungslustiger und mutiger Charakter mit Neigung zu Ungeduld, Ärger
Leicht erregbar
Bevorzugt kalte Speisen und kühle Getränke
Neigung zu Sommersprossen und Muttermalen

KAPHA

Kapha ist das aus den beiden Elementen Wasser und Erde abgeleitete Dosha. Es ist für die Körperstrukturen und den Flüssigkeitshaushalt verantwortlich. Kapha steht für Zusammenhalt und Stabilität der Strukturen unseres Körpers und ist verantwortlich für biologische Stärke, indem es die natürlichen Abwehrkräfte fördert.

Merkmale von Kapha
Schwer, ölig, langsam, kalt, stabil, glatt, fest und träge

Eigenschaften von Kapha-Typen
Stabiler und schwerer Körperbau
Große Stärke und Ausdauer
Geht Dinge methodisch und langsam an
Neigung zu glatter und fetter Haut
Geringes Hungergefühl und langsame Verdauung
Ruhige und beständige Persönlichkeit
Langsame Auffassungsgabe, aber gutes Langzeitgedächtnis
Tiefer und langer Schlaf
Kräftiges, eher dunkles Haar
Ist schwer aus der Ruhe zu bringen

DIE SUBDOSHAS – SCHLÜSSELFUNKTIONEN DER PHYSIOLOGIE

Neben ihren Hauptsitzen haben die Doshas noch weitere funktionelle Schwerpunkte im Körper. So ist beispielsweise Vata neben dem Dickdarm auch in der Harnblase, der Niere, im Anus, in den Hüften, Beinen und Füßen sowie in den Knochen lokalisiert.
Pitta sitzt neben dem Dünndarm und Magen auch in der Leber, im Blut und in der Lymphflüssigkeit, im Herzen (S. 101), in den Augen, im Schweiß und in der Haut.
Kapha schließlich ist neben dem Brustraum und dem Magen im Kopf, Nacken und in den Gelenken vertreten. Auf diese Weise lassen sich jedem Dosha fünf untergeordnete Funktionskreise, die Subdoshas zuordnen. Die Subdoshas stehen untereinander in Beziehung und geben ein differenziertes Bild von der energetischen Dynamik des Organismus.
Das Beispiel eines der Subdoshas von Vata, dem *apana-Vata*, soll das Prinzip der Teilfunktionen der drei Doshas verdeutlichen. *Apa-an* bedeutet wörtlich übersetzt »Bewegung nach unten«. Gemeint sind damit alle körperlichen Funktionen, die nach unten gerichtet sind. Sie können unter dem Begriff Elimination, zu der die Ausscheidung von Stuhl, Urin, Menstruationsblut, Samenflüssigkeit und der Geburtsvorgang gehören, zusammengefasst werden. *Apana-Vata* ist im unteren Bauchraum, im Dickdarm, in der Blase und den weiblichen und männlichen Geschlechtsorganen lokalisiert.
Aus geistiger Sicht steht Apana für die Fähigkeit, loslassen zu können. Ist *apana-Vata* gestört, blockiert oder in seiner Aktivität vermindert, kann sich das im Festhalten an negativen Gedanken und Gefühlen äußern. Auf körperlicher Ebene zeigen sich Beeinträchtigungen von *apana-Vata* in Störungen der ihr zugeordneten Funktionen. Ein typisches Krankheitsbild für ein gestörtes *apana-Vata* sind Menstruationsstörungen, etwa eine ausbleibende oder schmerzhafte Periode. Die Schmerzaustrahlung während der Menstruation entspricht auch der Lokalisation dieses Subdoshas: Rücken, Unterleib, Hüften und Oberschenkel.
Generell können alle Schmerzzustände im unteren Bauchraum, Rücken, in der Lende, den Hüften und den unteren Extremitäten Folge akuter oder chronischer Funktionsstörungen von *apana-Vata* sein. Wie einige andere Subdoshas nimmt auch *apana-Vata* eine Schlüsselfunktion in der Entstehung körperlicher oder geistiger Störungen ein. Es ist gewissermaßen die Wurzel von Vata und entsprechend häufig grundlegende Ursache einer Vielzahl komplexer geistiger wie körperlicher Symptome, die sich fernab des Sitzes von *apana-Vata* manifestieren und so scheinbar nicht mit ihm in Zusammenhang stehen. Die erfolgreiche Behandlung der Schlüsselstörungen führt deshalb zu einer tief greifenden Heilung und ganzheitlichen Normalisierung des Gleichgewichts der Doshas.

DIE SIEBEN »GEWEBE« – DIE DHATUS

Sehen wir uns unseren Körper an, begegnen uns seine sieben Gewebearten, die Dhatus. Dhatu bedeutet übersetzt »aufbauendes Element«. Dies beschreibt ihre Funktion: Dhatus sind für die gesamte Struktur unseres Körpers verantwortlich. Sie ermöglichen die Funktion der verschiedenen Organe und Organsysteme und spielen eine wichtige Rolle bei der Entwicklung und Ernährung des Körpers. Dhatus sind auch Bestandteil unseres Immunsystems, denn wenn eines nicht mehr richtig arbeitet, zieht es auch die nach ihm folgenden in Mitleidenschaft, da jedes Dhatu vom vorangegangenen ernährt wird. Unser Abwehrsystem wird beeinträchtigt, und wir werden anfällig für Krankheiten.

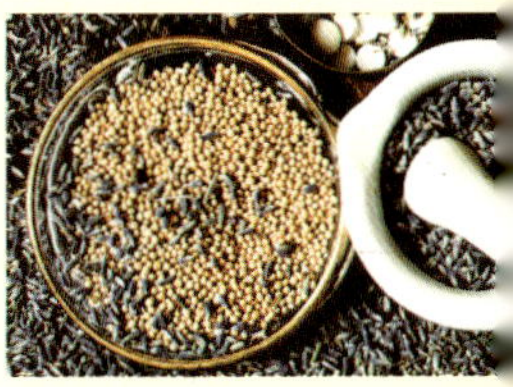

Diese sieben Gewebearten sind:
Rasa – Plasma, Zellflüssigkeit:
Plasma enthält die Nährstoffe, die wir mit der Nahrung aufnehmen, und gibt sie über den Blutkreislauf an alle anderen Gewebe und damit an alle Organe des Körpers weiter.
Rakta – Blut(system): Blut versorgt Gewebe und Organe mit lebenswichtigem Sauerstoff und hält so die Funktionen aller nachfolgenden Gewebe – Muskeln, Fett, Knochen, Nervensystem und Keimzellen – aufrecht.
Mamsa – Muskelgewebe:
Muskeln werden vom Blut mit Sauerstoff und Nährstoffen versorgt und können so ihre Aufgabe erfüllen: Sie schützen die empfindlichen Organe, ermöglichen Bewegung und geben dem Körper seine physische Kraft.
Meda – Fettgewebe:
Fett dient einerseits der Speicherung von Nährstoffen, andererseits der Polsterung und dem Schutz von Organen, Muskeln und Knochen.
Asthi – Knochengewebe:
Das Skelett stützt den Körper und hält ihn aufrecht.
Majja – Knochenmark und Nervengewebe(system):
Das Knochenmark ernährt die Knochen, die Nerven leiten motorische und sensorische Impulse – Befehle zu Bewegung und Sinneswahrnehmungen – an ihre Erfüllungsorgane – Muskeln oder Gehirn – weiter.
Sukra – Samen und Eizellen:
Die Keimzellen dienen der Fortpflanzung und damit der Weitergabe der in ihnen gespeicherten Informationen über alle Organe, Gewebe und Funktionen unseres Körpers – dem Erbmaterial – an unsere Nachkommen.
Alle sieben Gewebearten sind also direkt miteinander verbunden und voneinander abhängig, indem sie in einem fortwährenden Umwandlungs-, Auf- und Abbauprozess stehen. Dieser Prozess dient der Aufrechterhaltung sämtlicher Funktionsabläufe und Reaktionen unseres Körpers. Befinden sich Vata, Pitta und Kapha im Ungleichgewicht, sind davon alle Dhatus unmittelbar betroffen. Störungen der drei Bioenergien und damit verbunden Fehlfunktionen der Gewebe ermöglichen die Entstehung von Krankheiten. Ayurveda beschreibt für jedes der sieben Dhatus spezifische Krankheiten und deren Behandlung.

SROTAS – DAS »KANALSYSTEM« DES KÖRPERS

Mit Srotas bezeichnet Ayurveda die Kanälchen des Körpers, in denen Substanzen transportiert werden. Es gibt Srotas, die den Körper versorgen. Zu ihnen gehören die Bronchien und das Magen-Darm-System. Daneben gibt es solche, die den Körper entsorgen, nämlich die ableitenden Harnwege und der Dickdarm. Das Blutgefäß- und Lymphsystem gehört ebenso zu den Srotas wie die Kapillaren, die Poren in der Zellwand und die Transportwege innerhalb der Zellen. Ayurveda beschreibt für jedes Gewebe ein eigenes System von Srotas. Der Substanztransport in den Srotas kann zu stark, zu gering, blockiert oder rückläufig sein. Die Symptomatik der verschiedenen Störungen der Srotas und deren Therapie gibt die ayurvedische Lehre jeweils genau an.

KRANKHEIT ODER GESUNDHEIT IN ABHÄNGIGKEIT DER DOSHAS

Das Gleichgewicht der drei Doshas gilt im Ayurveda als wesentliche Voraussetzung für die Gesundheit. Gleichgewicht bedeutet jedoch nicht, dass alle Doshas zu gleichen Teilen im Körper vorhanden sein müssen. Vielmehr geht es hier um die individuelle Balance der Doshas. Bewegen sich ein oder mehrere Doshas aus ihrem Gleichgewichtszustand, führt dies zu Befindlichkeitsstörungen und längerfristig zu Krankheiten. Entsprechend geht Ayurveda auch von einem mehrstufigen Prozess der Krankheitsentstehung aus (S. 32).
Die einzelnen Doshas können Ursache verschiedener Krankheiten sein: Gerät etwa Vata aus dem Gleichgewicht, können Gewichtsverlust, Schwäche, Verstopfung, Lähmungen, Arthrose, Bluthochdruck, raue Haut, Angst, Ruhe- und Schlaflosigkeit die Folgen sein. Im ausgeglichenen Zustand bringt Vata hingegen Vitalität und Abwehrkraft, gesunden Schlaf, gute Funktion von Darm und Harnorganen, richtige Bildung der Körpergewebe sowie Heiterkeit und einen klaren und wachen Geist. Störungen von Pitta führen zu Verdauungs- und Leberfunktionsstörungen, Entzündungen, Hautkrankheiten, ungenügendem Schlaf, brennenden Empfindungen, großer Körperhitze und damit starkem Schwitzen, übersäuertem Magen und Reizbarkeit. Ist Pitta im Gleichgewicht, folgen Zufriedenheit, gute Verdauung, klare,

reine Haut, geschmeidiger Körper, ausgewogene Körperwärme sowie ein ausgeglichenes Seelenleben. Kapha-Störungen führen zu einem vermehrten Aufbau von Körpergewebe und damit zu Übergewicht, schwachen Gelenken, großem Schlafbedürfnis und Trägheit sowie zu Blässe, Kälte, Benommenheit und Depressionen. Im ausgeglichenen Zustand bringt Kapha Kraft, Würde, gesunde Gelenke, geistige Stabilität, Nachsicht und menschliche Liebe, Mut, Vitalität und einen kraftvollen, wohlproportionierten Körper.

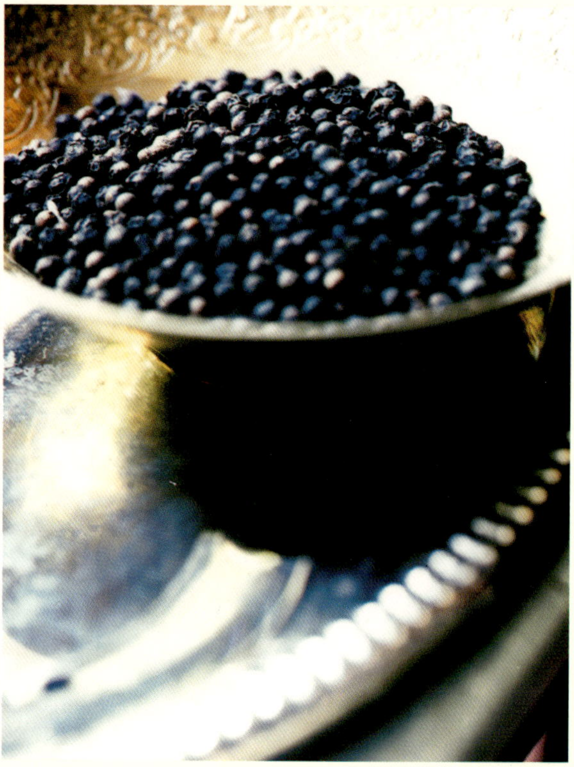

DIAGNOSE UND THERAPIE IM AYURVEDA

Der *Maharishi Ayur-Veda* kennt sehr genaue Methoden, um anhand körperlicher und geistiger Symptome Krankheitsprozesse schon frühzeitig zu entdecken – so können Krankheiten schon im Vorfeld abgewendet werden. Befindlichkeitsstörungen, die in der westlichen Medizin kaum Beachtung finden, werden im Ayurveda als Zeichen gestörter Harmonie verschiedener Regelkreise gewertet. Vorbeugung – Prävention – spielt also eine entscheidende Rolle in der ayurvedischen Medizin, die vom Ansatz her als umfassende und ganzheitliche Heilkunde alle Aspekte des menschlichen Lebens berücksichtigt: Bewusstsein, Körper, Verhalten und Umwelt. Entsprechend vielfältig sind die Behandlungsansätze. Ausgehend von der Lehre, dass es in jedem Menschen einen Bereich vollkommener Gesundheit gibt, der in der stillsten Ebene seines Bewusstseins liegt, werden verschiedene Ansätze genutzt, diese innere Quelle zu erschließen und das harmonische Gleichgewicht von Körper, Geist und Seele wieder herzustellen. Die Harmonie der Regelkräfte des Organismus, der Doshas, ist Ausdruck dieser Gesundheit und gleichzeitig die Ebene, an der die Behandlungen und Ratschläge ansetzen. Sie schließen immer den ganzen Menschen ein. Sie lernen im Folgenden die unterschiedlichsten Möglichkeiten kennen, dies zu verwirklichen. Musik und Klänge, Farben und Aromen, zarte Stimulierung von heilenden *Marma*-Punkten auf der Haut eröffnen einen sehr subtilen Zugang über die Sinneserfahrung. Meditation und Tiefenentspannung regenerieren grundlegend und ermöglichen, zu sich zu kommen, die Stille in sich auch im Alltag zu erfahren. Ayurvedische Körper- und Atemübungen stärken die ganze Physiologie, und individuelle Ölmassagen beleben, lindern Beschwerden und regenerieren. Ein ganzes Kapitel ist dem Thema Ernährung gewidmet. Heilkräuter, Gewürze und ayurvedische Pflanzenpräparate unterstützen die natürlichen Heilkräfte. Das große Gebiet der ayurvedischen Reinigungstherapien, in allen Formen, von einfachen Entgiftungs- und Entschlackungsmaßnahmen bis zur Intensivbehandlung durch die Pancha-Karma-Therapien, werden eingehend beschrieben. Sie erfahren schließlich, wie Sie biologische Rhythmen nutzen und Sport und Bewegung Ihrer Geist-Körper-Natur anpassen können, und erhalten natürlich viele allgemeine und spezielle Ratschläge für eine gesunde Lebensführung. Dabei ist immer das oberste Prinzip, Wohlbefinden herzustellen und die Anwendungen auf die individuelle Natur des Patienten abzustimmen.

Welche Behandlungsweisen und Heilmittel dazu angewendet werden und wie sie wirken, erfahren Sie in den nun folgenden Kapiteln.

SO FINDEN SIE IHREN KONSTITUTIONSTYP

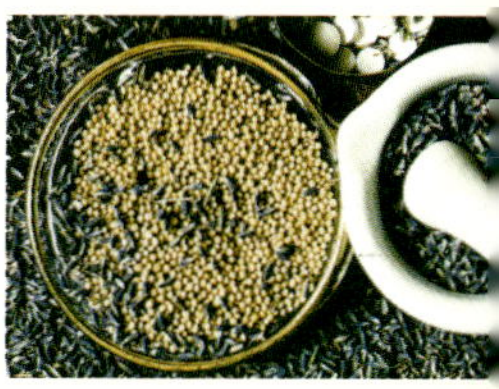

ERLÄUTERUNGEN ZUM FRAGEBOGEN

Der folgende Fragebogen ist bewusst sehr ausführlich gehalten, um Ihnen ein möglichst zuverlässiges Bild über die Gewichtung der Doshas zu geben. Er erlaubt auch eine klare Unterscheidung Ihrer natürlichen Anlagen – Ayurveda nennt diese *prakriti* – von den Abweichungen davon – *vikriti* –, die Sie als Befindlichkeitsstörungen oder Beschwerden erleben. Sie erhalten so ein noch tieferes Verständnis für die Doshas im ausgewogenen und gestörten Zustand.

Füllen Sie zuerst den Teil aus, der sich mit Fragen zu Ihren natürlichen Anlagen befasst – so wie Sie glauben, dass Sie wirklich sind. Wenn Sie sich darüber bei dem einen oder anderen Punkt nicht sicher sind, dann vergleichen Sie auch die Angaben zu den anderen Doshas innerhalb der entsprechenden Rubriken.

Beantworten Sie die Fragen relativ spontan, und kennzeichnen Sie nur Symptome und körperlich-geistige Merkmale, die typisch und von Bedeutung sind, zum Beispiel häufig wiederkehren oder anhalten und nicht nur geringfügig oder flüchtig erscheinen.

Oft sind bei einer Frage mehrere Eigenschaften zusammengefasst. Geben Sie auch dann die volle Punktzahl, wenn nur ein Merkmal zutrifft. Beachten Sie auch, dass Sie gleichzeitig Eigenschaften zweier oder dreier Doshas besitzen können. Auch Beschwerden und Anlagen schließen sich natürlich nicht aus. Sie können zum Beispiel von Natur aus eine rasche Auffassungsgabe besitzen, aber seit einiger Zeit wegen eines Vata-Ungleichgewichts unkonzentriert und vergesslich sein.

Zählen Sie am Ende für Vata, Pitta und Kapha getrennt nach *prakriti* und *vikriti* alle Punkte zusammen, und erstellen Sie ein Schema, das Ihnen die Gewichtung Ihrer Doshas veranschaulicht. Sollten Sie sehr viele Punkte auf der Seite der Beschwerden haben, dann empfiehlt es sich, neben den Empfehlungen des Buches zum Ausgleich der Doshas auch einen im Maharishi Ayur-Veda ausgebildeten Arzt aufzusuchen. Durch den Fragebogen kann ein körperliches oder geistiges Ungleichgewicht erfasst werden, ohne dass bereits eine manifeste Erkrankung vorliegt. Damit können Krankheiten im Vorfeld ihres Entstehens erkannt und rechtzeitig verhindert werden. (© Fragebogen Seite 18–21 Dr. E. Schrott / Dr. W. Schachinger, 1994)

Beispiel:

0 = trifft nicht zu
1 = trifft teilweise zu, ist öfter oder häufig der Fall
2 = trifft voll zu, ist ganz typisch

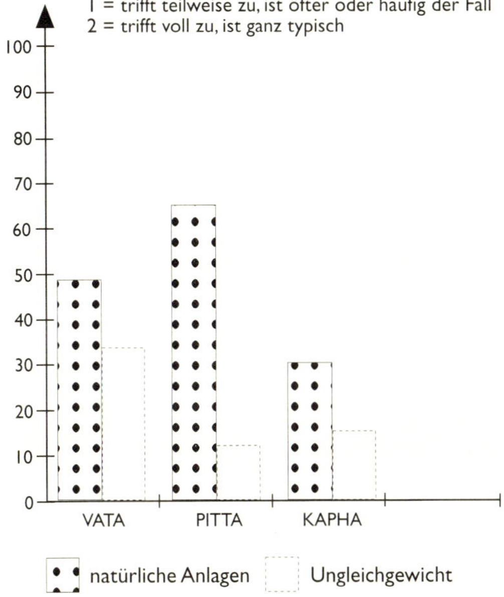

Ergebnis:
deutliche **Pitta**-Anlagen, vorwiegend **Vata**-Störungen

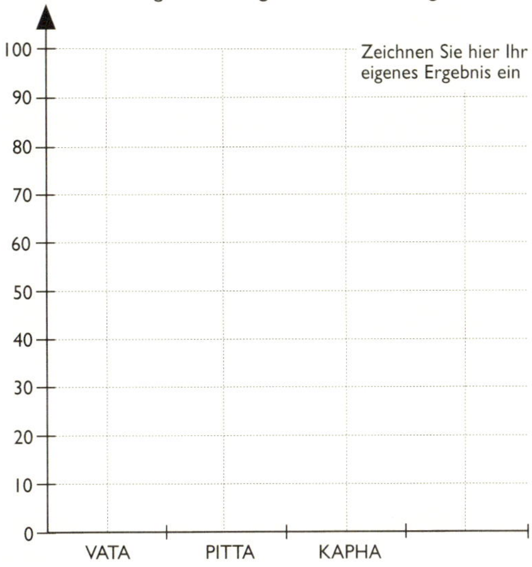

GEISTIGE UND KÖRPERLICHE ANLAGEN

VATA		PITTA		KAPHA	
GEIST					
• klar und wach	0 1 2	• scharfer Verstand, kritisch	0 1 2	• ruhig und stark	0 1 2
• flexibel, geistig wendig	0 1 2	• hat den Blick für das Richtige	0 1 2	• geht den Dingen auf den Grund	0 1 2
• lebendig, lebhaft	0 1 2	• intuitiv	0 1 2	• nimmt sich Zeit	0 1 2
• schnelles Denken, rasche Auffassungsgabe	0 1 2	• starker Wille, durchsetzungsfähig, genießt Herausforderung	0 1 2	• stabil, ausdauernd, geduldig	0 1 2
• ideenreich	0 1 2	• zielgerichtet, effizient	0 1 2	• gerät selten aus der Fassung	0 1 2
• lernt am besten durch Zuhören	0 1 2	• optisches Gedächtnis	0 1 2	• bedachtsam und methodisch	0 1 2
• gutes Kurzzeitgedächtnis	0 1 2	• gute Verarbeitung von Sinneseindrücken	0 1 2	• gutes Langzeitgedächtnis	0 1 2
GEFÜHLE					
• heiter	0 1 2	• humorvoll und witzig	0 1 2	• zufrieden	0 1 2
• beschwingt	0 1 2	• feurig	0 1 2	• sanftmütig, liebevoll	0 1 2
• fröhlich	0 1 2	• motiviert	0 1 2	• loyal, großzügig, vergebend	0 1 2
SPRACHE					
• flüssig	0 1 2	• prägnant und ausdrucksstark	0 1 2	• weiche, angenehme, tiefe Stimme	0 1 2
• redegewandt	0 1 2	• glänzend argumentierend	0 1 2	• spricht wenig, aber bestimmt	0 1 2
• schnell	0 1 2	• überzeugungsstark, guter Redner	0 1 2	• trägt ruhig vor	0 1 2
SINNE					
• ausgeprägter Orientierungssinn, Überblick bis ins Detail	0 1 2	• ausgeprägter optischer Wahrnehmungssinn	0 1 2	• ausgeprägter Geschmacks- und Geruchssinn, Gourmet	0 1 2
• feines Tastempfinden, feine Wahrnehmung	0 1 2	• gutes Gefühl für Farben, Liebe zur Malerei	0 1 2	• gutes Formempfinden	0 1 2
• gutes Gefühl für Proportionen	0 1 2	• scharfe Wahrnehmung	0 1 2	• kann Gewichte gut schätzen	0 1 2
• ausgeprägtes Musikempfinden	0 1 2	• gute Unterscheidungsfähigkeit	0 1 2	• Sinn für Ordnung und Struktur und für das Wesentliche	0 1 2
KÖRPERBAU UND BEWEGUNGSMUSTER					
• leichter Körperbau	0 1 2	• mittlere Statur, schlank und muskulös	0 1 2	• kräftige, starke Statur	0 1 2
• zartgliedrig	0 1 2	• guter Wärmehaushalt	0 1 2	• gut proportioniert	0 1 2
• beweglich, flink und gelenkig	0 1 2	• temperamentvoll	0 1 2	• ruhige, maßvolle Bewegungen	0 1 2
• gutes Rhythmusgefühl	0 1 2	• fester Griff; fester, bestimmter Schritt	0 1 2	• standfest	0 1 2
• Bewegungen zielgerichtet und geschickt	0 1 2	• sportlich	0 1 2	• ausdauernd	0 1 2
• Gelenke zart	0 1 2	• Gelenke weich, dehnbar, warm	0 1 2	• Gelenke: kräftig, gut geölt	0 1 2
• schlanke Gesichtsform	0 1 2	• Nase prägnant, energisches Kinn	0 1 2	• weiche Körper- und Gesichtsformen	0 1 2
HÄNDE					
• grazile feine Hände	0 1 2	• warm, gut durchblutet, wohlgeformt	0 1 2	• groß, kräftig, ruhig	0 1 2
• schmale dünne Nägel	0 1 2	• Nägel rosig durchscheinend, weich	0 1 2	• Nägel kräftig, weiß	0 1 2
HAARE					
• fein und zart	0 1 2	• dünn und weich	0 1 2	• kräftig, dicht, mit guter Wurzel	0 1 2
• spärlicher Haarwuchs	0 1 2	• helle oder rötliche Farbe	0 1 2	• kräftiges Wachstum	0 1 2
• lockig	0 1 2	• seidig glänzend	0 1 2	• ölig glänzend	0 1 2
HAUT					
• fein und zart	0 1 2	• kräftig durchblutet	0 1 2	• ölig glänzend, glatt, Venen kaum sichtbar	0 1 2
• gute Venenzeichnung	0 1 2	• leuchtend, mit Ausstrahlung	0 1 2	• hell, kräftig	0 1 2
• empfindsam	0 1 2	• hohe Hautfeuchtigkeit	0 1 2	• weich, normale Hautfeuchtigkeit	0 1 2
• gesund bräunlicher Teint	0 1 2	• hell, Sommersprossen	0 1 2	• kühl	0 1 2
• mag gerne einölen	0 1 2	• weich, geschmeidig	0 1 2	• mag gerne Tockenreibungen und	0 1 2
• mag gerne feuchte Wärme (Dampfbad)	0 1 2	• mag gerne Kaltwaschungen und Schwimmen im kühlen See	0 1 2	trockene Wärme (Sauna)	0 1 2
SCHLEIMHÄUTE					
• zart, rosig	0 1 2	• kräftig durchblutet	0 1 2	• unempfindlich, widerstandsfähig	0 1 2
• dünnes, klares Sekret	0 1 2	• wässriges, klares Sekret	0 1 2	• glasig, schleimiges Sekret	0 1 2
Übertrag:	______	Übertrag:	______	Übertrag:	______

GEISTIGE UND KÖRPERLICHE ANLAGEN

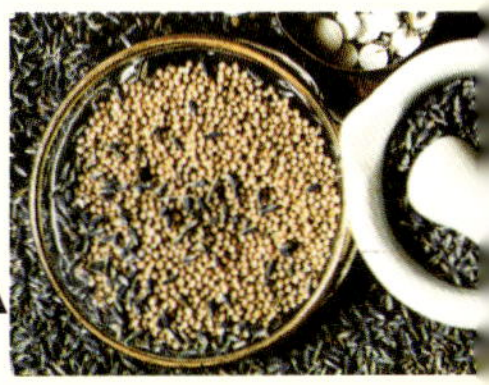

VATA		PITTA		KAPHA	
AUGEN					
• klein, Farbe dunkel, grau-braun, schwarz	0 1 2	• mittlere Größe, grüne, graue oder kupferbraune Farbe	0 1 2	• große Augen, Farbe dunkel oder blau	0 1 2
• rasches Erkennen von Details	0 1 2	• hoher Glanz	0 1 2	• ausgeprägtes Weiß des Auges	0 1 2
• wacher Blick, lebendig	0 1 2	• leuchtende Augen	0 1 2	• Blick ruhig und sanft	0 1 2
• zarte Wimpern	0 1 2	• scharfe Sehfähigkeit, gutes Farbensehen	0 1 2	• gutes Sehvermögen, gut befeuchtete Augen	0 1 2
• zarte Augenbrauen	0 1 2	• helle Wimpern und Augenbrauen	0 1 2	• buschige Wimpern und Augenbrauen	0 1 2
LIPPEN					
• feine Lippen	0 1 2	• rote, geschwungene Lippen	0 1 2	• große, volle Lippen	0 1 2
ZÄHNE					
• klein oder schmal und lang	0 1 2	• mittlere Größe	0 1 2	• groß, schön geformt, kräftig	0 1 2
• perlartig glänzend	0 1 2	• scharfe Bisskante	0 1 2	• resistent gegen Karies	0 1 2
HUNGERGEFÜHL UND AUSSCHEIDUNG					
• normaler Appetit zu den Mahlzeiten	0 1 2	• großer Appetit, kann viel essen	0 1 2	• langes Sättigungsgefühl	0 1 2
• Bedürfnis nach regelmäßigem Essen und guter Sinn für die Reihenfolge der Speisen	0 1 2	• kräftiger Stuhlgang, gut verdaut	0 1 2	• kann gut fasten oder eine Mahlzeit auslassen	0 1 2
• regelmäßiger Stuhlgang	0 1 2	• starke Verdauungskraft	0 1 2	• regelmäßiger, gut geformter, öliger Stuhl	0 1 2
• Wahrnehmen des Sättigungspunktes	0 1 2	• isst mit dem Auge	0 1 2	• genießt den Geruch und Geschmack der Speisen (stiller Genießer)	0 1 2
• nimmt Durst wahr und trinkt ausreichend	0 1 2	• gesundes Durstempfinden	0 1 2	• richtiges Maß für die Speisenmenge	0 1 2
• mag gerne warmes Essen und Getränke	0 1 2	• mag gerne kalte Speisen und Getränke	0 1 2	• richtiges Maß für die Flüssigkeitsmenge	0 1 2
• mag gerne süßen, sauren und salzigen Geschmack	0 1 2	• und süßen, bitteren, herben Geschmack	0 1 2	• mag auch bitteren, scharfen, herben Geschmack	0 1 2
BIORHYTHMEN					
• beschwingt, ideenreich, leistungsfähig in der Vata-Zeit des Tages (frühmorgens, nachmittags)	0 1 2	• erfolgreich, kreativ, initiativ zu den Pitta-Zeiten des Tages (Mittag, Mitternacht)	0 1 2	• ausdauernd und stetig in den Kapha-Zeiten des Tages (Vormittag, früher Abend)	0 1 2
• und des Jahres (klarer Winter, Herbstwind, Hinweis: Drachensteigen)	0 1 2	• und des Jahres (Sommer)	0 1 2	• und des Jahres (feucht-kühle Jahreszeit)	0 1 2
• steht frühmorgens gerne auf	0 1 2	• Leistungshoch zu diesen Zeiten	0 1 2	• widerstandsfähig gegen Krankheiten	0 1 2
• leichter, aber erfrischender Schlaf	0 1 2	• Schlaf: regenerierend, gute Bewältigung der Tagesereignisse	0 1 2	• Schlaf tief und erholsam	0 1 2
• Träume: vom Fliegen, fantasiereich	0 1 2	• Träume: farbenfroh, leidenschaftlich	0 1 2	• Träume: wenig, sanft	0 1 2
ART DES WOHLBEFINDENS UND KÖRPERLICHE VORZÜGE					
• gehobene Stimmung, beschwingt, glücklich und Gefühl von Leichtigkeit	0 1 2	• humorvoll, mutig, beherzt, vergnügt, ritterlich	0 1 2	• Zufriedenheit, vornehm, ausgeglichen	0 1 2
• leichter Körper mit guter Beweglichkeit, alles geht flink und leicht von der Hand	0 1 2	• dynamischer Körper mit guter Wärmeregulation	0 1 2	• stabiler und kräftiger Körper mit großer Widerstandsfähigkeit	0 1 2
LEBENSART					
• reiselustig	0 1 2	• sportlich	0 1 2	• auf Komfort ausgerichtet	0 1 2
• spielerische, künstlerische Natur	0 1 2	• engagiert sich gerne, ergreift die Initiative und Führungspositionen	0 1 2	• bodenständiger Beruf, langfristige Planungen	0 1 2
• sucht musische und erfinderische Berufe	0 1 2	• sucht und genießt Herausforderungen	0 1 2	• großzügig und maßvoll zugleich im Umgang mit Geld	0 1 2

Vata-Wert Seite 19: ________	Pitta-Wert Seite 19: ________	Kapha-Wert Seite 19: ________
Übertrag Seite 18: ________	Übertrag Seite 18: ________	Übertrag Seite 18: ________
Vata-Gesamtwert: ________	Pitta-Gesamtwert: ________	Kapha-Gesamtwert: ________

GEISTIGE UND KÖRPERLICHE BESCHWERDEN

GEIST

VATA

- schreckhaft, übersensibel 0 1 2
- wechselhaft, unregelmäßig 0 1 2
- unruhig, nervös 0 1 2
- fühlt sich oft unter Zeitdruck 0 1 2
- unkonzentriert, zu viele Gedanken 0 1 2
- ist oft unsicher und unentschlossen 0 1 2
- vergesslich, kann Neues nicht aufnehmen 0 1 2

PITTA

- betont den Intellekt zu sehr 0 1 2
- hat gern das letzte Wort 0 1 2
- ist oft nicht tolerant genug 0 1 2
- perfektionistisch 0 1 2
- kritisiert und nörgelt öfter 0 1 2
- übertriebener Ehrgeiz, übernimmt sich 0 1 2
- tut sich schwer, wertfrei zu urteilen 0 1 2

KAPHA

- schwerfällig und langsam 0 1 2
- nachdenken fällt schwer 0 1 2
- ist öfter stur und unnachgiebig 0 1 2
- haftet an vergangenen Ereignissen 0 1 2
- braucht lange zur Lösung von Aufgaben 0 1 2
- ist oft geistig müde 0 1 2
- untätig, kann sich nicht aufraffen 0 1 2

GEFÜHLE

VATA

- sorgenvoll 0 1 2
- ängstlich 0 1 2
- stimmungslabil 0 1 2

PITTA

- neigt zu Ärger und Zorn 0 1 2
- ist leicht ungeduldig und reizbar 0 1 2
- braust schnell auf, ist emotional 0 1 2

KAPHA

- schwermütig 0 1 2
- ist öfter neidisch 0 1 2
- sentimental 0 1 2

SPRACHE

VATA

- stotternd 0 1 2
- verliert leicht den Faden 0 1 2
- hastig, abschweifend, spricht viel 0 1 2

PITTA

- neigt dazu, scharf und laut zu werden 0 1 2
- und die Beherrschung zu verlieren 0 1 2
- möchte überreden 0 1 2

KAPHA

- langsam, sprechen fällt schwer 0 1 2
- ist oft wortkarg, verschlossen 0 1 2
- Stimme ist monoton 0 1 2

SINNE

VATA

- schlechter Ortssinn, verliert Überblick 0 1 2
- berührungsempfindlich, Schmerzen 0 1 2
- überempfindlich auf alle Sinneswahrnehmungen, Schwindel, Ohrensausen 0 1 2
- kann Musik nicht genießen 0 1 2

PITTA

- lichtempfindlich, Brennen der Augen 0 1 2
- wählt knallige, schrille, auffällige Farben 0 1 2
- »gefühlsblind« für objektive Wahrnehmung 0 1 2

KAPHA

- Geruch und Geschmack vermindert 0 1 2
- neigt zum Schlemmen 0 1 2
- nimmt von allem zu viel, verliert das Maß 0 1 2
- nachlässig in Geschmacksfragen 0 1 2

KÖRPERBAU UND BEWEGUNGSMUSTER

VATA

- Untergewicht, nimmt schwer zu, hager 0 1 2
- steif, verspannt 0 1 2
- zappelig, hektisch 0 1 2
- tut Dinge zur falschen Zeit 0 1 2
- zittrig oder ungeschickt 0 1 2
- Gelenke steif, Reibung, Arthrose 0 1 2
- kalte Hände, Füße 0 1 2

PITTA

- ihm/ihr wird oft heiß 0 1 2
- schwitzt leicht und stark 0 1 2
- neigt zu aggressiver Fahrweise 0 1 2
- schlägt sich öfter an 0 1 2
- Nase gerötet 0 1 2
- hitziger Kopf 0 1 2
- Gelenke heiß, rot, entzündet 0 1 2

KAPHA

- übergewichtig 0 1 2
- bewegungsarm 0 1 2
- weicht nicht aus 0 1 2
- kommt nur langsam in Schwung 0 1 2
- Gelenkschwellungen mit Erguss 0 1 2
- Ödeme, Wasseransammlungen 0 1 2
- schwerer Atem 0 1 2

HÄNDE

VATA

- dünne Hände, viele Falten in der Handfläche 0 1 2
- Nägel haben Rillen und Erhebungen, sind trocken und rissig, Nägelkauen 0 1 2

PITTA

- heiß 0 1 2
- Nagelbettentzündung 0 1 2

KAPHA

- kalt, feucht, schwer 0 1 2
- Nägel verdickt, weiße Einlagerungen 0 1 2

HAARE

VATA

- trocken, spröde, struppig 0 1 2
- lichtes Haar 0 1 2
- glanzlos 0 1 2

PITTA

- vorzeitiger Haarausfall 0 1 2
- vorzeitiges Ergrauen 0 1 2
- sonnenempfindliche Kopfhaut 0 1 2

KAPHA

- schuppig und fettig 0 1 2
- steif 0 1 2
- stumpfer Glanz 0 1 2

HAUT

VATA

- trocken, rissig, spröde 0 1 2
- hart, pergamentartig, dünn, brüchig 0 1 2
- kitzlig 0 1 2
- schmerz- und berührungsempfindlich, mag keine trockenen Reibungen 0 1 2
- Dunkelverfärbung, dunkle, braune, schwarze Flecken, blaue Verfärbung 0 1 2
- friert viel und leicht 0 1 2

PITTA

- entzündet, gerötet, gereizt 0 1 2
- sonnenempfindlich 0 1 2
- neigt zu allergischen Reaktionen 0 1 2
- rote Male 0 1 2
- Bindegewebsschwäche 0 1 2
- verträgt keine Hitze und keine heißen Anwendungen 0 1 2

KAPHA

- dick, schuppig, Flüssigkeitsabsonderung 0 1 2
- fettig 0 1 2
- kalt, feucht und blass 0 1 2
- teigig, Lymphstau, Ödeme 0 1 2
- weiße Flecken, Vitiligo 0 1 2
- mag keine kalten und feuchten Anwendungen 0 1 2

SCHLEIMHÄUTE

VATA

- blass 0 1 2
- trocken 0 1 2

Übertrag: ________

PITTA

- entzündet, gereizt, gelblich verfärbt 0 1 2
- scharfes, brennendes Sekret 0 1 2

Übertrag: ________

KAPHA

- geschwollen, verschleimt 0 1 2
- dickes, reichliches oder zähes Sekret 0 1 2

Übertrag: ________

GEISTIGE UND KÖRPERLICHE BESCHWERDEN

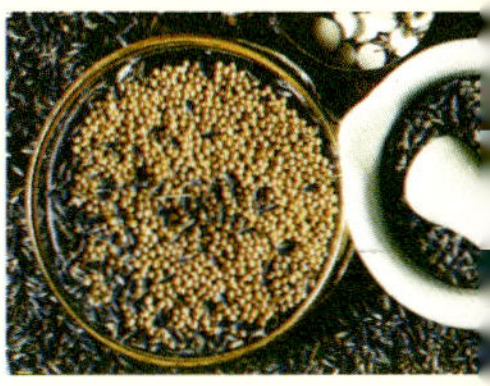

AUGEN

VATA

- nervöses Lidzucken, Zwinkern, Flimmern 0 1 2
- blickt oft besorgt oder weicht dem Blick aus 0 1 2
- trockene Augen, Sandkörnchen 0 1 2
- dunkle Augenringe 0 1 2
- dunkle, spärliche Wimpern 0 1 2

PITTA

- Entzündung der Augenbindehäute 0 1 2
- Sehstörungen 0 1 2
- Licht- und Blendempfindlichkeit 0 1 2
- Brennen der Augen 0 1 2
- gelb verfärbte Aderhaut, Aderhautblutungen 0 1 2

KAPHA

- Schleim, Schlieren 0 1 2
- träge, müde 0 1 2
- schwermütiger Blick 0 1 2
- fettige Aderhauteinlagerungen 0 1 2
- zu viel Tränenflüssigkeit 0 1 2

LIPPEN

VATA

- schmal, dünn, trocken, rissig, blass 0 1 2

PITTA

- Entzündung der Lippen, Herpes 0 1 2

KAPHA

- geschwollen 0 1 2

ZÄHNE

VATA

- unregelmäßige Zähne, kariesanfällig, kälte- und wärmeempfindlich 0 1 2
- Zahnfleischschwund 0 1 2

PITTA

- gelb verfärbt 0 1 2
- Neigung zu Zahnfleischbluten 0 1 2

KAPHA

- Zahnstein, Zahnfleischwucherungen 0 1 2
- weiße Flecken 0 1 2

HUNGERGEFÜHL UND AUSSCHEIDUNG

VATA

- Stuhlunregelmäßigkeiten u. Blähungen 0 1 2
- wechselnder Appetit 0 1 2
- isst unregelmäßig, zwischendurch, durcheinander 0 1 2
- isst zu viel oder zu wenig 0 1 2
- wechselndes oder unbestimmtes Sättigungsempfinden 0 1 2
- nimmt Durst nicht wahr, vergisst zu trinken 0 1 2
- Rohkost, Kohl und Hülsenfrüchte blähen, mag keine bitteren, scharfen, herben Speisen 0 1 2

PITTA

- Heißhunger, unstillbarer Appetit 0 1 2
- unstillbarer Durst 0 1 2
- dünner Stuhl, neigt zu Durchfall, unverdauter Stuhl 0 1 2
- Neigung zu Übersäuerung und Entzündung der Schleimhäute 0 1 2
- überisst sich und würzt zu stark 0 1 2
- neigt zu Genussmitteln (Alkohol, Rauchen, Stimulanzien) 0 1 2
- verträgt keine stark gewürzten Speisen 0 1 2

KAPHA

- appetitlos 0 1 2
- isst zu schwer, zu viel und zu oft 0 1 2
- Schleim- und Fettstühle 0 1 2
- schläfrig nach dem Essen 0 1 2
- nimmt leichter zu und schwerer ab als andere 0 1 2
- trinkt zu viel nahrhafte Flüssigkeit 0 1 2
- Milchprodukte verschleimen, Fett nicht bekömmlich 0 1 2

BIORHYTHMEN

VATA

- krankheits- und störanfällig in der Vata-Zeit des Tages (frühmorgens, nachmittags) 0 1 2
- des Jahres, bei Föhn, Wetterwechsel, Wind, Zugluft u. trockener Kälte 0 1 2
- morgens aufgekratzt, zittrig 0 1 2
- schlafgestört, wird nachts wach, typisch nach zwei Uhr, schläft schlecht ein 0 1 2
- Träume: angstvoll, ruhelos, Verfolgungsträume, Fallen aus großer Höhe 0 1 2

PITTA

- krankheits- und störanfällig zu Pitta-Zeiten des Tages (Mittag, Mitternacht) 0 1 2
- und des Jahres (Sommer) 0 1 2
- Beschwerden bei heißem Wetter 0 1 2
- Schlafstörungen um Mitternacht, Nachtschweiß 0 1 2
- Träume: von Feuer, Krieg und Kampf 0 1 2

KAPHA

- kommt schwer in Gang zu den Kapha-Zeiten des Tages (Vormittag, früher Abend) 0 1 2
- und des Jahres (feucht-kühle Jahreszeit) 0 1 2
- anfällig für Schleimhaut- und Infektionskrankheiten bei kaltnassem Wetter 0 1 2
- Müdigkeit auch untertags, kann sehr lange schlafen 0 1 2
- traumloser Schlaf oder schwere, depressive Träume 0 1 2

SCHMERZTYP UND HÄUFIGE KRANKHEITEN

VATA

- jede Art von Schmerz, vor allem ziehend, durchdringend, elektrisierend, kribbelnd, wechselnd, krampfartig 0 1 2
- Nacken-, Rücken-, Kreuzschmerzen, Gelenk- u. Kopfschmerzen, nervöse Störungen 0 1 2

PITTA

- Brennen, Pochen, Klopfen, Pulsieren 0 1 2
- Entzündungen (Haut, Schleimhäute, Gelenke) 0 1 2

KAPHA

- Schmerzen dumpf, schwer, konstant 0 1 2
- Schleimhautkrankheiten (Nebenhöhlen, Asthma, Bronchitis) und Flüssigkeitsansammlungen 0 1 2

LEBENSART

VATA

- unstet, Neigung zum Ortswechsel 0 1 2
- fängt vieles an, bringt nichts zu Ende 0 1 2
- orientierungslos, wechselt häufig die Tätigkeit 0 1 2

PITTA

- wählt risikoreiche Sportarten oder Kampfsportarten 0 1 2
- Dominanzstreben 0 1 2
- riskante Verhaltensweise 0 1 2

KAPHA

- Luxus, Komfort verlocken sehr 0 1 2
- häuft Besitztümer an 0 1 2
- verlässt nicht gerne seinen angestammten Platz 0 1 2

VATA	PITTA	KAPHA
Vata-Wert Seite 21: ________	Pitta-Wert Seite 21: ________	Kapha-Wert Seite 21: ________
Übertrag Seite 20: ________	Übertrag Seite 20: ________	Übertrag Seite 20: ________
Vata-Gesamtwert: ________	Pitta-Gesamtwert: ________	Kapha-Gesamtwert: ________

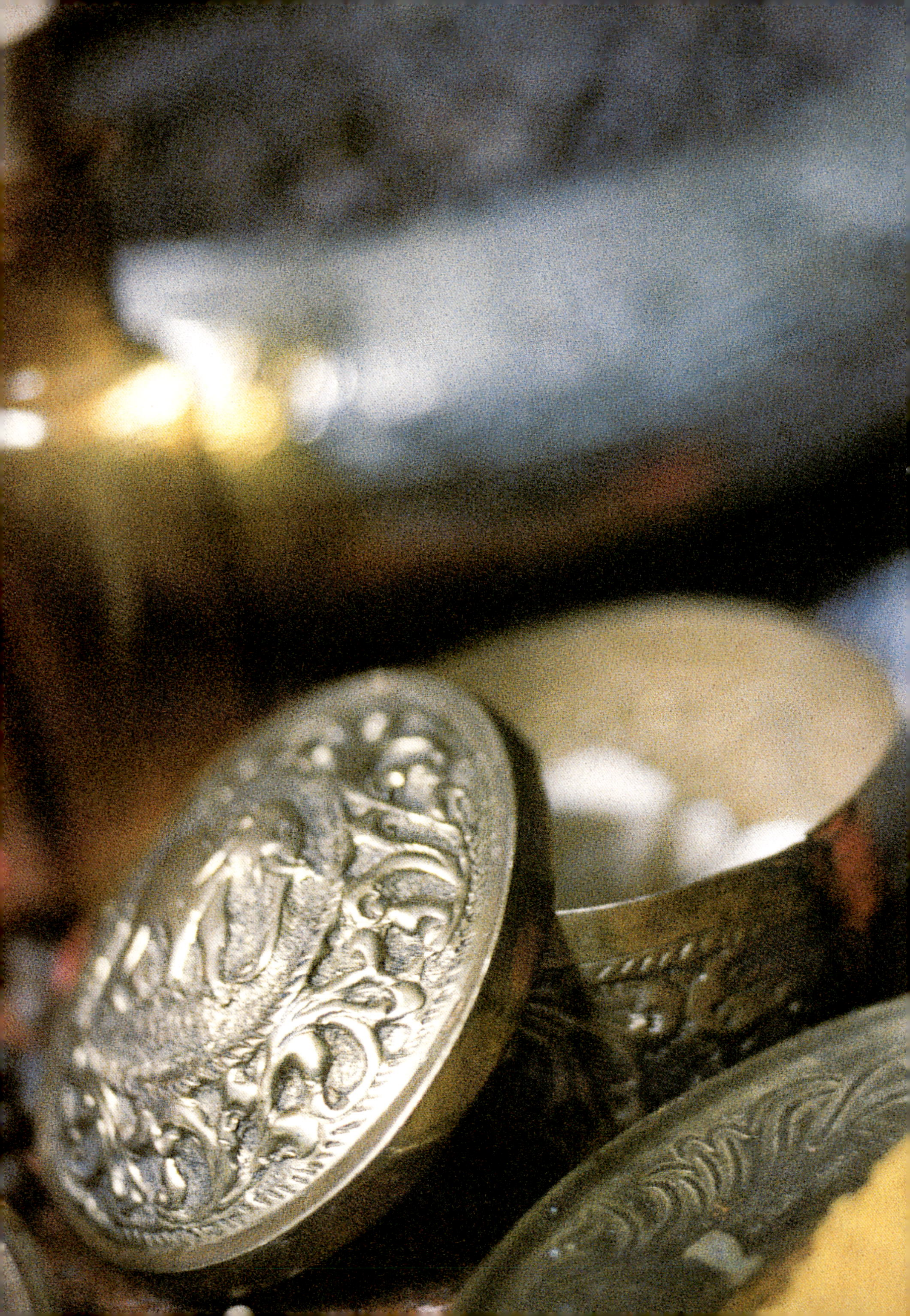

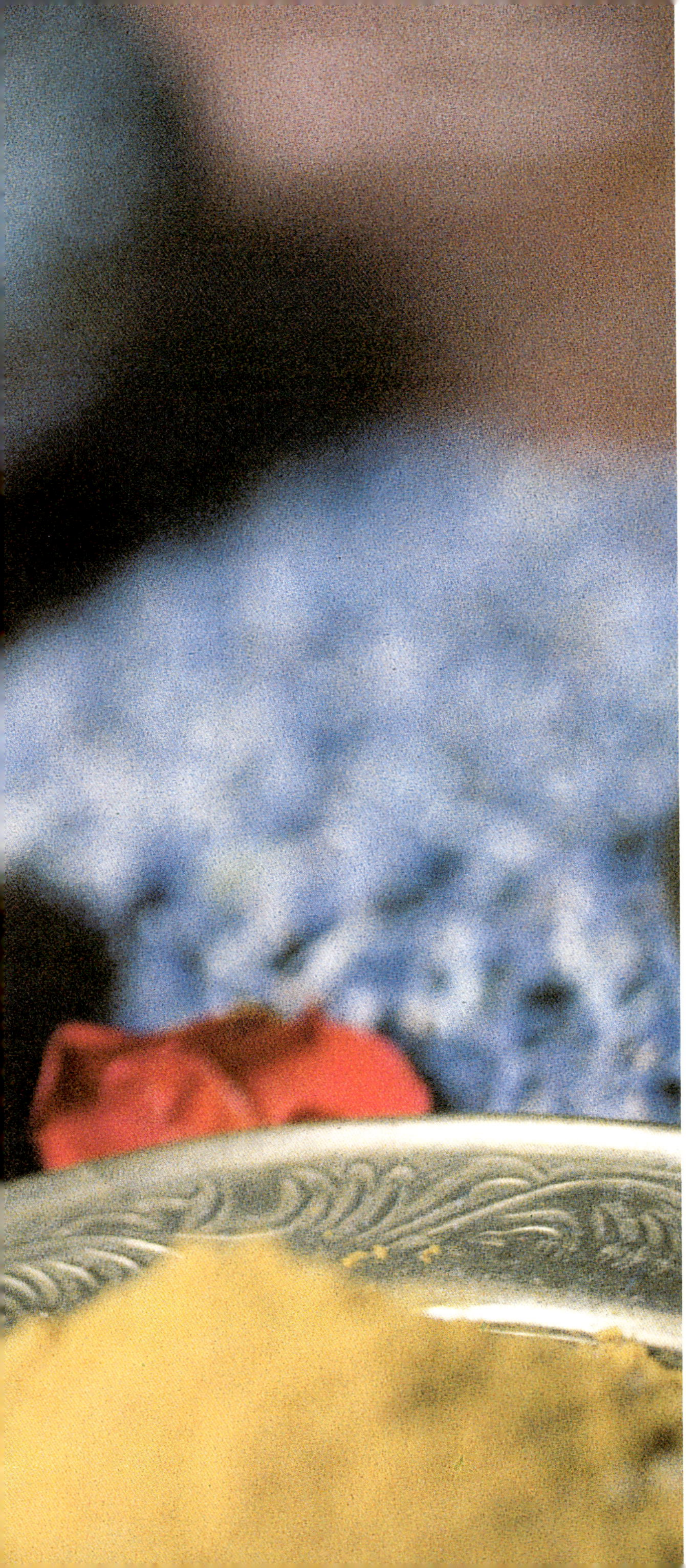

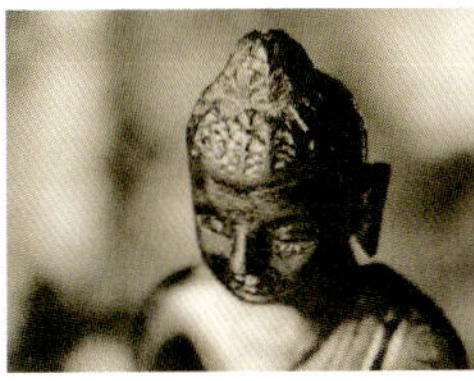

AYURVEDISCHE HEILMITTEL

AYURVEDISCHE HEILMITTEL

DIE GEBRÄUCHLISTEN ARZNEIEN

Die Zubereitung der ayurvedischen Arzneien unterliegt festen Regeln, die eine uralte Tradition besitzen. Wichtig ist dabei, dass nicht nur die pharmakologische Wirkung, sondern auch der Geschmack und die ganzheitlichen Eigenschaften der verarbeiteten Heilsubstanz erhalten bleiben. Präparate, die der *Maharishi Ayur-Veda* zum Teil aus überlieferten Familiengeheimnissen übernommen hat, werden streng nach diesen klassischen Herstellungsverfahren zubereitet. Sie unterliegen einer strengen Qualitäts- und Reinheitskontrolle durch moderne wissenschaftliche Verfahren.

Aufbewahrung und Haltbarkeit ayurvedischer Heilmittel

Generell sollten Sie ayurvedische Heilmittel nicht länger als sechs bis zwölf Monate lagern und sie innerhalb dieser Zeit verbrauchen. Bei den ayurvedischen Fertigpräparaten sind die Haltbarkeitsdaten jeweils angegeben.
Bewahren Sie die Heilmittel bei Zimmertemperatur und trocken auf.
Pulver oder getrocknete Pflanzen füllen Sie in Blechdosen oder Gläser. Öle oder Zubereitungen aus zerlassener Butter sollten Sie in Glasbehältern aufbewahren. Medizinierte Öle und Butterzubereitungen werden nicht ranzig, selbst im »heißen« Indien bewahrt man sie ungekühlt auf. Medizinierte Ghees haben eine jahrelange Haltbarkeit.
Alle genannten Präparate können Sie entweder in Ihrer Apotheke kaufen oder bei den auf Seite 176 angegebenen Adressen bestellen.

ANUPANAM

Anupanams sind Transportmedien für die Heilstoffe der ayurvedischen Präparate und verstärken deren Wirkung. Entsprechend werden die meisten ayurvedischen Produkte zusammen mit einem Anupanam eingenommen. Häufige Anupanams sind Honig, weißer Kandiszucker, Rohrohrzucker, Milch und Kaffee. Die richtige Wahl des Transportmediums ist sehr wichtig: Es ermöglicht dem Heilmittel, seine Wirkung auch auf feineren Ebenen der menschlichen Physiologie zu entfalten.
Die *Maharishi Ayur-Veda*-Präparate enthalten einen entsprechenden Hinweis auf das nötigenfalls einzunehmende Transportmedium. Sie können jedoch alle auch mit heißem Wasser eingenommen werden, wenn kein Anupanam verfügbar ist. Statt heißem Wasser kann auch Honig als Anupanam dienen. Honig ist ein so genanntes *yogavahi*, eine Substanz, die alle Arzneien in ihrer Wirkung verstärkt. Die Menge des Anupanams ist in der Regel die gleiche wie die des Heilmittels. Bei Kaffee als Transportmedium genügen einige Teelöffel bis zu einer halben Tasse, von Milch oder Lassi kann man auch ein Glas voll nehmen. Für Kinder empfehlen sich als Anupanam Muttermilch oder Honig. Für Säuglinge im Alter von vier bis sechs Monaten nehmen Sie einige Tropfen Muttermilch, danach bis zum Alter von zwei Jahren einen viertel Teelöffel Honig. Kinder zwischen zwei und sechs Jahren nehmen ihre Arzneien mit einem halben Teelöffel Honig, ältere mit Honig oder einen anderem Anupanam in halber Erwachsenendosis.

CHURNAS

Churnas sind Mischungen aus pflanzlichen und mineralischen Bestandteilen, die mit einem Mörser pulverisiert werden. Sie gehören zu den »sanften« Arzneien im Ayurveda, die bei verschiedenen Erkrankungen Einsatz finden: als Stimulanz für die Magensäfte, zur Beruhigung bei schmerzhaften Koliken oder bei Verdauungsstörungen.
Es gibt im *Maharishi Ayur-Veda* auch spezielle Churna-Mischungen, die der Regulierung und dem Ausgleich der Doshas dienen und bei typischen Störungen des betreffenden Dosha angewendet werden. Das Vata-Churna ist beispielsweise angezeigt zur Behandlung von Vata-Störungen wie Nervosität, Konzentrationsschwäche oder Schlaflosigkeit.

DEKOKTE

Dekokte, *kvathas* wie sie im Ayurveda heißen, sind Abkochungen oder Aufgüsse von Heilkräutern und Gewürzen. Beim Aufguss wird wie bei der Zubereitung von Tee das Heilkraut oder Gewürz mit heißem Wasser überbrüht und in der Regel fünf bis zehn Minuten ziehen gelassen. Unmittelbar nach dem Abseihen trinkt man es warm oder heiß. Bei einem Kaltauszug, *sita kasaya*, lässt man das Heilmittel in kaltem Wasser für einige Stunden oder über Nacht stehen und erhält so einen Extrakt der heilenden Substanzen der betreffenden Pflanze. Dieses Verfahren wird bei Heilpflanzen und Gewürzen angewendet, deren Wirkstoffe nach dem Erhitzen nicht mehr wirksam sind oder nicht in der gewünschten Form in Lösung gehen.

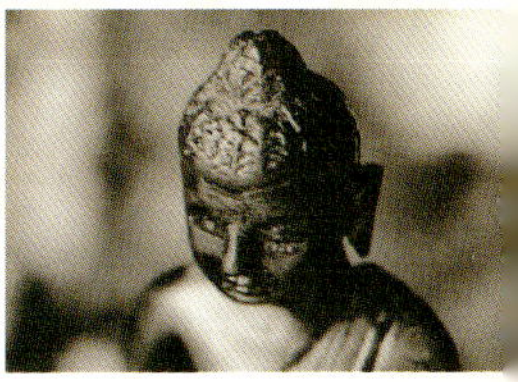

Rezept für ein *sita kasaya*: Geben Sie einen halben Teelöffel Sandelholzpulver in ein Glas Wasser, lassen es drei bis vier Stunden stehen, filtern es ab und trinken es am Abend vor dem Schlafengehen. Ein gutes Mittel gegen häufigen nächtlichen Harndrang, Blasenschwäche und Reizblase (S. 134).

Bei der Abkochung, dem *kvatha*, wird das Heilkraut oder Gewürz bei großer Flamme zum Sieden gebracht und auf ein Viertel der Ausgangsmenge heruntergekocht. Generell sollte ein Teil der Heilpflanze mit sechzehn Teilen Wasser aufgegossen und auf ein Viertel der ursprünglichen Menge heruntergekocht werden.

Rezept für ein *kvatha*: Lösen Sie jeweils einen halben Teelöffel Kreuzkümmel, Ingwerpulver und Korianderpulver in hundert Milliliter Wasser, kochen es auf ein Viertel dieser Menge herunter, seihen es ab und trinken es gleich danach. Wirkt gut bei Fieber und Grippe, wo Sie es gegebenenfalls mehrmals täglich jeweils frisch zubereitet trinken sollten.

Für Dekokte mit Milch, so genannte *ksira pakas*, werden die Heilkräuter mit acht Teilen Milch und zweiunddreißig Teilen Wasser aufgesetzt und so lange gekocht, bis der Wasseranteil verdampft ist und nur die ursprüngliche Milchmenge übrig bleibt.

GHEE

Ghee, zerlassenes Butterfett (S. 78), ist neben Milch und Honig eines der natürlich vorkommenden Rasayanas (S. 26). Im Ayurveda gilt es als Lebenselixier, denn es wirkt verjüngend und zellregenerierend. Ghee unterstützt auch die Bildung von Ojas (S. 66), wodurch es den Gewebestoffwechsel und die Abwehrkräfte stärkt. Ayurvedischen Beobachtungen und wissenschaftlichen Untersuchungen zufolge senkt Ghee auch den Cholesterinspiegel. Es ist ein hervorragendes Anupanam (S. 24) und wird deshalb vielfach für die Zubereitung von Heilmitteln, beispielsweise für Ghritas (siehe rechte Seite), verwendet. Ebenso dient Ghee der Entgiftung, denn es bindet fettlösliche Umwelt- und Körpergifte und leitet sie aus. Die Einnahme von Ghee ist in Verbindung mit der Pancha-Karma-Kur (S. 32) möglicherweise eine der wirkungsvollsten Maßnahmen, Amalgam-Verunreinigungen des Körpers zu beseitigen.

Ghee macht Speisen bekömmlicher, intensiviert ihren Geschmack und bewahrt beim Dünsten die Vitamine der

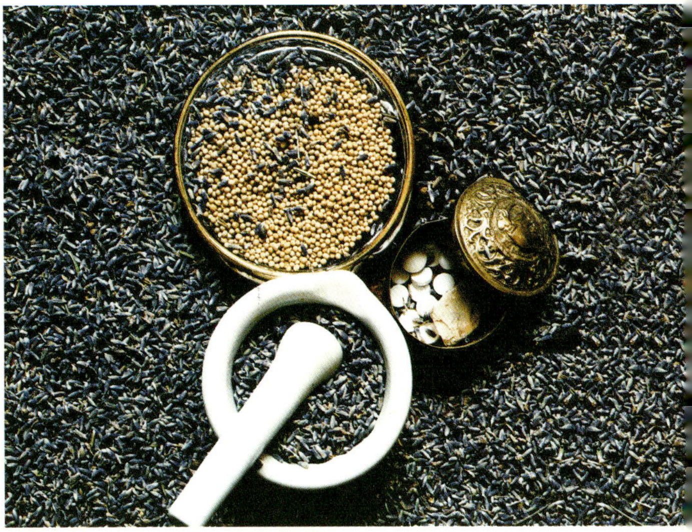

Nahrungsmittel. Zudem stärkt es die Verdauungskraft, Agni. Die Gheemenge muss jedoch individuell angepasst sein – eine kleine Menge entfacht Agni, zu große Mengen löschen es.

Es stärkt die Sehkraft und kühlt übermäßige Hitze. Zudem ist es ein natürlicher Radikalfänger und schützt so die Zellen. Ghee enthält die Vitamine A, E, Niacin und die Mineralstoffe Natrium, Kalium, Kalzium, Phosphor, Magnesium und Eisen. Wie Sie Ghee zubereiten, lesen Sie auf Seite 167.

GHRITAS

Ghritas sind medizinische Zubereitungen, die Ghee als Grundträgersubstanz haben. Diese medizinierten Ghees enthalten oft eine Vielzahl verschiedener Heilkräuter, die nach festen Regeln vorbereitet und dann untergerührt werden. Ghritas sind eine dem Ayurveda eigene Heilmittelspezialität, die vielfach angewendet werden kann: innerlich als Arznei für definierte Erkrankungen, äußerlich für Massageanwendungen, Einreibungen, Pasten und Umschläge. Sie vereinen die Heilkraft des Ghees als Rasayana (S. 26) mit jener der Heilkräuter, die dadurch potenziert wird. Der Geschmack der medizinierten Ghees ist unter Umständen für unseren Geschmackssinn ungewohnt. Die auf der Packung angegebenen Anupanams erleichtern jedoch die Einnahme.

GULIKAS

Mit Gulikas bezeichnet man im Ayurveda Pillen und Tabletten aus Pflanzenpulvern, Mineralien und Aschen, die unter Verwendung von Pflanzensäften als Bindemittel hergestellt werden.

KALKAS

Kalkas sind Pasten aus frischen oder getrockneten Pflanzen und Gewürzen, die mit Wasser, Milch, Honig oder Ghee zu einem Brei verrührt und auf die Haut aufgetragen werden. Ayurvedische Hausmittel greifen oft auf diese einfache Zubereitungs- und Anwendungsmöglichkeit zurück. Ein Kalka gegen Kopfschmerzen oder Kieferhöhlenentzündungen: Verrühren Sie Ingwerpulver mit etwas Wasser zu einem Brei, geben ihn an Schläfen, Stirn oder Wangen und lassen ihn bis zur Linderung der Beschwerden einwirken.

RASAYANAS

Ayurveda beschäftigt sich intensiv mit der Vorbeugung von Krankheiten. Dabei steht die Behandlung mit Rasayanas oft im Mittelpunkt. Das Sanskritwort Rasayana setzt sich aus zwei Wurzeln zusammen: *Rasa* ist das erste Körpergewebe, das nach ayurvedischer Auffassung aus dem ersten Nahrungsbrei nach der Verdauung entsteht. *Ayana* wird mit »richtige Bewegung« übersetzt. Beides zusammen, *Rasa* als nährender Fluss der Nahrung und *ayana* in »richtiger Bewegung« bezeichnet die Wirkweise der Rasayanas.
Ayurveda verordnet Rasayanas, um die Qualität von Ojas (S. 66) zu verbessern und damit auch die Verbindung zwischen Körper und Geist. Durch den positiven Effekt auf Ojas wird der gesamte Körper unterstützt, entsprechend dienen die Rasayanas der Regeneration jeder Zelle im Körper. Vereinfacht ausgedrückt: Alles, was den Körper stärkt und belebt, ihn widerstandsfähiger gegen Krankheiten macht und Alterungsprozessen entgegenwirkt, ist ein Rasayana.
Ayurveda unterteilt in natürliche Rasayanas zur Ernährung der Körpergewebe wie Milch und Ghee, die hochqualitative Bestandteile enthalten, die den Allgemeinzustand des Körpers verbessern. Daneben gibt es auch Rasayanas, die den Stoffwechsel und die Verdauung anregen, wie Pippali. Diese Pfefferart stimuliert den Stoffwechsel und sorgt so dafür, dass die aufgenommene Nahrung vollkommen verwertet wird. Eine weitere Gruppe dient der Reinigung der Körperkanäle. Ayurveda nennt sie Srotas (S. 15) und bezeichnet damit die Lymphgefäße, die Kapillaren, also winzigste Blutgefäße, die Zellzwischenräume und den Stoffwechsel der einzelnen Zellen.
Rasayanas dienen der Vorbeugung und werden nicht gegen spezielle Krankheiten verordnet, sondern generell zur Steigerung der Leistungsfähigkeit und Abwehrkraft eingesetzt. Trotzdem werden sie für den Patienten passend ausgewählt. Dabei berücksichtigt man das Alter, die individuelle Konstitution, die Anpassungsfähigkeit des Organismus, seine Verdauungskraft, den Zustand des Stoffwechsels und der Körpergewebe. Rasayanas können ambulant oder stationär, nachdem sich der Patient einer geistigen und körperlichen Reinigung unterzogen hat, eingenommen werden.
Die meisten Rasayanas, abgesehen von Milch, Ghee und Pippali, bestehen aus komplexen Verbindungen von Kräutern und Mineralien, deren Herstellung oft Monate in Anspruch nimmt. Diese aufwendige Zubereitung sorgt jedoch dafür, dass die Rasayanas hochverfeinert werden und so ihre Bestimmung, Körper und Geist zu verbinden, erfüllen können.
Darüber hinaus kennt Ayurveda noch die *Acharas*, die Rasayanas des Verhaltens (S. 100). Dabei geht die ayurvedische Lehre von Zusammenhängen aus, die nunmehr seitens der modernen Wissenschaft bestätigt wurden: Jeder Gedanke, den wir fassen, bewirkt die Bildung von Neuropeptiden. Das sind Botenstoffe, die sich überall im Körper verteilen und an ihren Bestimmungsorten anregende oder hemmende Wirkungen hervorrufen. Entsprechend schreibt Ayurveda Geistesqualitäten wie Mitgefühl, Respekt, menschliche Wärme, Freundlichkeit und Wahrhaftigkeit einen verjüngenden und gesund erhaltenden Effekt zu.
Eines der bekanntesten Rasayanas ist das *Amrit Kalash*, das von Dr. Balraj Maharshi, einem bekannten indischen Experten für Heilpflanzen anhand alter Überlieferungen rekonstruiert und durch eine wichtige wiederentdeckte Heilpflanze vervollständigt wurde. Moderne wissenschaftliche Untersuchungen bescheinigen diesem Rasayana zum Teil außergewöhnliche Eigenschaften. *Amrit Kalash* besteht aus einer Kombination von zwei aufeinander abgestimmten Rasayanas, einer Paste und Tabletten, die täglich zweimal im Wechsel eingenommen werden sollen. Es hat ausgeprägt harmonisierende und stärkende Wirkung und ist seit einiger Zeit auch in Europa erhältlich (S. 176).

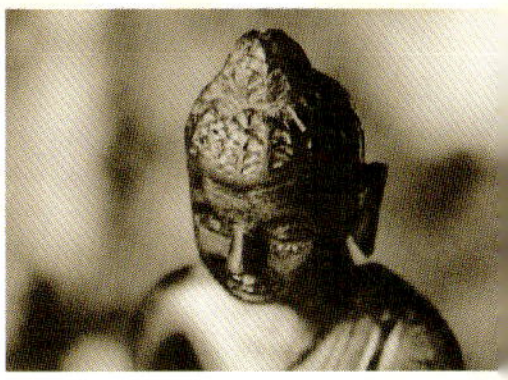

Zur Verdeutlichung seiner positiven Effekte einige Untersuchungsergebnisse:
Allergische Symptome bei Patienten mit Heuschnupfen gingen durch die Einnahme in kurzer Zeit zurück.
Besonders bei der Behandlung chronischer Erkrankungen wie Kopfschmerzen, Verstopfung, Nasennebenhöhlenbeschwerden, Arthritis, Asthma, Ekzemen und Bluthochdruck zeigte Amrit Kalash eine gute Heilwirkung.
Verbesserung der Sehfähigkeit, vor allem von altersabhängigen Sehstörungen.
Steigerung der Abwehrkräfte und des allgemeinen Wohlbefindens.
Amrit Kalash erwies sich als einer der wirksamsten »Radikalfänger«, den Wissenschaftler bisher getestet haben (etwa fünfhundertmal wirksamer als andere Substanzen). Freie Radikale spielen bei der Entstehung vieler akuter und chronischer Erkrankungen eine herausragende Rolle.
Rasayanas haben keinerlei schädliche Nebenwirkungen, sie haben den Charakter von Nahrungsergänzungen und wirken unspezifisch nährend und stärkend.

TAILAS

Tailas sind medizinische Öle, die mit heilkräftigen Kräutern versetzt wurden. Grundlage der Tailas sind meist Sesam- oder Kokosöl, für dermatologische oder kosmetische Zwecke werden darüber hinaus auch andere hochwertige pflanzliche Öle verwendet. Sie finden vielfältige Anwendung; besonders im Pancha Karma (S. 32) nehmen die Tailas einen hohen Stellenwert ein. Dafür werden differenzierte Öle nach den klassischen ayurvedischen Rezepten hergestellt und für verschiedene Anwendungsbereiche verwendet.
Tailas können Sie auch einfach für den täglichen Gebrauch zu Hause einsetzen. Vata-, Pitta- oder Kapha-Öle (S. 51) gleichen das jeweilige Dosha aus. Auch ayurvedisches Nerven- und Sportöl (S. 51) ist vielseitig anwendbar.

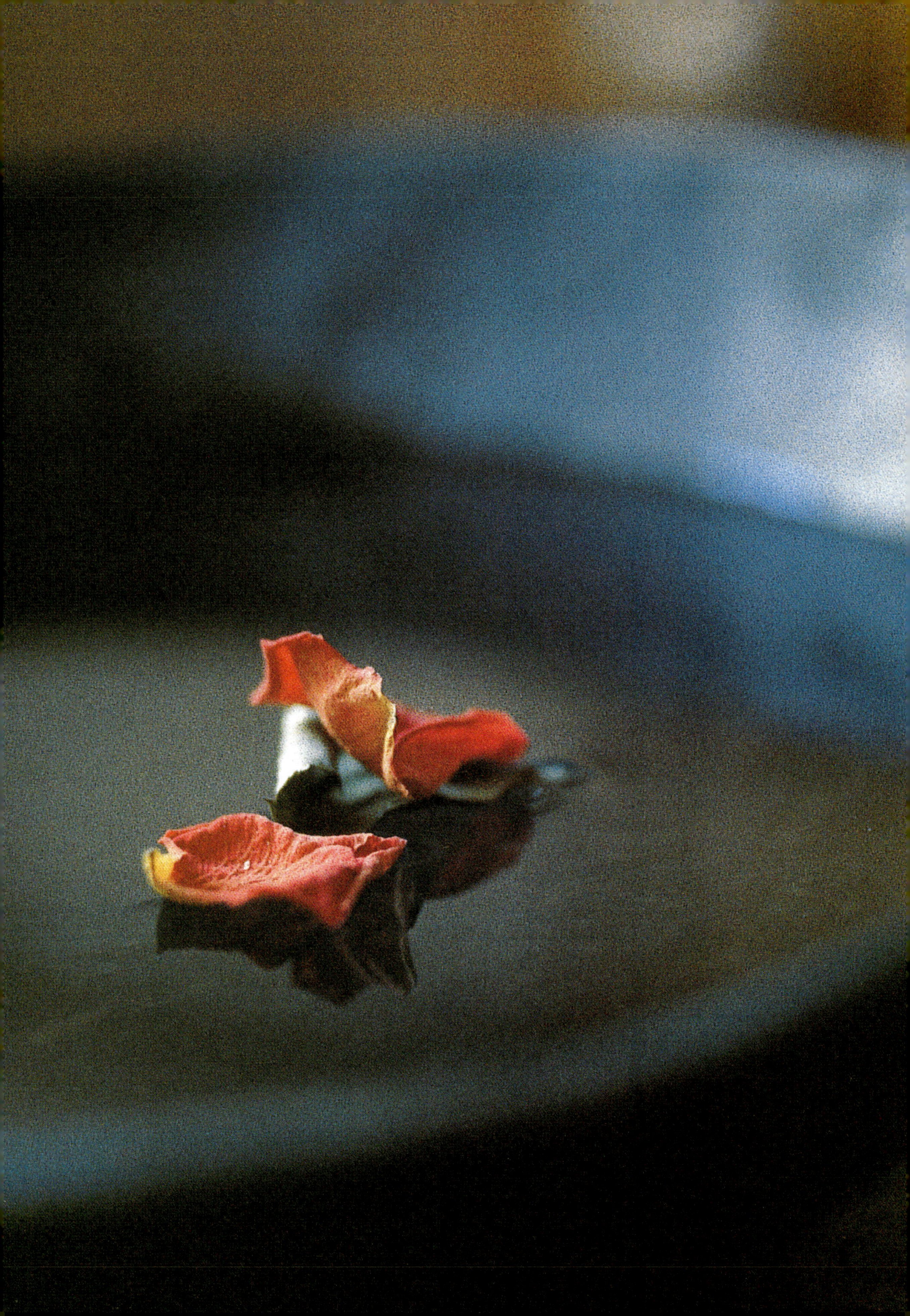

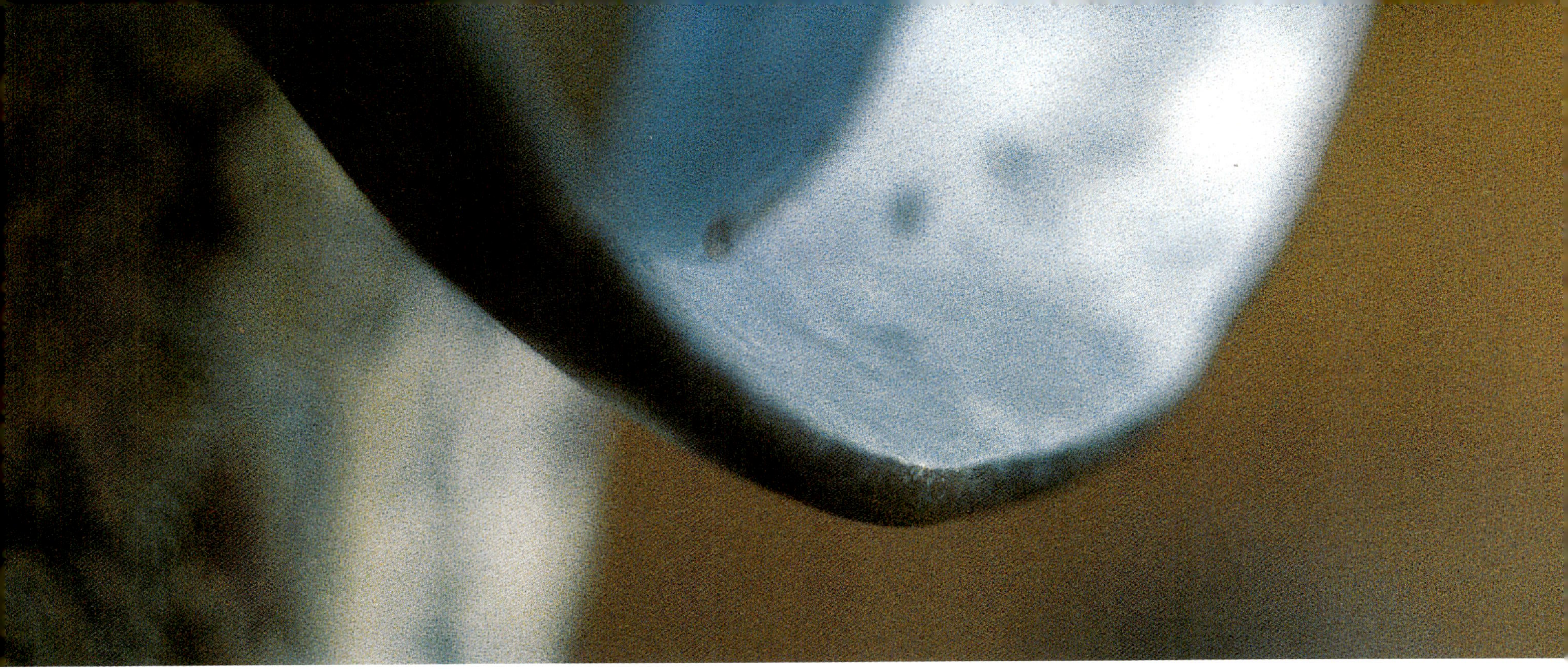

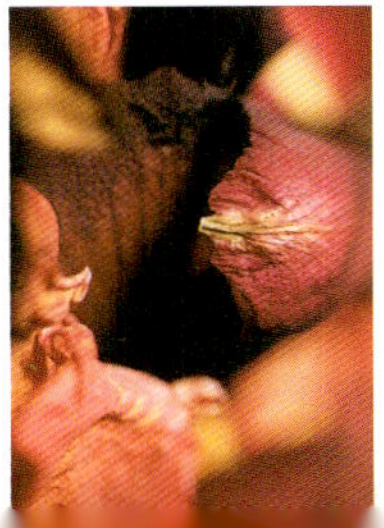

AYURVEDISCHE HEILVERFAHREN

AYURVEDISCHE HEILVERFAHREN

WEGE ZU GESUNDHEIT, GLÜCK UND LANGEM LEBEN

Die vedischen Weisen erkannten den menschlichen Körper als vollkommenes Abbild der Natur und als Ausdruck des Veda. Der Maharishi Ayur-Veda umfasst daher neben zahlreichen neu belebten ayurvedischen Therapien auch die 40 Aspekte des Veda und der vedischen Literatur. Sie sind der stille und unmanifeste Bauplan unseres Körpers, der durch geeignete Verfahren zur Erhaltung und Wiederherstellung von Gesundheit belebt werden kann. Hier eine Auswahl der Ansätze, auf wir auch zum Teil in diesem Buch näher eingehen werden:

Bewusstsein: Aktivierung der Selbstheilungskräfte durch Transzendentale Meditation
Vedische Klangtherapien: Heilen durch Vedische Resonanztherapie und durch Ur-Klänge
Yoga: Einfache Körperübungen
Atemtherapie: Sanfte Atemübungen
Intellekt: Die Rolle von *pragya aparadh*
Gefühle: Stärkung der feinsten Gefühlsebene
Sprache: Balance durch Muttersprache und Rezitation
Musiktherapie: Maharishi Gandharva Musik, die ewige Musik der Natur
Farb- und Aromatherapie: Heilen über die Sinne
Ayurvedische Pulsdiagnose, auch zum Selbstfühlen
Verhalten: *achara rasayana*, »Heilmittel des Verhaltens«
Biologische Rhythmen: Gesund leben im Einklang mit der Natur
Ernährung, individuell und typgerecht
Heilkräuter, Mineralien und Rasayanas
Pancha Karma: Die tief greifende Reinigungstherapie
Maharishi Sthapatya-Veda: Gesund wohnen und bauen
Jyotish: Die Vedische Astrologie
Yagya: Vedische Verfahren zur Harmonisierung kosmischer Einflüsse
Weltgesundheit (S. 50, Gandharva-Veda)

Vollkommene Gesundheit im Selbst

Der ayurvedische Begriff für Gesundheit ist *swastha*, was bedeutet: »Im Selbst gegründet sein«. Das Selbst ist in der vedischen Betrachtungsweise unsere tiefste innere Seinsebene, ein Bereich stiller Bewusstheit, in der der Mensch die umfassende kosmische Seinsebene berührt und mit ihr eins ist. Harmonie, Frieden und vollkommene Ordnung kennzeichnen das Selbst. Es ist zeitlos und transzendent. In allen Kulturen und zu allen Zeiten haben Menschen diese Seinsebene gesucht und erfahren. Bei den alten Chinesen ist es das »Tao«, der unbewegte Beweger, bei den griechischen Philosophen der »Logos« und in der abendländischen Philosophie das »Absolute«. Meister Eckart, der christliche Mystiker, bezeichnet es als das »Eine«, welches er in seinen meditativen Übungen erkannte. Das Selbst ist die Ebene menschlichen Lebens, die dem gesunden Menschen ein Gefühl der Identität und inneren Ganzheit gibt. Abraham Maslow, Entwickler einer modernen Psychologie, hat bei sehr vitalen und erfolgreichen Menschen entdeckt, dass sie oft spontanen Zugang zur Transzendenz hatten, eine Erfahrung, die er als »peak-experiences« bezeichnete.

Reine und stille Bewusstheit, Transzendenz, ist die Heimstatt des Veda. Denn, wie die vedischen Verse selbst aussagen, sind die Veden keine menschlichen Dichtungen, sondern die in Klang und Form gebrachten Strukturen unseres Bewusstseins, in dem alle Gesetze des Universums enthalten sind. Entsprechend eine Weise der Cherokee-Indianer: Wenn du dein Innerstes verstehst, hast du Kenntnis von allen Dingen. Jeder Mensch, jedes Geschöpf ist in der vedischen Betrachtung individueller Ausdruck dieser stillen, inneren Bewusstheit und so eingebunden in die Einheit von Natur und Kosmos. Das Selbst ist zugleich der Ort vollkommener Gesundheit. Es bleibt unberührt von Krankheit, Disharmonie und Spannung. In sich ruhend und still, bleibt es jenseits des Wandels von Raum und Zeit und der Veränderungen der physischen Existenz. Krankheit und Probleme entstehen aus dem Verlust der Einheit und dem Selbst. Ayurveda nennt als Ursache davon *pragya aparadh*, den »Fehler des Intellekts«. Gemeint ist damit das Überschattetsein von äußeren Ereignissen und Sinneswahrnehmungen, das Verlorensein in der Vielfalt des Lebens ohne den ordnenden und sammelnden Rückbezug zur inneren Einheit. Wenn die Impulse des eigenen Geist-Körper-Systems nicht mehr wahrgenommen werden und die innere Einheit verloren geht, entstehen Krankheiten und Probleme.

Der Weg der Schöpfung ist, dass alles aus dem Absoluten entsteht. In dem Entstehungsprozess ist auch enthalten, dass der Ausgangspunkt gleichzeitig das Ziel ist. So wie aus einem Samen ein Baum hervorgeht, der wieder in seinen Früchten viele Samen erzeugt, so ist das Ziel der individuellen menschlichen Evolution, seinen eigenen Ursprung wiederzufinden. Die ayurvedischen Prinzipien und Lehren sind vom

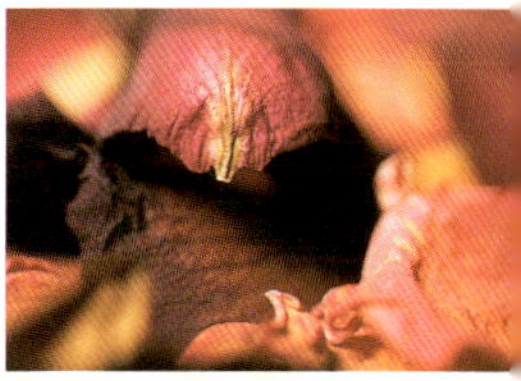

Ursprung her so ausgelegt, dass sie den Menschen auf diesem Weg unterstützen und notfalls korrigieren.

Wie können »Fehler des Intellekts« im Alltag überwunden werden?

Die unzähligen Entscheidungen und Anforderungen des täglichen Lebens kann der Verstand allein nicht bewältigen. Die Reichweite unseres Handelns ist aus einem begrenzten, analytischen Denken heraus nicht zu überschauen. Leben ist jedoch, so lehrt die vedische Weisheit, Ganzheit. Tief in uns selbst sind wir mit allen Ereignissen verbunden. Die Trennung zwischen Körper, Denken und Fühlen von der Außenwelt und den Empfindungen und Entscheidungen anderer ist nur scheinbar. Sie existiert an der Oberfläche, den sichtbaren Begrenzungen unserer physischen Existenz. Tief in uns selbst ist jeder mit allem verbunden. Die moderne Physik nennt das »unendliche Korrelation«, die verbindende Einheit aller Naturgesetze: Alles steht mit allem in Wechselwirkung.

Die Entscheidungen, die aus der Tiefe des Herzens kommen, die feinen Impulse, die uns leiten und führen, sind weise Ratgeber und aus dem Überblick des Ganzen hervorgegangen. Sie kommen aus einer Einheit, die die Vielfalt der Welt umschließt. »Fehler des Intellekts« werden durch die Besinnung auf das Selbst überwunden. Vieles in diesem Buch bezieht diese Empfehlung ein, auf die eigenen Bedürfnisse zu hören. Wir sollten uns auch vornehmen, den Ereignissen im Leben weniger Bedeutung beizumessen. Sich nicht zu stark vom Tagesgeschehen beeinflussen zu lassen und so den Bezug zum Inneren, zum Selbst, zu verlieren, das ist ein ganz wichtiger Aspekt der Therapie im *Maharishi Ayur-Veda*. Wer im Selbst wurzelt, bewahrt seine Gesundheit und handelt zum eigenen Wohl und dem anderer. Wer diesen Bezug verloren hat, macht genau jene Dinge, die ihm schaden und in seiner Umwelt Spannung und Stress verursachen. Bewertungen von Ereignissen und Situationen erfolgen allzu leicht vor dem Hintergrund unseres von Erlebnissen, Erfahrungen und unverarbeiteten Eindrücken geprägten Bewusstseins.

Der Körper – ein fließendes System

In der ayurvedischen Betrachtung ist unser Körper *Amrit Kalash*, das bedeutet wörtlich übersetzt: ein Gefäß der Unsterblichkeit. Er beherbergt reines Wissen und Bewusstsein, denn er ist daraus entstanden. Impulse von Intelligenz erschaffen und rekonstruieren diesen Körper in jedem Augenblick des Lebens. Während Sie diese Zeilen lesen, laufen in Ihrem Organismus Milliarden chemischer Interaktionen und Reaktionen ab. Ihr Nervensystem verarbeitet in jedem beliebigen Augenblick mehr Signalkombinationen als Atome im Universum für ihr hochkomplexes Körpersystem. In jeder Sekunde bilden sich Millionen von neuen Zellen und sterben ebenso viele ab. In vier Wochen erneuern wir unsere Leber, in sieben Tagen die gesamte Magen-Darm-Schleimhaut, in drei Monaten das Skelett, und in einem Jahr tauschen wir mehr als 98 Prozent aller Atome unseres Körpers aus. Der Körper ist also ein fließendes System.

Nun stellt sich die Frage, warum wir altern und ein Organ krank bleibt, wenn doch alles in unserem Organismus einem ständigen Fluss von Austausch und Erneuerung unterliegt. Die Antwort kann nur lauten: Wir reproduzieren uns nach dem gleichen fehlerhaften Muster. Unser Denken, Fühlen und Verhalten ist geprägt von den *samskaras*, den Erfahrungen des Lebens, die einen unverarbeiteten und unbewältigten Eindruck in unserem Bewusstsein hinterlassen haben und uns konditionieren.

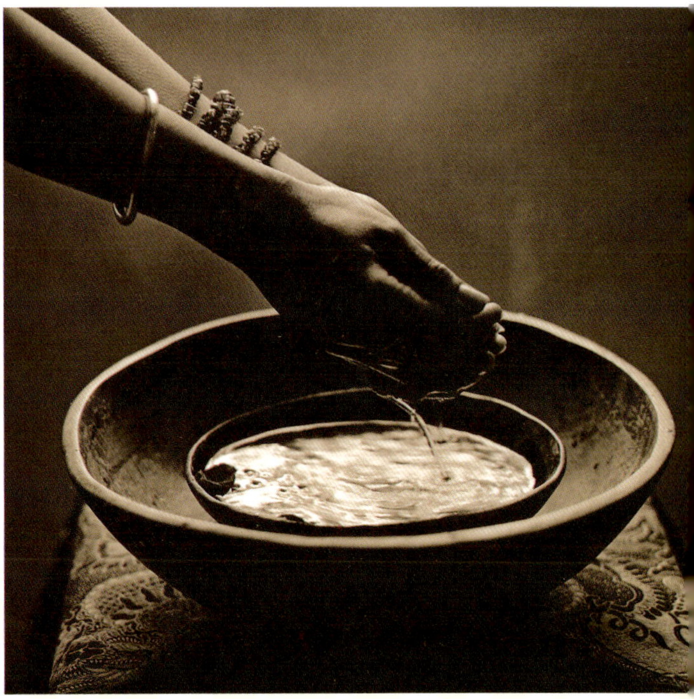

Jedes Gefühl, jeder Lebenseindruck prägt und strukturiert chemisch-physikalische Abläufe in unserem Körper und geht als Erinnerung in jede Zelle ein. Somit erhält jede Zelle eine Kopie unserer gesamten gespeicherten Bewusstseinsinhalte und »funktioniert« deshalb wie ihre Vorgängerzelle.
Die Psychoneuroimmunologie, ein moderner Forschungszweig, erklärt den unmittelbaren Einfluss psychischer Inhalte auf den Körper über Botenmoleküle, die aus Bewusstseinsmustern hervorgehen. Diese Neuropeptide dienen als Träger für unsere Emotionen, Gedanken und Instinkte. Sie sind, anders ausgedrückt, molekulare Entsprechungen für Bewusstseinsinhalte. Der *Rishi*, der vedische Seher, erkannte diese als Impulse von Intelligenz. Er wusste von der Bedeutung des Selbst, der Seinsebene für Gesundheit und Langlebigkeit. Dieser Bereich ist daher die Quelle und der Ausgangspunkt der ayurvedischen Heilkunde und hatte ursprünglich zentrale Bedeutung. Bezogen auf die Doshas heißt das, dass ihr Gleichgewicht, gleichbedeutend mit vollkommener Gesundheit, nur im Zustand ruhevoller innerer Ausgewogenheit verwirklicht ist. Funktioniert unser System aus dieser Ganzheit, der *samhita*, dann werden alle Selbstheilungskräfte freigesetzt, und wir bedienen uns einer inneren unerschöpflichen Apotheke. Die unterschiedlichen Heilverfahren und Behandlungsansätze des *Maharishi Ayur-Veda* zielen im ursprünglichen Sinn darauf ab, die Rückverbindung zum Selbst und zur inneren Einheit wieder herzustellen.

DAS PRINZIP DER AYURVEDISCHEN THERAPIEN

Ziel jeder Behandlung im Ayurveda ist es, die Harmonie zwischen den Doshas zu erhalten oder wiederherzustellen. Wichtig ist jedoch auch, Stoffwechselgifte aus dem Körper zu leiten. Die dazu erforderlichen Reinigungsmaßnahmen sind an vielen Stellen im Buch beschrieben. Eine der intensivsten und wirksamsten Methoden ist das Pancha Karma. Wegen seiner großen Bedeutung für Vorbeugung und Heilung werden wir zuerst darauf eingehen.

PANCHA KARMA – REINIGUNG UND VERJÜNGUNG DES KÖRPERS

Unter dem Begriff Pancha Karma versteht man eine spezifische ayurvedische Reinigungstherapie, die den Körper von schädlichen Ablagerungen befreit und das Gleichgewicht der Doshas und damit auch das geistig-körperliche Gleichgewicht wieder herstellt. Sie dient sowohl der Regeneration als auch der Umstimmung bei chronischen Erkrankungen. Wie in anderen Bereichen des traditionellen Ayurveda bestanden in Indien auch bezüglich des Pancha Karma die unterschiedlichsten Auffassungen und Bräuche. Es dauerte etwa fünf Jahre, die Verfahren genau zu beschreiben und sie den Bedürfnissen und Möglichkeiten der westlichen Lebensweise anzupassen. Die Pancha-Karma-Therapie, wie sie in den *Maharishi Ayur-Veda*-Gesundheitszentren durchgeführt wird, stützt sich auf die Erfahrung bedeutender Experten auf diesem Gebiet, welche diese Therapieform in enger Anlehnung an die klassischen Schriften vervollkommnet haben.
Zum Verständnis der Wirkweise der Anwendungen im Pancha Karma ist es wichtig zu wissen, wie sich der Ayurveda die Entstehung von Krankheiten erklärt.
Die ayurvedische Lehre beschreibt dabei sechs Stufen, auf die wir hier kurz eingehen wollen.
Im ersten Stadium der Krankheitsentstehung kommt es zur **Ansammlung der Doshas**. Dabei führt ein dauerhafter Reiz zu einer Vermehrung eines oder mehrerer Doshas in einem bestimmten Körperbereich, in welchem dadurch die Aktivität des betreffenden Doshas ansteigt. Vata ist bespielsweise unter anderem für die Eindickung, den Weitertransport und die Ausscheidung des Stuhls verantwortlich. Sammelt sich Vata im Dickdarm an, kann dies zu trockenem und unregelmäßigem Stuhlgang führen.
In der zweiten Stufe kommt es dann zur **Anregung des Doshas**. Denn halten die krank machenden Reize weiter an, kommt das Dosha nicht wieder ins Gleichgewicht und nimmt krankhafte Formen an. Im eben genannten Beispiel kann Vata dann im gestörten Zustand Verstopfung, Blähungen oder Darmkrämpfe zur Folge haben.
Der dritte Schritt auf dem Weg zur Krankheit ist die **Ausbreitung** des gestörten Doshas. Wird es weiterhin gereizt, verlässt es den Ort, wo es normalerweise lokalisiert ist, und beginnt im Körper zu zirkulieren. So beginnt sich die anfänglich lokale Störung auszubreiten. In unserem Fall würde also Vata den Dickdarm verlassen, sich im Körper verteilen und Beschwerden wie Nervosität, Überempfindlichkeit oder Kreislaufstörungen auslösen.
Im vierten Stadium **lagert** sich das zirkulierende Dosha in den verschiedenen Körpergeweben **ab**, und eine zunächst

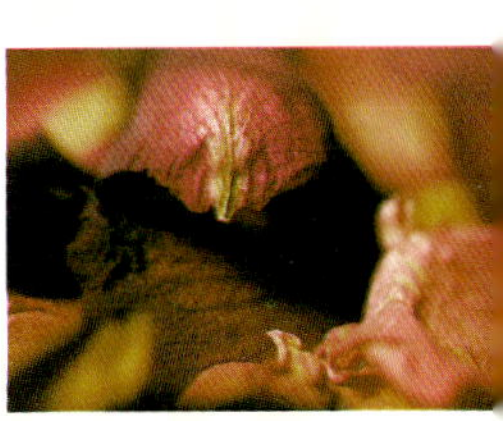

funktionelle Störung geht in eine organische Krankheit über. In Abhängigkeit des Organs, in dem sich das Dosha abgelagert hat, treten Vorzeichen einer akuten Erkrankung auf. Bleiben wir bei unserem Beispiel, kann sich Vata etwa im Magen, in den Atemwegen oder den Gelenken ablagern. Infolgedessen sind die Gelenke weniger belastbar und schmerzen bei Kälte, die Atemwege sind zugempfindlich, und der Magen ist gereizt.
Im fünften Schritt kommt es dann zum **Ausbruch der Krankheit**. Hat sich das Dosha mit den Geweben oder Organen verbunden, genügt oft schon ein geringer krank machender Außenreiz, um Erkrankungen akut in Erscheinung treten zu lassen. In unserem Beispiel ließen sich eine akute Erkältung oder Magenschleimhautentzündung, Asthma oder Gelenkrheuma auf das gestörte Vata zurückführen.
Phase sechs sind die **Krankheitsfolgen**. Entweder heilt die Krankheit aus, oder sie führt zu chronischen Beschwerden. Da die Organe nach einer akuten Erkrankung meist noch über einen längeren Zeitraum hinweg geschwächt sind, verordnet der ayurvedische Arzt spezielle Präparate, beispielsweise Rasayanas (S. 26), um ihre Widerstandskraft zu verbessern. Werden die Symptome einer Krankheit hingegen lediglich unterdrückt, kann sich der Körper nicht auf natürliche Weise der eigentlichen Ursachen entledigen. Als Folge kann die Erkrankung chronisch werden, da das oder die Doshas weiterhin das betreffende Gewebe schädigen. Eine Behandlung ist dann wesentlich schwieriger als im akuten Stadium.
Die Auswahl der geeigneten Therapie richtet sich generell danach, in welchem Stadium der Krankheit sich der Patient befindet. Die ersten beiden Stufen der Anregung der Doshas geben die dynamischen Beziehungen zwischen unserem Körper und seiner Umwelt wieder. Wir sind ständig Einflüssen ausgesetzt, die das Gleichgewicht der Doshas verändern. Ob Wetter, Arbeit, Nahrung, Lebensweise oder Stimmungslage, alles beeinflusst das harmonische Zusammenspiel von Vata, Pitta und Kapha (S. 13). Solange wir gesund sind, ein geregeltes Leben führen und ausgewogen essen, stellt sich die natürliche Harmonie immer wieder von selbst her. Erst durch massive Reize oder eine blockierte Gegenregulation des Körpers kommt es zu Phase drei und vier im Krankheitsprozess. So kann beispielsweise ein heißer Sommer, verbunden mit anderen pittaanregenden Umständen, wie regelmäßig scharfes Essen und häufiger Ärger, die Selbstheilungskräfte des Körpers überfordern und typische Pitta-Erkrankungen auslösen.
Anliegen der ayurvedischen Medizin ist es, auftretende Störungen schon in den ersten vier Stadien – beispielsweise durch Pulsdiagnose – zu erkennen und zu behandeln. Zu Anfang genügen dann schon kleine Änderungen in Ernährungsweise und Lebensstil, um das ursprüngliche Gleichgewicht wieder herzustellen. Ist die Störung jedoch bereits auf der vierten Stufe angelangt, erweisen sich die Behandlungen des Pancha Karma als sehr wirkungsvoll. Da sich bei Krankheiten Schlackenstoffe und Doshas im Körper angesammelt haben, spielen diese Reinigungsbehandlungen eine wichtige Rolle bei der Vorbeugung und vor allem auch bei der Therapie chronischer Erkrankungen.

ANWENDUNGEN DES PANCHA KARMA

Pancha Karma bedeutet übersetzt »fünf Handlungen«. Entsprechend bestehen diese Anwendungen auch aus einem Konzept von fünf reinigenden Behandlungszyklen, von denen sich jeder aus zwei Phasen aufbaut.
In der ersten, der vorbereitenden Phase, werden die Doshas und die damit verbundenen Stoffwechselschlacken in den Geweben aktiviert. Hierzu bedient sich der Ayurveda öliger Substanzen, die innerlich oder äußerlich verabreicht werden. Bei der innerlichen Anwendung nimmt der Patient morgens gereinigtes und teilweise mediziniertes Butterfett, Ghee, oder, je nach Verordnung, ein anderes »ölendes« Nahrungsmittel, ein. Die restlichen Mahlzeiten sind dagegen vollkommen fettfrei. Aus ayurvedischer Sicht dringt das Ghee in die Zellen ein und »löst« dort die gestörten Doshas heraus. In wissenschaftlichere Termini übertragen heißt das: Der über mehrere Stunden erhöhte Blutfettspiegel mobilisiert fettlösliche Gewebeablagerungen, beispielsweise Cholesterin-, aber auch Kalkablagerungen, die dann aus dem Körper entfernt werden können.
Bei der äußerlichen Anwendung wird der Patient mit medizinierten Ölen massiert. Dies aktiviert den Stoffwechsel in den Muskeln und im Bindegewebe. Anschließend wird mittels Wärmebehandlung, beispielsweise einem Kräuterdampfbad, die Sekretion der Haut und der Schleimhäute angeregt.
Wichtig ist im Pancha Karma die Ausscheidung der Abfall- und Schadstoffe über den Darm. Ayurveda geht davon aus, dass die einzelnen Doshas mit ihren Stoffwechselschlacken

von unterschiedlichen Bereichen im Magen-Darm-Trakt ausgeschieden werden können. So lassen sich Störungen, die auf vermehrtes Vata zurückgehen, am besten über den Dickdarm erreichen. Indem er den Stuhl eintrocknet und ausscheidet, repräsentiert er die trockenen, beweglichen Eigenschaften von Vata. Pitta hat dagegen scharfe und erhitzende Eigenschaften. Deshalb sind bei Störungen dieses Doshas jene Schleimhautbereiche aktiv, die »scharfe« Verdauungssäfte produzieren, wie der untere Magen, Zwölffingerdarm, Dünndarm und die Galle. Vermehrtes Kapha führt in der Regel zu einer starken Schleimbildung. Aus diesem Grund sind bei Kapha-Störungen die schleimbildenden Zellen des oberen Magens und der Bronchien aktiviert. Bei gestörtem Kapha kann man deshalb nach einer Ganzkörpermassage häufig eine vermehrte Schleimabsonderung in den Bronchien beobachten.

Nachdem sich die Doshas während der Vorbereitungsphasen in »ihren« Abschnitten im Magen-Darm-Trakt angesammelt haben, können die eigentlichen Reinigungsverfahren beginnen.

Vata etwa, das im Dickdarm lokalisiert ist, wird über verschiedene Formen von Einläufen reguliert. Diese enthalten stets einen öligen Anteil, der die leichten und trockenen Qualitäten von Vata ausgleichen soll. Pitta erreicht man am besten über Abführmittel, wodurch sich auch Kapha ausgleichen lässt. Bei schweren Kapha-Störungen empfiehlt Ayurveda die Brechtherapie, die dem Patienten jedoch in der Praxis fast immer durch andere, weniger »rabiate« Maßnahmen erspart werden kann. So bedient man sich bei Kapha-Störungen, die in Schultern, Nacken und Kopf lokalisiert sind, Applikationen von Ölen, Kräuterpudern oder -lösungen in die Nase. Auch diesen gehen eine lokale Massage und eine Wärmebehandlung voraus. Besonders bei Migräne und Nasennebenhöhlenbeschwerden zeigt diese Behandlung eine gute Wirkung.

Übrigens: Alle Anwendungen des Pancha Karma müssen kurmäßig stationär oder ambulant und unter Aufsicht eines erfahrenen Ayurveda-Arztes durchgeführt werden. Dennoch möchte ich Ihnen diesen Behandlungskomplex, der eine zentrale Bedeutung in der ayurvedischen Medizin hat, nicht vorenthalten und Ihnen kurz einige dieser Behandlungen vorstellen.

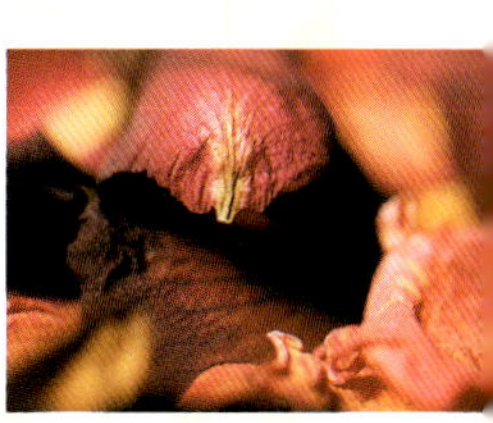

Abhyanga – Ölmassage
Abhyanga heißt Massage, Salbung oder Einreibung. Bei Pancha Karma handelt es sich um eine sanfte Ölmassage, die von zwei Therapeuten synchron mit individuell ausgewählten Kräuterölen durchgeführt wird. Ein Abhyanga dauert etwa 45 Minuten und führt beim Patienten zu intensiven Erfahrungen von Entspannung und Wohlbefinden und damit auch zu heilendem Selbstrückbezug.

Vishesh
Vishesh ist eine ähnliche Therapie wie das Abhyanga. Es unterscheidet sich jedoch vor allem dadurch, dass die Therapeuten einen stärkeren Druck bei der Massage ausüben. Damit wird nicht so sehr eine beruhigende und besänftigende als eine stimulierende Wirkung auf Geist, Körper und Stoffwechsel erzielt.

Udvarthana
Udvarthana ist eine intensive Reibemassage des ganzen Körpers mit einem Brei aus Öl und Getreide. Die Udvarthana-Massage wird im Rahmen einer Pancha-Karma-Therapie synchron von zwei Therapeuten durchgeführt. Sie regt den Zell- und Organstoffwechsel sowie den Kreislauf intensiv an, belebt, reinigt und entgiftet. Aus diesen Gründen empfiehlt sich die Udvarthana-Massage vor allem bei Ama-Zuständen und bei dickleibigen, kräftigen und sehr »verschlackten« Menschen.

Pinda Sweda
Pinda Sweda ist eine sehr aufwendige Ganzkörpermassage mit einer warmen Reis-Getreide-Abkochung. In der klassischen Form wird sie von vier Therapeuten simultan durchgeführt und findet besonders bei Nerven- und Muskellähmungen Anwendung.

Pizhichill
Unter einer Pizhichill versteht man einen Ganzkörperölguss mit warmem Kräuteröl und einer Synchronmassage durch zwei Therapeuten. Diese Anwendung regt den Stoffwechsel von Haut und Organen intensiv an und bringt eine tiefe Entspannung. Pizhichill wird auch als »Königsguss« bezeichnet und stellt den angenehmen Höhepunkt einer Pancha-Karma-Behandlung dar.

Svedana
Es wird meist im Anschluss an eine Synchronmassage angewendet. Dabei kommt der Patient mit dem ganzen Körper, ausgenommen dem Kopf, in einen traditionellen »Schwitzkasten«. Dadurch werden die durch die Massage gelösten Giftstoffe vom Blut abtransportiert und zum Teil ausgeschwitzt.
Darüber hinaus kennt man im Ayurveda noch eine Reihe lokaler Anwendungen, die mit einfachsten Mitteln einen beachtlichen Heilerfolg erzielen.

Shirodhara
Dieser Ölguss auf die Stirn mit wohltemperierten Kräuteressenzen beruhigt das gesamte zentrale Nervensystem. Für viele Patienten ist er ein ganz besonderes Erlebnis innerer Ruhe, Harmonie und Losgelöstsein, der einen Strom heilender Substanzen aus der »inneren Apotheke« auslöst. Angewendet wird das Shirodhara vor allem bei neurovegetativen Störungen und Erschöpfungszuständen.

Shirobasti
Shirobasti bedeutet übersetzt »Kopfeinlauf« und ist ein harmonisierendes Ölbad für den Kopf, welches sehr tief greifende Wirkungen bei schweren neurologischen und psychiatrischen Erkrankungen entfaltet. Unter anderem kann es zur Rehabilitation nach einem Schlaganfall eingesetzt werden.

Netra tarpana
Ayurvedische Anwendungen mit Ölessenzen zur Lokalbehandlung von chronischen und akuten Augenkrankheiten.

Nasya
Das Nasya ist eine sehr aufwendige, spezielle Anwendung innerhalb des Pancha Karma, die insgesamt zwischen eineinhalb und zwei Stunden dauert. Es besteht aus einer komplexen Abfolge fein aufeinander abgestimmter Ölmassagen von Kopf, Nacken und Schultern. Auf diese Massagen folgen ein Kräuter-Kopfdampfbad, das Einbringen von speziellen Kräuterölen in den Nasen-Rachen-Raum, feuchtwarme Kompressen und Rachenspülungen. Diese intensive Reinigungstherapie hat vielfältige Wirkungen. Sie bewährt sich vor allem bei Hals-, Nasen- und Ohrenerkrankungen, beispielsweise chronische Nasennebenhöhlen- und Mittelohrentzündung, aber auch bei Migräne, Kopfschmerzen und Verspannungen im Schulter-, Nacken- und Rückenbereich. Dieses Nasya kann jedoch nur von einem darin ausgebildeten Therapeuten durchgeführt werden.
Alle genannten Ganzkörper- und Teilanwendungen bilden die Vorbereitung auf die ausleitende Darmbehandlung, welche als *virechana* – Abführen –

oder als *basti* – Einlauf – durchgeführt wird. Diese therapeutischen Einläufe werden als beruhigende, ausleitende oder ernährende Klistiere, die zum Teil nach sehr komplizierten traditionellen Rezepten hergestellt werden, von geschulten Therapeuten sanft appliziert. Diese Darmbehandlungen spielen eine Schlüsselrolle im Pancha Karma, da sie überschüssige Doshas als Giftstoffe ausleiten und helfen, sich wieder an ihren ursprünglichen Hauptsitzen niederzulassen. Die Einläufe sind nicht vergleichbar mit herkömmlichen Klistieren. Sie werden sehr sanft eingeführt, sind ausgewogen zusammengestellt und schützen den Darm. Eine wichtige Regel im Ayurveda ist, dass innere Heilkräfte durch Wohlbefinden freigesetzt werden; das gilt besonders für die Pancha-Karma-Therapie.

Es ist die Aufgabe des im *Maharishi Ayur-Veda* ausgebildeten Arztes, aus dieser Fülle von möglichen Anwendungen die für den Patienten passenden in der richtigen Reihenfolge auszuwählen. Die Therapie muss im Verlauf der Kur vom Arzt kontrolliert und angepasst werden. Der Erfolg der Behandlung hängt darüber hinaus sehr von der Ausbildung, dem Wohlbefinden und der Zuwendung des Therapeuten ab. Auf diese Voraussetzungen wird im *Maharishi Ayur-Veda* besonderer Wert gelegt.

Eine Pancha-Karma-Therapie dauert in der Regel eine bis drei Wochen und wird von *Maharishi Ayur-Veda*-Gesundheitszentren (S. 176) sowohl stationär wie ambulant angeboten. Anwendungsbereiche für Pancha-Karma-Behandlungen sind chronische Krankheiten, vor allem rheumatische Erkrankungen, Herz- und Kreislauferkrankungen, Altersbeschwerden, vegetative Störungen, beispielsweise chronische Kopfschmerzen, Angstzustände und Schlafstörungen. Auch Beschwerden durch Stress und Überarbeitung, chronische Infekte der Bronchien und Nebenhöhlen, Stoffwechselstörungen wie erhöhte Blutfette und Altersdiabetes sind indiziert. Ebenso bewährt hat sich die Pancha-Karma-Therapie bei allergischen Erkrankungen, zur Nachbehandlung schwerer Operationen und natürlich zur Vorbeugung.

THERAPIEN FÜR ZU HAUSE

Selbstmassage

Die Ganzkörpermassage mit pflanzlichen Ölen ist eine der wichtigsten Anwendungen des Ayurveda. Sie ist Hauptbestandteil der morgendlichen Anwendungen (S. 147) und eine universale Hilfe bei vielen Erkrankungen und Befindlichkeitsstörungen. Regelmäßige Ölmassagen regen den Kreislauf an, beruhigen das Nervensystem und kräftigen die Muskulatur. Sie stärken die Verdauungskraft und schaffen so ein anhaltendes geistiges und körperliches Wohlbefinden. Zudem werden die inneren Organe über ihre Reflexzonen in der Haut ausgeglichen und angeregt.

Unsere Haut ist wie eine Apotheke, denn sie produziert unter anderem Hormone, besonders Wachstums- und Geschlechtshormone, aber auch andere stimulierende Substanzen. Wissenschaftliche Untersuchungen haben gezeigt, dass durch die Ölmassage die Hormonproduktion der Haut stark angeregt wird. Dies erklärt ihre im Ayurveda seit Jahrtausenden bekannte verjüngende und regenerierende Wirkung. Pflanzliche Öle stärken die Abwehr der Haut, fördern ein gesundes Hautmilieu (Schutzfilm und pH-Wert der Haut) und schützen vor zu intensiver Sonneneinstrahlung.

Für ayurvedische Massagen wird hochwertiges Sesamöl vor der Anwendung »gereift«. Dies bedeutet, es wird einmal auf etwa 110 Grad erhitzt. Dadurch wird es dünnflüssiger und zieht leichter in die Haut ein. Dieses »Reifen« können Sie selbst problemlos zu Hause durchführen. Erwärmen Sie dazu das Öl in einem Topf langsam bei kleiner Flamme. Achten Sie darauf, dass es nicht zu heiß wird. Am besten verwenden Sie ein Küchenthermometer oder geben zu Anfang zwei bis drei Tropfen Wasser hinzu. In der Regel werden Sie den richtigen Moment jedoch nicht verpassen, denn bei etwa 100 Grad brutzelt und zerplatzt die Wasserphase des Öls mit eindeutigen Knackgeräuschen. Stellen Sie pro Reifung immer etwas mehr Öl her und bewahren es in einer kleinen Plastikflasche auf. Zur Massage entnehmen Sie die benötigte Menge und erwärmen diese dann im Wasserbad auf Körpertemperatur.

So wird's gemacht

■ Setzen Sie sich im Badezimmer, das angenehm warm sein sollte, auf einen Hocker oder bei Fußbodenheizung auf ein Handtuch auf den Boden. Verwenden Sie immer nur so viel Öl, dass der Kontakt mit der Haut glatt und sanft ist.

■ Massieren Sie mit streichenden und kreisenden Bewegungen, der Druck Ihrer Hand sollte dabei fest, aber angenehm sein. Körperpartien, wie Ober-

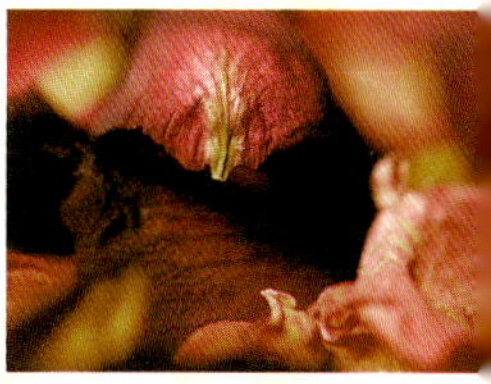

und Unterarme, Ober- und Unterschenkel sowie den Rücken behandeln Sie mit großen Längsstrichen. Die Gelenke massieren Sie dagegen mit kreisenden Bewegungen.

■ Beginnen Sie mit der Kopfhaut, und massieren Sie etwa einen Esslöffel Öl mit den Handflächen in kleinen, kreisenden Bewegungen auf dem Schädel ein.

■ Weiter geht es an den Ohren, die Sie mit den Fingern sanft auf- und abwärts massieren. Besonders die Ohrenrückseiten und die unbehaarten Stellen hinter den Ohren sind sehr empfänglich für die Beruhigung von Vata.

■ Im Gesicht beginnen Sie mit flachen, quer verlaufenden Strichen an der Stirn und gehen dann zu behutsamen, kreisenden Bewegungen an den Schläfen und den Wangen über. Am Kinn streichen Sie wie an der Stirn wieder quer. Anschließend massieren Sie mit den Mittelfingern seitlich entlang der Nase sanft auf und ab.

■ Jetzt folgen Nacken und Hals. Am Nacken massieren Sie von der Schulter weg auf und ab, am Hals streichen Sie nur sanft, mit beiden Händen abwechselnd, mehrmals von unten nach oben.

■ Die Arme massieren Sie kräftig – mit Kreisen die Schultern, Ellbogen und Handgelenke, Ober- und Unterarme dagegen mit ausholenden Auf- und Abbewegungen. Die Behandlung beginnt an der Schulter und endet an den Fingern, die Sie einzeln mit der Hand umfassen und behutsam zu den Fingernägeln hin ausstreichen.

■ Oberkörper und Bauch werden sanft massiert: Seitlich am Brustkorb sowie über der Brust (bei Frauen um die Brust) mehr kreisend und über dem Brustbein behutsam und ruhig auf und ab streichend.

■ Jetzt folgt der Bauch, über den Sie mit der flachen Hand sanft und langsam im Uhrzeigersinn kreisend streichen.

■ Massieren Sie danach Rücken und Gesäß mit den Handflächen auf und ab.

■ Die Beine werden ebenso kräftig wie die Arme massiert – an Knien und Knöcheln kreisend und an den Ober- und Unterschenkeln auf und ab, immer von oben nach unten, wie bei den Armen.

■ Den Füßen schenken Sie zum Abschluss Ihre ganze Aufmerksamkeit. Kreisen Sie an den Knöcheln mit beiden Händen, und kneten Sie dann mit der flachen Hand die Ferse, als würden Sie sie zur Fußsohle hin »auspressen«. Entlang der Achillessehne streichen Sie auf und ab, dann reiben Sie den Fußrücken mit schnellen, kräftigen Bewegungen. Die Zehen und Zehenzwischenräume massieren Sie mit den Fingern und beenden die Behandlung des Fußes mit der gleichzeitigen Massage von Fußsohlen und Fußrücken.

Massieren Sie fünf bis zehn Minuten täglich. Das Öl zieht nach einigen Minuten in die Haut ein. Wenn Sie die Zeit dazu haben, sollten Sie nach der Massage zehn Minuten warten und erst dann ein warmes Bad oder eine warme Dusche nehmen. Das Öl können Sie dabei mit einem Waschlappen oder mit Seife abwaschen, so bleibt über den ganzen Tag ein feiner Schutzfilm auf Ihrer Haut.

Übrigens: Bei Zeitmangel können Sie auch Teilmassagen mit Sesamöl von Gesicht, Ohren, Händen und Füßen machen. Auch diese haben eine ganzheitliche und anhaltende Wirkung.

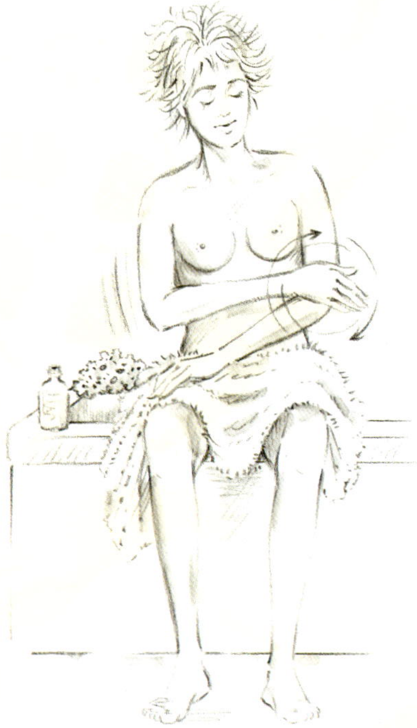

Bitte beachten Sie: Frauen sollten während der ersten drei Tage ihrer Periode keine Ölmassage durchführen. Sollten durch das Sesamöl Hautreizungen auftreten, was gelegentlich, abhängig vom Haut- und Konstitutionstyp, vorkommen kann, verwenden Sie alternativ Oliven-, Kokos- oder süßes Mandelöl. Bei fetter Haut, Übergewicht und trägem Stoffwechsel sollten Sie sich seltener einölen und stattdessen Gharshan-Massagen, mit Handschuhen aus Bourett-Seide, durchführen (S. 40).

Baby-Abhyanga

Auch Kinder und Babys sollten regelmäßig eine Ölmassage erhalten. Bereits Neugeborene können, nachdem die Nabelschnur abgefallen ist, in der Regel am vierten bis zehnten Tag, massiert werden. Ideal für Ihr Baby wäre es, wenn Sie es täglich, möglichst zur gleichen Zeit, massieren und dann warm baden. Nach dem Stillen sollten Sie noch eine halbe Stunde warten, bevor Sie mit dem Abhyanga beginnen. Die tägliche Ölbehandlung drückt Unreinheiten sanft aus dem Körpergewebe in die Körperkanäle, die Srotas. Das anschließende warme Bad erlaubt den Srotas, sich zu erweitern, sodass die Unreinheiten ausgeschieden werden können. Das Abhyanga steigert den Kreislauf und bringt nährendes Blut und Sauerstoff in alle Körperzellen. Es ist hilfreich für die Verdauung und entspannend. (Wenn Sie die Ölmassage abends durchführen, schläft das Kind tiefer.) Zudem erhöht es die Spannkraft der Muskeln, löst Stress und Spannungen und ist gut für die Kommunikationsfähigkeit des Kindes.

Das brauchen Sie

Gereiftes Sesamöl (S. 36) und für das anschließende Bad eine sehr milde Babyseife auf Pflanzenölbasis, frei von synthetischen Chemikalien und Duftstoffen (aus Reformhäusern oder Naturkostläden); dazu ein Laken, Baby-Badetuch, Handtuch, das Sie auf Ihren Schoß legen, Waschlappen, Baby-Badewanne, zwei Kissen, mit Folie abgedeckt, Rassel, Windel und frische bequeme Kleidung für das Baby.

Einiges vorweg

Achten Sie darauf, dass das Badezimmer warm ist, denn jegliche Kühle und Zugluft empfindet das Baby als unangenehm. Erwärmen Sie das Öl im Wasserbad auf etwa 37 Grad, und legen Sie Ringe, Uhren und alles Kantige ab, was Ihr Baby kratzen könnte. Sorgen Sie auch dafür, dass Ihre Fingernägel kurz und abgerundet sind.

Legen Sie das gefaltete Laken auf den Boden, und stellen Sie ein Kissen an Badewanne oder Wand, um sich anlehnen zu können; ordnen Sie alles Zubehör bequem erreichbar um das Laken auf den Boden. Lassen Sie jetzt schon das Badewasser für später einlaufen, ein wenig wärmer als nötig, da es sich ja während der Massage abkühlt. Dann holen Sie Ihr Baby ins Bad und genießen mit ihm die Massage.

Seien Sie beim Massieren sehr sanft, langsam und liebevoll, besonders mit einem Neugeborenen. Wiederholen Sie die beschriebenen Bewegungen insgesamt dreimal. Sprechen Sie währenddessen mit Ihrem Kind, und sagen Sie ihm, wie gesund und glücklich es ist. Nutzen Sie die Massage, um Ihrem Baby liebevolle Aufmerksamkeit zu schenken.

Kopf, Ohren und Gesicht

- Sanfte Kreisbewegungen oben auf dem Kopf, an den Seiten und auf dem Hinterkopf.
- Sanftes Massieren der Ohren.
- Beim Gesicht kreisen Sie zunächst an den Schläfen, dann auf den Wangen. Danach streichen Sie quer über Oberlippe und Kinn und zum Abschluss noch mal quer über die Stirn.

Brust, Arme und Bauch

- Streichen Sie aufwärts über Bauch und Brust und weiter an den Armen entlang zu den Fingern.
- Massieren Sie jeden Arm einzeln: Kreisen Sie zuerst auf der Schulter, massieren sanft den Oberarm mit Längsstrichen, dann kreisen Sie auf dem Ellbogen, massieren den Unterarm mit Längsstrichen, kreisen auf Handrücken und Handfläche und ziehen zum Abschluss sanft an jedem Finger.
- Auf dem Bauch kreisen Sie im Uhrzeigersinn von rechts unten nach links.

Beine und Füße

- Streichen Sie von den Hüften abwärts bis zu den Zehen.

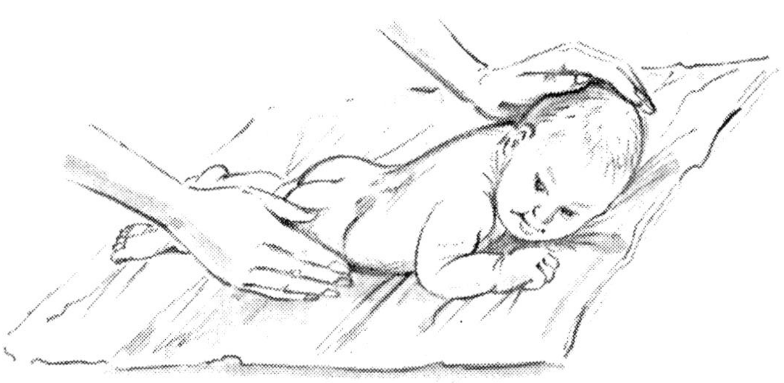

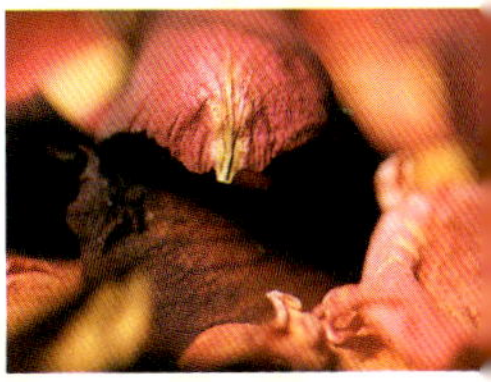

■ Massieren Sie auch jedes Bein einzeln: Kreisen Sie zunächst auf der Hüfte, massieren Sie den Oberschenkel mit Längsstrichen, dann kreisen Sie auf dem Knie und massieren die Wade mit Längsstrichen.

■ Die Füße massieren Sie zunächst auf den Knöcheln kreisend, dann Achillessehne, Ferse und Fußrücken mit Längsstrichen, ebenso die Fußsohle mit Längsstrichen vor und zurück, und ziehen Sie sanft an jedem Zeh.

Rücken und Gesäß

■ Streichen Sie über Rücken, Schultern und Nacken auf und ab.

■ Kreisen Sie auf den Gesäßbacken.

■ Streichen Sie vom Gesäß aufwärts zum Nacken und weiter zu den Schultern.

Zum Abschluss des Abhyangas streichen Sie von den Schultern abwärts bis zu den Zehen.

Gandhusa

Mit Gandhusa bezeichnet man im Ayurveda eine Mundspülung mit Sesamöl. Ebenso wie bei der Ölmassage wird bei der Gandhusa gereiftes Sesamöl (S. 36) verwendet. Es kräftigt das Zahnfleisch und erhöht die Widerstandskraft gegen Bakterien und Viren im Mund- und Rachenraum. Darüber hinaus schützt es vor Schleimhautentzündungen und Hautpilzerkrankungen der Mundhöhle.

So wird's gemacht

Nehmen Sie etwa einen Esslöffel gereiftes Sesamöl in den Mund und saugen es zwei bis drei Minuten lang zwischen den Zähnen durch. Sie sollten mit dem Sesamöl auch ein wenig gurgeln, denn das reinigt die Mandeln und stärkt deren Immunfunktion. Bei längerer oder wiederholter Anwendung sollten Sie nach jeweils einigen Minuten frisches Öl verwenden. Sonst besteht die Gefahr, dass die im Öl gelösten Giftstoffe wieder in den Körper gelangen.

Bauch-Abhyanga

Diese behutsame Bauchmassage besitzt eine Reihe von Wirkungen, denn sie setzt an einer Schlüsselstelle des Regelsystems der Doshas an, bei *apana-Vata* (S. 14). Bei der Beschreibung der Funktionen und der Lokalisation von Vata haben wir das Teilprinzip dieses Doshas besonders hervorgehoben. Die meisten Störungen von Vata haben hier ihren Ursprung. Das Bauch-Abhyanga ist ein Bestandteil der Ganzkörpermassage, kann jedoch auch für bestimmte Zwecke isoliert angewendet werden, weshalb es hier auch gesondert hervorgehoben wird. Diese Teilanwendung stärkt *apana-Vata* und harmonisiert zugleich Agni, die Verdauungskraft (S. 66). Auch die Peristaltik und damit der Transport des Nahrungsbreis im Magen-Darm-Trakt werden angeregt.

Eine guter Zeitpunkt für das Abhyanga bietet sich abends vor dem Schlafengehen und natürlich auch tagsüber an, wenn Sie Zeit und Ruhe dazu haben.

Dann ist ein Bauch-Abhyanga besonders empfehlenswert:

Kolikschmerzen, akute Magen-Darm-Grippe, Darmkrämpfe, Blähungen, Unterleibskrämpfe, funktionelle Magen-Darm-Störungen

Menstruationsbeschwerden: starke Schmerzen, auch ausbleibende oder zu starke Periode (S. 131)

Reizblase (S. 134) und Blasenschwäche

Chronische Rückenschmerzen, auch Hüftschmerzen bei Arthrose

Nackenverspannungen

Darmträgheit und Verstopfung

Nabelkoliken von Kindern (bitte gehen Sie hier besonders sanft vor, statt Sesamöl können Sie auch Mandelöl verwenden)

Blähungskoliken von Säuglingen (seien Sie wieder sehr vorsichtig, statt Sesamöl sollten Sie hochwertiges Kümmel- oder Fenchelöl verwenden, denn diese Öle entblähen zusätzlich. Geben Sie Ihrem kleinen Patienten zudem schluckweise heißes Wasser [S. 74] oder Fenchel- oder Anistee aus ganzen Samen frisch zubereitet zu trinken)

Gereiztheit, schwache Nerven, Schlafstörungen

Darmschleimhautentzündung und Entzündung des Magen-Darm-Trakts (lindert die akuten Bauchkrämpfe und unterstützt die ärztliche Behandlung)

So wird's gemacht

■ Bereiten Sie eine kleine Schüssel gereiftes, erwärmtes Sesamöl (S. 36), eine Schüssel heißes Wasser und zwei Handtücher vor.

■ Dann legen Sie sich entspannt auf den Rücken, am besten auf ein großes Badetuch oder eine Decke. Die genannten Utensilien sollten Sie in greifbarer Nähe haben.

■ Geben Sie ein wenig Öl auf Ihren Bauch, sodass die Hand leicht gleitet.

■ Massieren Sie mit sanft streichenden Kreisbewegungen im Uhrzeigersinn Ihren Bauch. Der Nabel ist dabei der Mittelpunkt. Legen Sie Ihre Hand weich und nur mit leichtem Druck des Eigengewichts auf, und massieren Sie etwa fünf Minuten lang. Bei Hüftschmerzen können Sie die kreisenden Bewegungen auch auf die Leisten und das seitliche Becken ausdehnen.

■ Anschließend legen Sie ein feuchtheißes Tuch auf. Dies können Sie gegebenenfalls wiederholen. Danach trocknen Sie sich ab und ruhen etwas nach.

■ Falls Sie das Öl »Himmlische Ruhe 2« (Bezugsadressen S. 176) zur Verfügung haben, reiben Sie noch einige Tropfen davon etwa eine Handbreit unter dem Nabel sanft ein.

Gharshan

Die Gharshan-Massage ist eine trockene Reibemassage des ganzen Körpers mit Handschuhen aus Rohseide (aus Apotheken oder medizinischen Fachgeschäften – fragen Sie nach Handschuhen aus Bourettseide). Indem sie das Bindegewebe mild stimuliert, regt die Gharshan-Massage den Stoffwechsel und den Kreislauf an. Deshalb ist sie auch besonders bei Morgensteifigkeit durch Wirbelsäulen- und Gelenkerkrankungen und chronischer Polyarthritis indiziert. Aber auch bei Kapha- und Ama-Zuständen, wenn der Stoffwechsel träge, die Stoffzirkulation im Körper und damit auch der freie Fluss von Information eingeschränkt ist, sollte diese Anwendung durchgeführt werden. Durch den angeregten Stoffwechsel werden Verunreinigungen und Giftstoffe aus dem Körper geleitet, was die Bildung von Ojas (S. 66) unterstützt. Die Gharshan-Massage ist auch all denjenigen zu empfehlen, die ein paar Pfund verlieren möchten. Denn, indem diese Anwendung Verdauung, Stoffwechsel und Kreislauf anregt sowie das Fettgewebe stimuliert, unterstützt sie die Gewichtsabnahme auf natürliche Weise. Zudem lindert die Gharshan-Massage Cellulite.

So wird's gemacht

Die Gharshan-Massage sollten Sie morgens nach dem Aufstehen durchführen. Sie dauert etwa drei bis vier Minuten. Wenn Sie möchten, können Sie auch eine Ganzkörperölmassage, Abhyanga (S. 36), anschließen.
Massieren Sie mit dem Handschuh generell in kräftigen Bewegungen. An den langen Knochen des Körpers – Oberschenkel, Unterschenkel und Arme – machen Sie lange Bürstenstriche, vor und wieder zurück. An den Gelenken massieren Sie dagegen in kreisenden Bewegungen. Nach ein bis zwei Wochen erhöhen Sie die Anzahl der Striche von zehn bis zwanzig auf dreißig bis vierzig.

■ Beginnen Sie die Massage am Nacken, und bewegen Sie sich von dort über die Schultern nach unten. Über den Schulter-, Ellbogen-, Hand- und Fingergelenken massieren Sie in kreisenden Bewegungen, an den Ober- und Unterarmen sowie an den Handrücken dagegen in langen, kräftigen Strichen.

■ Nach der Massage des oberen Rückens und der Arme geht es an der Brust weiter. Sparen Sie dabei den Herzbereich und die Brüste aus. Massieren Sie nur oberhalb der Brüste in langen, horizontalen Strichen mehrmals vor und zurück.

■ Den Bauch behandeln Sie ebenso mit langen Bürstenstrichen, zweimal horizontal und dann zweimal diagonal. Wenden Sie etwas mehr Zeit für diesen Bereich auf, denn die größten Fettdepots des Körpers sind am Bauch sowie an den Oberschenkeln, am Po und an den Armen.

■ Auch den Hüftbereich sollten Sie im Anschluss an den Bauch kräftig kreisförmig massieren. Mit langen Strichen über die Ober- und Unterschenkel sowie die Füße und kreisenden Bewegungen über den Kniegelenken und Knöcheln schließen Sie die Gharshan-Massage ab.

Pratimarsha Nasya

Eine vereinfachte Variante des Nasya (S. 35) ist das Pratimarsha Nasya. Die Verweise auf Nasya in dem Kapitel »Beschwerden von Kopf bis Fuß« beziehen sich auf die Variante.
Dabei werden ein bis maximal zwei Tropfen des ayurvedischen Nasenreflexöls (S. 176) in die Nase eingebracht und durch leichtes Einatmen in die Nase hochgezogen. Wichtig ist dabei, dass Sie nicht zu viel von dem Öl verwenden und es auch nicht zu stark »hochziehen«, da es äußerst intensiv ist.

SURYANAMASKAR – DER »SONNENGRUSS«

Der Sonnengruß ist eine vollständige ayurvedische Körperübung, welche die wichtigsten Muskelgruppen stärkt und streckt, die Gelenke beweglicher macht, die Wirbelsäule reguliert und die inneren Organe massiert. Darüber hinaus wird die gesamte Durchblutung angeregt. Bei regelmäßiger Durchführung macht der Sonnengruß stabiler, gelenkiger und anmutiger. Der folgende Zyklus umfasst zwölf Stellungen, die in fließender Abfolge nacheinander einzunehmen sind. Atmen Sie entsprechend der jeweiligen Bewegung, und nehmen Sie jede der Stellungen ohne Anstrengung ein. Der gesamte Zyklus dauert eine bis zwei Minuten und sollte von anfänglich einem langsam auf

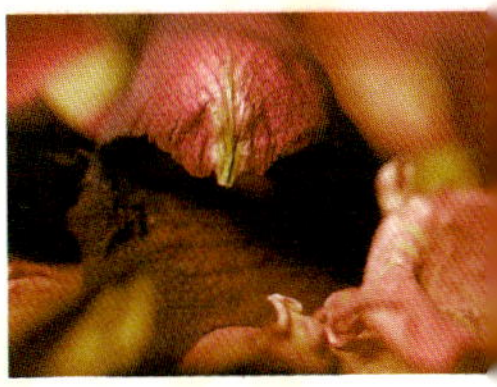

sechs Durchgänge gesteigert werden. Beginnnen Sie langsam, verspannen Sie sich nicht, und hören Sie auf Ihren Körper, wenn Sie allmählich die Anzahl der Zyklen erhöhen. Die langsame und schrittweise Steigerung schließt die Gefahr von Überanstrengungen oder Muskelzerrungen aus, vor allem dann, wenn Sie schon lange keine regelmäßigen Körperübungen mehr gemacht haben. Beenden Sie die Übungen, wenn Sie feststellen, dass Sie schwer atmen, heftig schwitzen oder sich ermüdet fühlen. In diesem Fall legen Sie sich hin und ruhen sich einige Minuten aus, bis Sie wieder normal atmen. Bei regelmäßiger Übung wird Ihre Kondition von allein besser.

Beim Sonnengruß empfiehlt sich ein bestimmter Atemrhythmus: Atmen Sie ein, wenn Sie die Wirbelsäule strecken, den Körper aufrichten oder vollständig ausstrecken. Atmen Sie aus, wenn Sie sich bücken, den Körper beugen oder die Wirbelsäule krümmen. Jede der Übungen sollte eine Weiterführung des Atems sein – das vereinfacht den Bewegungsablauf.

1. Grußstellung

Beginnen Sie in aufrechter Haltung, die Füße stehen nebeneinander. Das Gewicht ist gleichmäßig auf beide Füße verteilt, Sie stehen vollkommen aufrecht. Legen Sie die Handflächen gegeneinander vor die Brust. Stehen Sie aufrecht und schauen Sie geradeaus.

2. Armheben

Während Sie eintamen, heben Sie langsam die Arme über den Kopf. Dehnen Sie den Oberkörper, wobei Sie die Wirbelsäule nach hinten biegen und das Gesicht aufwärts wenden. Atmen Sie gleichmäßig weiter, während Sie zur nächsten Stellung übergehen.

3. Fußfassen

Atmen Sie aus, und beugen Sie sich dabei nach vorn. Strecken Sie die Wirbelsäule, die Arme und den Hals. Lassen Sie die Beine gestreckt, während Sie mit den Händen den Boden berühren. Die Knie bleiben entspannt. Halten Sie Ihren Rücken gerade, machen Sie keinen »Buckel«. Lassen Sie auch Ellbogen und Schultern entspannt, und drücken Sie nicht Ihre Knie durch. Bei regelmäßiger Übung nimmt die Beweglichkeit und Gelenkigkeit in den Beinen und in der Wirbelsäule zu.

4. Reiterstellung

Beim nächsten Einatmen strecken Sie das linke Bein nach hinten und senken die Knie zum Boden. Das rechte Bein winkeln Sie nach vorn ab, der rechte stützende Fuß steht dabei flach auf dem Boden. Strecken Sie gleichzeitig die Wirbelsäule, und dehnen Sie den Brustkorb. Strecken Sie auch Kopf und Hals nach oben.

5. Bergstellung

Beim Ausatmen heben Sie das rechte Bein an, strecken es nach hinten und stellen es neben das linke. Die Füße stehen in Hüftbreite nebeneinander, die Hände in Schulterbreite. Während Sie Gesäß und Hüften anheben, pressen Sie die Hände auf den Boden. Stemmen Sie die Fersen auf den Boden, und strecken Sie die Rückseite der Beine. Lockern und entspannen Sie den Kopf und den Hals. Der Körper bildet zwischen Becken und Händen einerseits und Becken und Füßen andererseits ein umgekehrtes V.

6. Acht-Punkte-Stellung

Berühren Sie behutsam mit beiden Knien den Boden, und senken Sie langsam den Körper in gestreckter Haltung, bis Brust und Kinn ebenfalls den Boden berühren. An acht Punkten – Zehen, Knie, Brust, Hände und Kinn – berührt der Körper den Boden. Verharren Sie kurz in dieser Stellung, und gehen Sie dann zur nächsten über.

7. Kobrastellung

Beim Einatmen dehnen Sie den Brustkorb und strecken Kopf und Brust nach oben, während Sie die Hände auf den Boden pressen. Halten Sie die Ellbogen nahe am Körper, und strecken Sie die Wirbelsäule. Drücken Sie die Schultern nach unten, und dehnen Sie den Schulterbereich. Dehnen Sie dann den Brustkorb, und drücken Sie die Schultern nach unten, um Kopf und Hals freizubekommen. Auch der obere Rücken sollte sich weiten und dehnen. Beginnen Sie diese Bewegung nicht mit dem Kopf oder mit dem Hals.

8. Bergstellung

Wiederholen Sie Stellung 5. Beim Ausatmen heben Sie Gesäß und Hüften an, pressen die Hände auf den Boden. Stemmen Sie die Fersen nach oben, und strecken Sie die Rückseite der Beine. Entspannen Sie dabei Kopf und Hals.

9. Reiterstellung

Wiederholen Sie Stellung 4. Atmen Sie ein, und stellen Sie das rechte Bein angewinkelt nach vorn zwischen die Arme. Das linke Bein bleibt nach hinten gestreckt, das linke Knie ruht flach auf dem Boden. Das rechte Bein sollte so gebeugt sein, dass der Fuß flach auf dem Boden steht. Dehnen Sie die Wirbelsäule und den Brustkorb schräg nach oben. Blicken Sie geradeaus, und strecken Sie dabei Kopf und Nacken nach oben.

10. Fußfassen

Wiederholen Sie Stellung 3. Beim Ausatmen bringen Sie das linke Bein nach vorn und heben dabei langsam das Gesäß nach oben, bis beide Beine und die gesamte Wirbelsäule gestreckt sind. Arme und Kopf bilden mit der Wirbelsäule eine Linie. Beide Hände liegen flach auf dem Boden. Entspannen Sie die Knie, und beugen Sie sie nach Belieben. Halten Sie Ihren Rücken bei dieser Übung gerade, und machen Sie keinen Buckel. Lassen Sie Ellbogen und Schultern entspannt.

11. Armheben

Wiederholen Sie Stellung 2. Beim Einatmen heben Sie die Arme vom oberen Rückenbereich her, während Sie den Brustkorb nach oben strecken. Lassen Sie die Bewegung nicht vom Kopf oder Hals ausgehen. Dehnen Sie den Brustkorb, während sich die Arme über den Kopf hinausstrecken. Atmen Sie ruhig, tief und regelmäßig.

12. Grußstellung

Wiederholen Sie Stellung 1. Atmen Sie aus, während Sie die Arme senken, und führen Sie die Handflächen vor der Brust zusammen. Stehen Sie aufrecht, beide Füße in Hüftbreite nebeneinander. Heben und dehnen Sie den Brustkorb, während Sie geradeaus blicken.

Damit ist ein Sonnengruß-Zyklus abgeschlossen. Bleiben Sie noch einige Atemzüge lang in der Grußstellung stehen, und beginnen Sie dann den zweiten Zyklus. Die stehende Grußstellung ist auch die erste Stellung des folgenden Zyklus. Beim nächsten Atemzug wechseln Sie also in Stellung 2, das Armheben, über und wiederholen alle Bewegungen. Nachdem Sie den Sonnengruß genügend oft wiederholt haben, legen Sie sich hin, strecken die Wirbelsäule und lassen den Körper vollständig entspannen. Schließen Sie die Augen, und ruhen Sie ein bis zwei Minuten lang, wobei der Atem frei und leicht fließen sollte.

YOGA-ASANAS

Asana bedeutet so viel wie »bequeme Stellung« und bezeichnet einzelne Körperhaltungen. Ein wichtiger Gesichtspunkt der Yoga-Asanas ist, die gegensätzlichen Kräfte, die im Körper wirken, auszugleichen und zu harmonisieren. Bei diesen Stellungen kann man ganz bewusst Kontakt mit seinem Körper aufnehmen, den freien Fluss der Energie wahrnehmen und spüren, wie sich körperliche Blockaden und Spannungen auflösen. Jede einzelne der Stellungen erweckt (oft ungeahnte) Kräfte in unserem Körper-Geist-System. Ein weiterer Vorteil der Asanas ist, dass unser Körper mit neuen Energien aufgeladen wird, da er die volle Aufmerksamkeit des Bewusstseins erhält, denn: Wo Aufmerksamkeit ist, fließen die Lebensenergien.

Obwohl die Asanas nur einen einzigen Aspekt des traditionellen Hatha-Yoga darstellen, sind Sie für den an eine sitzende Lebensweise gewohnten Menschen von großer Bedeutung.

Die Stellungen wirken einerseits auf physischer Ebene – innere Organe, Gehirn, Nervensystem und Drüsen. Andererseits haben sie auch im psychischen Bereich eine deutliche Wirkung: Sie beruhigen und heitern auf. Zudem verschaffen sie dem Übenden eine bessere Beweglichkeit und Ausdauer, ohne dabei müde oder nervös zu machen.

Das sollten Sie vor den Übungen wissen

Yoga hat nichts mit Kraft oder Leistung zu tun. Bei den Asanas handelt es sich dementsprechend nicht um »Kraftakte«, denn sie wirken durch sich selbst. Versuchen Sie also auch nie, beim Üben etwas zu erzwingen.

Ebenso wenig wie mit Kraft hat Yoga mit Schnelligkeit zu tun. Ein langsamer Bewegungsablauf ist für die Wirkung der Asanas unerlässlich. Sollten Sie einmal weniger Zeit zum Üben haben als sonst, lassen Sie lieber einige Asanas aus, bevor Sie alle beschleunigen. Auch die Rückkehr zur Ausgangsstellung sollte langsam erfolgen.

Spannen Sie nur die zur Ausführung der jeweiligen Stellung erforderlichen Muskeln an. Alle anderen bleiben entspannt.

Richten Sie Ihre Aufmerksamkeit auf den Körperteil, auf den das Asana abzielt. Das ist im Allgemeinen an der Stelle Ihres Körpers, an der Sie einen leichten Zug verspüren.

Halten Sie die angegebenen Zeiten ein. Zwischen zwei verschiedenen Stellungen sollten Sie sich einige Sekunden ausruhen und alle Muskeln, auch die im Gesicht, entspannen.

Führen Sie die Asanas immer in der angegebenen Reihenfolge durch.

Beenden Sie Ihren Asana-Zyklus stets mit der Entspannungshaltung (S. 46), in der Sie mindestens eine Minute verweilen sollten.

Die »Rahmenbedingungen«

Sie sollten die Asanas in einem ruhigen, gut gelüfteten Raum (Vorsicht vor Zugluft) oder draußen in der Natur, wenn es die Jahreszeit erlaubt, durchführen.

Die besten Zeiten zum Üben sind nach den Morgenanwendungen, vor dem Frühstück und abends vor dem Abendessen.

Ihre Kleidung sollte aus natürlichen Materialien (Seide, Leinen oder Baumwolle), leicht und bequem sein. Im

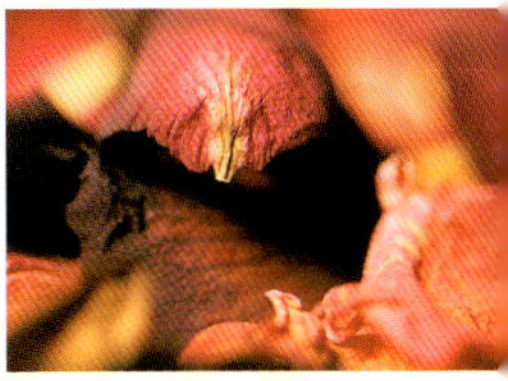

Winter ziehen Sie sich warm an, beispielsweise einen Jogginganzug aus Baumwolle.

Benutzen Sie eine nicht zu dicke und weiche Unterlage zum Üben – am besten eine gefaltete Decke oder einen Teppich.

Üben Sie nie mit vollem Magen. Nach einer schweren Mahlzeit sollten vier, nach einer leichten zwei Stunden vergangen sein. Vor dem Üben suchen Sie die Toilette auf.

Frauen sollten während der ersten beiden Tage ihrer Periode keine Asanas durchführen. Auch in der Schwangerschaft sind die Asanas ab dem fünften Monat nicht zu empfehlen.

Im Anschluss an die Asanas sollten Sie heiße oder kalte Bäder vermeiden. Duschen oder baden Sie vorher.

Die im Folgenden beschriebenen Asanas sind Endstellungen, die Sie als Anfänger nicht sofort erreichen müssen. Lassen Sie sich nicht entmutigen – durch regelmäßiges Üben werden Ihnen die Asanas nach und nach vertraut werden. Steigern Sie sich langsam, das ist wichtig. Wenn Sie eine der genannten Stellungen nicht so lange halten können, wie angegeben, üben Sie kürzer.

Anfänglich können leichte Muskel- oder Gliederschmerzen auftreten. Das kommt daher, dass Sie jetzt wieder Muskeln und Sehnen beanspruchen, die seit Jahren nicht mehr bewegt wurden. Üben Sie vorsichtig und langsam weiter, dieses Problem gibt sich schon nach wenigen Tagen.

Bitte beachten Sie: Die Asanas werden von Männern und Frauen geringfügig unterschiedlich ausgeführt. Männer beginnen immer rechts, Frauen immer links.

Die Asanas

1. Bewusstwerdung (eine Minute)
Setzen Sie sich bequem, aufrecht und entspannt in den Schneidersitz. Schließen Sie für eine Minute die Augen, und lassen Sie etwas Ruhe in Körper und Geist einkehren. Nach dieser Sammlung beginnen Sie mit den eigentlichen Yoga-Stellungen.

2. Belebungsübung (eine bis zwei Minuten)
Mit dieser Übung nehmen Sie Kontakt mit Ihrem Körper auf, beleben und erfrischen ihn. Während Sie wieder bequem sitzen, führen Sie sanfte Knetmassagen jeweils in Richtung des Herzens durch. Stellen Sie sich dabei vor, dass Sie Lymphe oder Blut mit abwechselnd zunehmendem und abnehmendem Druck in Richtung Herz bewegen. Dabei bleiben Ihre Hände immer in Kontakt mit dem Körper.

■ Legen Sie beide Hände an die Stirn, und gleiten Sie wohltuend massierend über Gesicht und Hals zur Brust und zum Herzen.

■ Beginnen Sie jetzt am vorderen Haaransatz, und massieren Sie mit beiden Händen vom Scheitel über den Hinterkopf zum Nacken und dann nach vorne bis zur Brust.

■ Jetzt folgen die Arme, die Sie von den Fingerspitzen über den Handrücken zum Oberarm und über die Schulter zum Herzen, zuerst an der Außenseite, dann an der Innenseite, massieren.

■ Die Beine umfasst man für die Massage mit beiden Händen, beginnt bei den Zehen und Vorfüßen und arbeitet sich über die Hüfte bis zur Taille hoch. (Reihenfolge wie bei den Armen.)

■ Abschließend folgen Bauch und Rücken. Legen Sie beide Hände seitlich zueinander auf den Unterleib, und massieren Sie sanft über den Bauch zur Brust. Ähnlich verfahren Sie mit Gesäß und Rücken. Beginnen Sie am unteren Gesäßteil, und gehen Sie mit flach anliegenden Händen den Rücken soweit als möglich hoch. Ihr Körper ist jetzt geschmeidig, beweglich und erfrischt. Durch die anschließende Rollübung wird dieser Effekt noch verstärkt.

3. Rollübung (jede Seite dreimal)
■ Legen Sie sich auf den Rücken, und umschließen Sie mit beiden Händen Ihre Knie. Der Kopf sollte dabei am Boden liegen bleiben. Rollen Sie sich dann auf Ihre rechte Körperseite ab, bis die Handgelenke den Boden berühren. Der Kopf rollt dabei auf dem Boden mit. In dieser Stellung verweilen Sie jetzt fünf Sekunden.

■ Danach rollen Sie wieder in die Ausgangsstellung zurück und weiter auf Ihre linke Körperseite. Auch hier halten Sie die Position fünf Sekunden.

■ Wiederholen Sie diesen Zyklus zweimal. Anfangs kann es schwierig sein, aus der Seitenlage wieder zurück in die Gegenlage zu rollen. Achten Sie dabei auf den unten liegenden Arm. Indem Sie ihn aktiv beugen und sich am Oberarm abstützen, gelangen Sie gleichmäßig ohne Ruck in die Ausgangsstellung zurück. Rollen Sie jeweils dreimal zu jeder Seite.

Wirkung: Diese Übung entspannt das Becken und den unteren Rücken.

4. Radfahren (pro Seite sechsmal)
Bleiben Sie auf dem Rücken liegen, und ziehen Sie die Beine an. Umfassen Sie nun mit der einen Hand seitlich das Knie, und ziehen Sie es sanft heran, während Sie das andere Bein strecken und die zugehörige Hand auf Knie und Oberschenkel gleiten lassen. Strecken

und beugen Sie so abwechselnd die Beine in ruhigen und gleichmäßigen Bewegungen flach über dem Boden. Je sechsmal wiederholen.
Wirkung: Lockert und entspannt die Hüften und das Becken.

5. Diamantsitz
(eine halbe bis eine Minute)

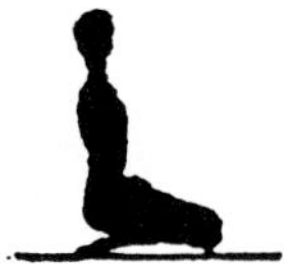

■ Setzen Sie sich so auf den Boden, dass Ihr Gesäß auf den Fußsohlen zwischen den beiden Fersen ruht. Die große rechte Zehe liegt dabei auf der linken auf. Frauen genau umgekehrt, also die linke große Zehe auf der rechten. Ihre rechte Hand liegt in der linken im Schoß. Achten Sie darauf, dass Sie Kopf, Nacken und Wirbelsäule gerade halten. In diesem »Diamantsitz« verweilen Sie fünfzehn Sekunden.
■ Danach erheben Sie sich langsam, ohne dabei die aufrechte Haltung Ihrer Wirbelsäule aufzugeben, bis Sie aufrecht knien. Verharren Sie in dieser Stellung für einige Sekunden, und kehren Sie anschließend wieder in die Ausgangsposition zurück. Wiederholen Sie diese Übung zwei- bis dreimal.
■ Dann beugen Sie sich aus der aufrecht knienden Stellung hintenüber und stützen sich dabei mit den Händen auf den Fersen ab. Drücken Sie das Becken durch, und machen Sie drei bis fünf entspannte Atemzüge. Gehen Sie wieder in den Diamantsitz zurück.
■ Ausgehend vom Diamantsitz strecken Sie jetzt Ihre Arme über dem Kopf aus und beugen sich langsam nach vorn, bis Stirn und Hände auf dem Boden aufliegen. In dieser Stellung verweilen Sie ebenfalls fünfzehn Sekunden.
Wirkung: Stärkt den Beckenbereich, beseitigt Spannungen aus Knien und Fußgelenken und gibt dem Rücken einen guten Halt.

6. Kopf-auf-Knie-Stellung
(eine Minute)

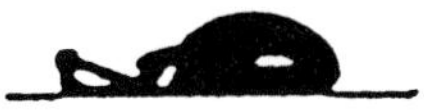

■ Setzen Sie sich auf, und strecken Sie die Beine.
Beugen Sie das linke Knie, und führen Sie die Fußsohle an die Innenseite des rechten Oberschenkels. Die Zehen des gestreckten Beins zeigen in Richtung Kopf.
■ Atmen Sie ein, und strecken Sie die Arme vom oberen Rückenbereich aus geradeaus nach oben über den Kopf. Beim Ausatmen beugen Sie den Körper über das rechte ausgestreckte Bein, wobei Sie Wirbelsäule, Arme und Hals gerade halten. Sie können das gestreckte Knie etwas anwinkeln, um die Kreuzgegend zu entspannen.
■ Entspannen Sie sich einige Atemzüge lang in dieser Stellung, und kommen Sie in die Ausgangsposition zurück, indem Sie sich wieder aufrichten und die Arme über den Kopf heben. Wiederholen Sie die Übung auf derselben Seite. Atmen Sie bei Aufwärtsbewegungen ein, und atmen Sie aus, während Sie die Arme senken. Achten Sie auf den entspannten Ruhepunkt in der Beugestellung.
■ Wiederholen Sie die Übung mit dem anderen Bein.
Wirkung: Diese Bewegungsübung stärkt und entspannt die Wirbelsäule, kräftigt Unterleib, Leber und Milz und fördert die Verdauung.

7. Schulterstand
(eine halbe bis zwei Minuten)

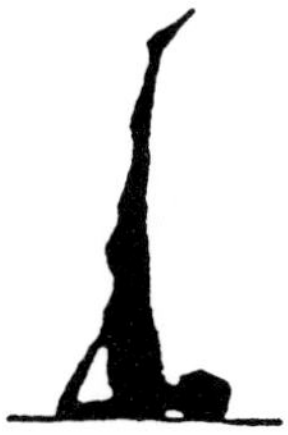

(Wenn Sie Anfänger sind oder Probleme im Schulter- oder Nackenbereich haben, sollten Sie nur einen abgewinkelten Schulterstand statt einer Kerze machen.)
■ Sie liegen jetzt auf dem Rücken, die Hände flach auf dem Boden. Sammeln Sie sich für einen Augenblick, und heben Sie nun langsam und gleichmäßig die gestreckten Beine zur Senkrechten. Dann bringen Sie die Knie über den Kopf und stützen den Rücken mit den Händen in der Taille ab. Strecken Sie die Beine von der Hüfte aus nach oben, sodass der Körper vom Fußgelenk bis zu den Schultern eine gerade Linie bildet. Der Bewegungsablauf von der Ausgangs- bis zur Endstellung sollte gleichmäßig und nicht unterbrochen sein. Verweilen Sie in dieser Position einige Atemzüge, und führen Sie diese Stellung dann in die Pflugstellung über. Bitte beachten Sie: Der Rücken muss in seiner ganzen Länge während der Anfangsphase der Übung den Boden berühren. Achten Sie vor allem darauf, dass kein Hohlkreuz entsteht. Spannen Sie dazu bei Beginn der Übung das Gesäß an, und ziehen Sie das Kinn etwas zur Brust. Heben Sie nicht den Kopf, und strecken Sie nicht die Fußspitzen. Ruhen Sie in der Endstellung auf den Schultern und nicht auf dem Nacken. Am Hals und an der Kehle sollte keine Spannung entstehen. Atmen Sie wäh-

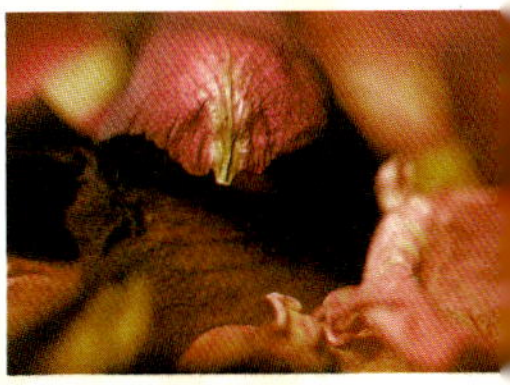

rend der Übung ruhig und gleichmäßig. Halten Sie nicht die Luft an.
Wirkung: Diese Asana regt das gesamte endokrine Drüsensystem an, erhöht die Durchblutung der Schilddrüse, lindert geistige Müdigkeit, macht die Wirbelsäule gelenkig und hat einen allgemein beruhigenden Einfluss auf den Körper.

8. Pflugstellung
(fünfzehn Sekunden bis eine Minute)

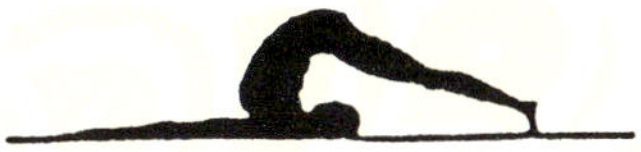

■ Während Sie ausatmen, senken Sie die Beine langsam und gleichmäßig aus dem Schulterstand nach hinten, bis die Zehen den Boden berühren. Ziehen Sie dabei die Füße an, und strecken Sie Ihre Wirbelsäule. Es sollte angenehm und bequem sein. Achten Sie darauf, dass nicht zu viel Spannung in der Halswirbelsäule entsteht.

■ Bringen Sie nun die Arme hinter den Kopf und schließen sie. Verweilen Sie einige Atemzüge lang in dieser Position.

■ Um diese Stellung wieder zu verlassen, heben Sie ruhig und gleichmäßig die Beine. Kehren Sie so in die Rückenlage zurück, indem Sie Wirbel für Wirbel den Rücken abrollen. Lassen Sie die Beine dabei gestreckt, und stützen Sie sich mit den Händen an den Hüften ab. Achten Sie darauf, dass der Rücken flach bleibt und kein Hohlkreuz entsteht.
Wirkung: Die Pflugstellung stärkt und entspannt Rücken, Nacken und Schultern. Sie unterstützt die Funktion von Leber und Niere und beseitigt Müdigkeit. Sowohl die Kerze wie die Pflugstellung stimulieren und normalisieren die Funktion der Schilddrüse.

9. Kobra-Stellung
(eine halbe bis eine Minute)

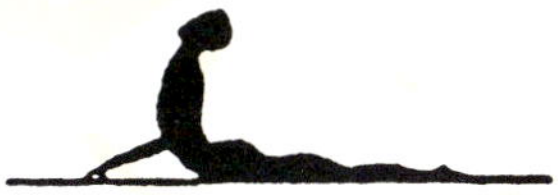

■ Legen Sie sich auf den Bauch, und setzen Sie die Handflächen neben den Schultern auf. Die Stirn liegt dabei auf dem Boden. Jetzt »kehren Sie mit Ihrer Nase den Boden auf«, bis das Kinn ganz vorne liegt. Dabei heben Sie, ohne Zuhilfenahme der Hände, langsam Kopf und Brust an. Die Augen blicken dabei nach oben, das Kinn führt die Bewegung. Diese Stellung halten Sie drei bis fünf Atemzüge. Wichtig ist dabei, dass die Arme vollkommen entspannt bleiben. Kehren Sie dann in gleicher Weise zur Ausgangsstellung zurück. Wiederholen Sie das zweimal.

■ Anschließend wiederholen Sie noch einmal das Hochkommen. Heben Sie sich jetzt weiter, indem Sie jedoch das ganze Gewicht auf die Hände legen und dabei den Rücken entspannen. Drücken Sie sich weiter hoch, aber nur so weit, dass der Bauchnabel noch den Boden berührt. Heben Sie den Kopf ein wenig aus den Schulterblättern hoch, und entspannen Sie alle Muskelpartien, die im Moment nicht aktiv sind. In dieser Stellung verweilen Sie fünf bis zehn Atemzüge. Danach kommmen Sie langsam wieder in die Ausgangsstellung zurück.
Wirkung: Diese Übung stärkt die Rückenmuskulatur, streckt die Muskeln im Unterleib und hilft bei Gebärmutter- und Eierstockproblemen.

10. Heuschrecken-Stellung
(eine halbe bis eine Minute)

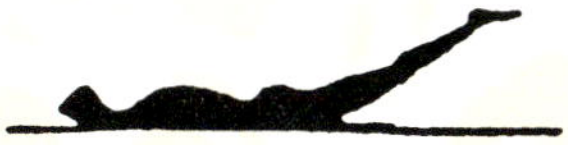

Bleiben Sie auf dem Bauch liegen. Die Arme sollten dabei neben dem Körper mit den Handflächen zum Boden liegen.

■ Im ersten Abschnitt dieser Übung heben Sie langsam das linke Bein gestreckt hoch, das andere bleibt entspannt. In dieser Position verharren Sie für zwei bis drei Atemzüge. Die Hüfte behält dabei Bodenkontakt, der Fuß ist gestreckt. Danach legen Sie das Bein langsam wieder ab.

■ Wiederholen Sie diese Übung mit dem anderen Bein.

■ Im zweiten Teil drücken Sie beide Beine gestreckt und langsam hoch. Die Kraft dazu entwickeln Sie aus der Muskulatur des unteren Rückens. In der Endphase unterstützen die flachliegenden Hände die Stellung, ohne dabei die Schultern abzuheben. Achten Sie auf natürlichen Atem, halten Sie nicht die Luft an.
Wirkung: Diese Übung stärkt den Kreuzbereich, fördert die Verdauung und unterstützt Blase, Prostata, Gebärmutter und Eierstöcke.

11. Drehstellung (eine Minute)

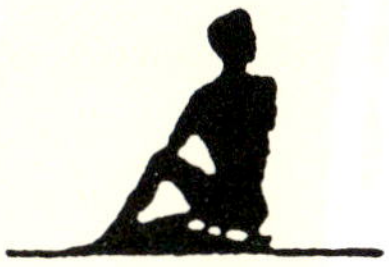

■ Setzen Sie sich auf den Boden. Beide Beine sind nach vorn gestreckt. Ziehen Sie jetzt das rechte Bein an, und setzen Sie dabei den rechten Fuß an die Außenseite des linken Knies.

■ Führen Sie den linken Arm an der

Außenseite des rechten angezogenen Beins vorbei. Die linke Hand umfasst das linke Knie oder die linke Ferse.

■ Mit dem linken Arm als »Hebel« drücken Sie den aufgerichteten Oberkörper und den Kopf so weit wie möglich nach rechts. Den rechten Arm verwenden Sie dabei als Stütze oder legen ihn angewinkelt an den Rücken.

■ So verweilen Sie für fünf bis zehn Atemzüge. Dann kehren Sie wieder langsam in die Ausgangsstellung zurück, indem Sie die einzelnen Schritte nochmals in umgekehrter Reihenfolge ausführen.

■ Im Anschluss wiederholen Sie diese Asana noch einmal, jetzt jedoch spiegelverkehrt. Also das linke Bein anziehen und den rechten Arm an der Außenseite des linken Knies vorbeiführen.

Wirkung: Diese Haltung verstärkt die Durchblutung der Unterleibsorgane, lockert Spannungen in den Schultern und im oberen Rückenbereich, strafft die Haut und stimuliert Nebennieren, Leber und Nieren.

12. Vorwärtsbeuge im Stehen
(bis zu einer Minute)

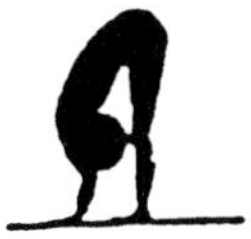

■ Stehen Sie auf, und stellen Sie die Füße in Hüftbreite gerade nebeneinander; das Gewicht ruht auf beiden Füßen. Legen Sie die Hände aneinander, fassen Sie dabei leicht den Daumen einer Hand und strecken beide Arme nach vorne und oben über den Kopf, während Sie einatmen.

■ Beim Ausatmen beugen Sie sich mit gestreckter Wirbelsäule und gestreckten Armen zum Boden.

■ Arme und Kopf sind in die Bewegung eingebunden.

■ Entspannen Sie die Knie, aber beugen Sie sie nicht. Es ist nicht entscheidend, den Boden zu berühren. Die Wirkung dieser Asana kommt durch die wohltuende Ruhestellung in der entspannten Endposition.

■ Wenn Sie schon beweglich genug sind, nähern Sie Ihr Gesicht den Knien und lassen die Hände den Fußboden flach berühren.

■ Atmen Sie flach und gleichmäßig. Bleiben Sie einige Atemzüge lang in dieser Stellung. Beim Einatmen heben Sie die Arme vom oberen Rückenbereich aus an, während Sie den Oberkörper nach vorn und aufwärts öffnen. Richten Sie sich vollständig auf, die Arme über den Kopf gestreckt.

■ Atmen Sie aus, und lassen Sie die Arme seitlich herabsinken.

13. Ruhestellung
(mindestens eine Minute)

■ Legen Sie sich flach und entspannt auf den Rücken, die Füße etwas auseinander, die Arme mit den Handflächen nach oben, etwas vom Körper abgespreizt.

■ Schließen Sie nun die Augen, und erlauben Sie Ihrem Körper, sich zu entspannen. Nehmen Sie die ordnenden Vorgänge in Ihrem Körper als stiller Beobachter wahr.

■ Ruhen Sie wenigstens eine Minute, atmen Sie dabei natürlich und leicht.

Wirkung: Die Ruhelage kräftigt und erfrischt Körper und Geist, beseitigt Müdigkeit und wirkt auf das ganze System besänftigend.

PRANA YAMA – DAS AUSGEGLICHENE ATMEN

Diese einfache Atemübung beruhigt den Körper und harmonisiert das Nervensystem. Es schafft einen Ausgleich zwischen linker und rechter Gehirnhälfte und koordiniert so die unterschiedlichen Funktionen von Körper und Geist. Der Atemstrom durch die beiden Nasenöffnungen regelt Bereiche, die der linken und der rechten Körperseite sowie den gegenseitigen Gehirnhälften zugeordnet sind.

Prana Yama hilft, innerlich zur Ruhe zu kommen. Es ist die beste Einstimmung für Meditation, da es die Aufmerksamkeit nach innen lenkt und den Atem beruhigt. Wenn Sie Prana Yama durchführen, bemerken Sie eine angenehme Leichtigkeit im Körper, geistige Klarheit und spüren, wie sich Ihre Nervenenergien wieder aufladen.

So wird´s gemacht

Setzen Sie sich bequem auf einen Stuhl, sodass Sie mit geradem Rücken aufrecht sitzen können. Sie sollten sich bei der Durchführung des Prana Yama nicht zurücklehnen, denn das beeinträchtigt die Atmung. Schließen Sie dann die Augen, und lassen Sie Ihren Geist zur Ruhe kommen. Wenn Sie sich ein wenig entspannt haben, legen Sie den Daumen Ihrer rechten Hand an das rechte Nasenloch und Mittel- und Ringfinger an das linke (s. Abb. 47). Beginnen Sie nun die Atemübung, indem Sie behutsam abwechselnd erst eine Nasenöffnung und dann die andere schließen, während Sie normal weiteratmen. Damit Ihr Arm dabei nicht ermüdet, können Sie ihn an den Brustkorb anlehnen. Stützen Sie ihn jedoch

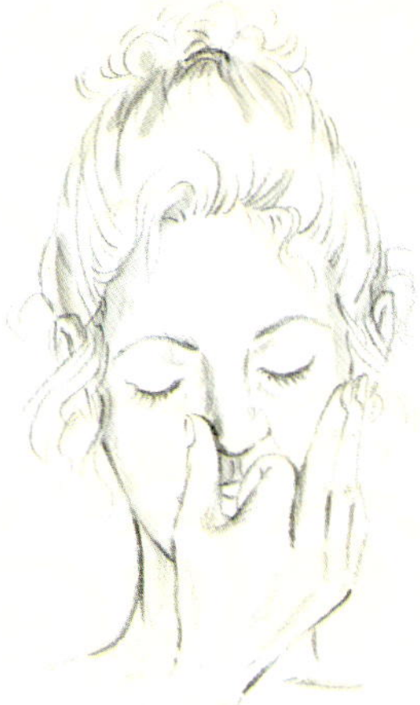

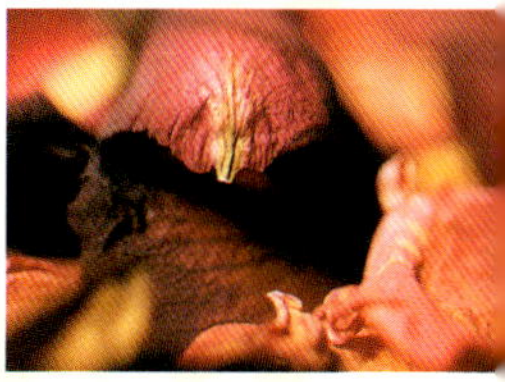

nicht auf die Stuhllehne oder auf einen Tisch. Der Ablauf im Einzelnen:

■ Verschließen Sie vorsichtig zuerst die rechte Nasenöffnung, und atmen Sie durch die linke Nasenöffnung aus. Danach atmen Sie leicht durch die linke Nasenöffnung ein.

■ Jetzt verschließen Sie die linke Nasenöffnung mit Mittel- und Ringfinger der rechten Hand und atmen rechts aus. Anschließend atmen Sie durch die rechte Nasenöffnung wieder ein.

■ Atmen Sie auf diese Weise etwa fünf Minuten im Wechsel. Atmen Sie natürlich, und lassen Sie den Atem von alleine kommen und gehen. Auf diese Weise atmen Sie etwa fünf Minuten im Wechsel.

Dann senken Sie den Arm und setzen sich mit geschlossenen Augen ein bis zwei Minuten lang bequem zurück.

Wichtig ist, dass Sie mit dem Ausatmen beginnen und dem Einatmen aufhören. Das ist der Unterschied zu den meisten westlichen Atemübungen, bei denen man zu Anfang tief Luft holt. Beim Prana Yama ist dies nicht nötig – atmen Sie ganz natürlich. Sollten Sie dabei das Bedürfnis haben, durch den Mund zu atmen, tun Sie dies, und fahren Sie mit der Übung fort, wenn Sie sich wieder wohl fühlen. Bei manchen Menschen verändert sich bisweilen der Atemrhythmus. Das ist normal und ein gutes Zeichen dafür, dass Sie zu einer ausgewogenen Atemweise gefunden haben.

TRANSZENDENTALE MEDITATION

Transzendentale Meditation, abgekürzt TM, ist eine einfache und natürliche Methode, tiefe Ruhe und Entspannung zu erfahren. Diese alte vedische Technik basiert auf einfachen und natürlichen Prinzipien. In der Tradition der alten vedischen Meister wurde diese Technik über die Jahrhunderte weitergegeben und bis heute in der ursprünglichen Form erhalten. Vor etwa 35 Jahren wurde sie von Maharishi Mahesh Yogi weltweit eingeführt. Er hat sie in eine für den modernen Menschen bequem anwendbare Form gebracht und sich dabei streng an die Prinzipien seiner Tradition gehalten.

Heute wird sie in der Regel für zweimal fünfzehn bis zwanzig Minuten, morgens und abends, ausgeübt. Sie ermöglicht, in tiefere Bereiche des Bewusstseins einzutauchen, in denen wir die Gedanken ursprünglicher wahrnehmen und schließlich überschreiten, also transzendieren. Das sind Augenblicke, die als ruhevolle Wachheit, völlige Stille oder reine unbegrenzte Bewusstheit erlebt werden.

Neurophysiologen haben diese Erfahrung als ruhevollen Grundzustand unseres Nervensystems bezeichnet, der ganz charakteristische physiologische Kennzeichen hat und sich von den bislang bekannten Bewusstseinszuständen Wachen, Träumen und Schlafen unterscheidet. Er liegt diesen gewissermaßen zugrunde, ohne an deren Veränderungen und Wandlungen teilzunehmen. Bemerkenswert sind hirnphysiologische Untersuchungen, die während des Transzendierens eine hohe Synchronisation der Gehirnaktivität festgestellt haben. Es kommt dabei zu einer Art Gleichklang zwischen den verschiedenen Arealen des zentralen Nervensystems, vor allem zwischen der linken und rechten Hirnhemisphäre. Unsere linke Hirnhälfte erfüllt mehr rationale und ordnende Aufgaben, die rechte gewährleistet intuitives und emotionales Denken. Vergleichbare Gehirnwellenmuster findet man während Glückserfahrungen oder in besonders kreativen Momenten. Die regelmäßige Erfahrung

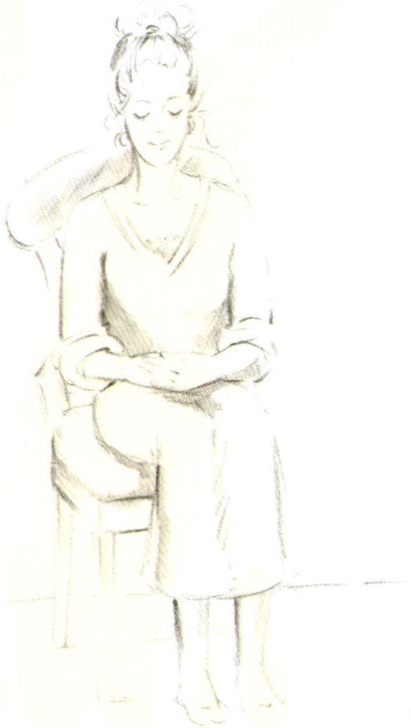

dieses Grundzustands unserer Bewusstheit scheint eine der wichtigsten Voraussetzungen für Zellerneuerung, körperliche und geistige Regeneration und für die Entfaltung geistiger Fähigkeiten zu sein. Persönlichkeitsvariable wie Gedächtnis, Kreativität, Konzentrationsvermögen werden dadurch, wie psychologische Tests ergeben haben, deutlich verbessert.

Mit Beginn ihrer Verbreitung erweckten die Wirkungen der TM das Interesse von Wissenschaftlern und Ärzten, die im Lauf der Jahre ein umfangreiches Datenmaterial über die physiologischen, psychologischen, medizinischen und soziologischen Wirkungen veröffentlichten. Für den diesbezüglich interessierten Leser sei auf die umfangreiche Literatur verwiesen. Im Anhang finden Sie dazu Buchvorschläge.

Bedeutend für den medizinischen Bereich sind vor allem Langzeitstudien, die zeigen, dass TM-Ausübende körperlich und psychisch gesünder sind als Personen vergleichbaren Alters, Berufes, Lebensstils und vergleichbarer Ernährung. Gut belegte Heilungserfolge mit TM erzielt man bei psychosomatischen Erkrankungen, vor allem bei Spannungskopfschmerz und Migräne, bei Schlafstörungen, hohem Blutdruck, zur Stabilisierung der Immunabwehr und zur Normalisierung des Körpergewichts bei Über- und Untergewicht sowie bei Depressionen, Angstzuständen und Neurosen. Die TM ist leicht erlernbar, erfordert aber eine persönliche Anleitung durch einen ausgebildeten Lehrer.

Wie funktioniert TM?

Diese Frage stellen viele Menschen aus ihrer Erfahrung heraus, dass sie nicht abschalten und, wie sie meinen, sich daher auch nicht konzentrieren, können, um ruhig zu werden. Das ist jedoch der Punkt: Bei der TM ist es nicht nötig, Gedanken zu verdrängen oder sich zu konzentrieren. Die Methode bedient sich einer natürlichen Tendenz des Geistes nach mehr Wohlbefinden, Glück und Zufriedenheit. Verschiedene Meditations- und Entspannungstechniken versuchen in der Tat den Geist durch Konzentration, suggestive Formeln oder durch beruhigende Vorstellungsinhalte zur Ruhe zu bringen. Es ist aber schwierig, diese Ebene konkreter Gedankeninhalte zu verlassen und zum Ursprung des Denkens – reiner Stille – zu gelangen. Bei der TM wird ein Klangwort verwendet, ein *Mantra*, das keine inhaltliche Bedeutung hat und dadurch den Geist nicht auf der bewussten Denkebene festhält. In der richtigen Anwendung kann der Meditierende mithilfe dieses Klangs feinere Stadien des Denkens bis zum Ursprung der Gedanken verfolgen. Der Geist folgt hierbei spontan und natürlich Bewusstseinsebenen zunehmender Freude und größerer Ruhe.

Umkehrung des Alterungsprozesses

Bemerkenswert sind Untersuchungen, die zeigen, dass es bei längerer und regelmäßiger Ausübung der TM zu einer Umkehrung des Alterungsprozesses kommt. Das chronologische Alter entspricht dem Alter des Körpers bei seiner Geburt. Das biologische Alter misst man dagegen an seiner Funktionstüchtigkeit im Vergleich zu Normalwerten junger und gesunder Menschen. Solche Prüfwerte sind zum Beispiel der Blutdruck, Hör- und Sehvermögen, Blutwerte wie Cholesterin und Hämoglobin, die Reaktionszeit, Gedächtnis und die Stärke des Immunsystems. Wurden verschiedene Altersgruppen auf ihr biologisches Alter hin untersucht, so zeigten die Ergebnisse, dass durch die Ausübung der TM der Alterungsprozess verlangsamt oder sogar umgekehrt wurde. Der entscheidende Grund dafür wird in der tiefen Ruhe und Entspannung der Meditation gesehen, die dem Körper eine erweiterte und vertiefte Möglichkeit zur Regeneration und Erneuerung ermöglicht. Stressfaktoren, die zum vorzeitigen Altern führen, werden dadurch regelmäßig und frühzeitig abgebaut. Dies kann sich offenbar sogar bei hochbetagten Menschen positiv auswirken.

Aus der Sicht des Ayurveda sind Altwerden und altersbedingte Beschwerden nicht das Gleiche. Ein gesundes Leben ist bis ins hohe Alter möglich. Altern ist ein natürlicher Prozess der Evolution, in dem wir verschiedene geistige und körperliche Entwicklungsstadien durchlaufen. Zunehmendes Krankwerden mit den Jahren ist das Resultat unvollständiger Regeneration, Ansammlung unverarbeiteter Lebenseindrücke, *samskaras*, und körperliche Überforderung. Die ayurvedischen Techniken und Anwendungen zielen dagegen darauf ab, ein langes Leben in guter Gesundheit zu fördern.

Sie werden sich vielleicht fragen, wie andere Meditations- und Entspannungstechniken im Vergleich zur Transzendentalen Meditation zu bewerten sind, die aus anderen alten Kulturen stammen oder neu entwickelt wurden, wie Zen-Meditation oder autogenes Training.

Die Transzendentale Meditation wurde aus folgenden Gründen vom *Maha-*

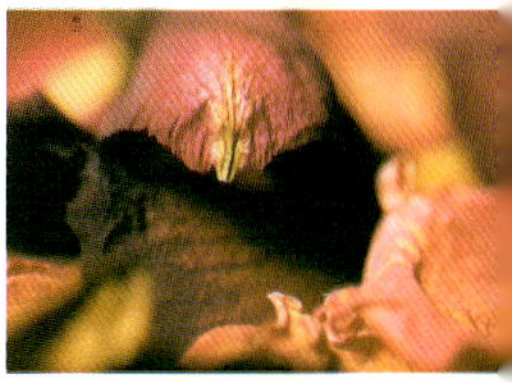

rishi Ayur-Veda als Meditationsmethode favorisiert:

■ Sie stammt unmittelbar von der vedischen Tradition ab, aus der auch der klassische Ayurveda hervorgegangen ist.

■ Sie ist die am besten wissenschaftlich untersuchte Entspannungs- und Meditationstechnik. Eine vergleichende Studie der Meditationsforschung weist sie als die effektivste Methode aus.

■ Sie ist einfach in der Anwendung, erfordert kein Üben im eigentlichen Sinn und keine Änderung der Lebensweise und kann überall unkompliziert angewendet werden.

■ Sie wird weltweit einheitlich gelehrt und traditionell vermittelt.

Damit bietet sie jedem Menschen die Möglichkeit, den Veda – die Stille –, den Ausgangspunkt allen Heilens, im Alltag zu erfahren, ohne dabei in Zurückgezogenheit und Einsamkeit leben zu müssen. Mit der TM wurde dem Ayurveda einer seiner entscheidenden Werte zurückgegeben, der über Jahrhunderte in dieser Form vernachlässigt wurde oder in dieser Art nicht zugänglich war. Verschiedene andere Therapieformen wie Urklang und Marma konnten dadurch ebenfalls nicht in ihrer vollen Reichweite angewendet werden.

PULSDIAGNOSE

Die Pulsdiagnose hat eine lange Tradition in der Ayurveda-Medizin und wird auch in den Klassikern beschrieben. Im *Maharishi Aryur-Veda* wurde die traditionelle Pulsdiagnose soweit verfeinert und systematisiert, dass sie auch von medizinischen Laien erlernt werden kann. Dieses Selbstpulsfühlen ist eine wertvolle Methode, um »Selbstrückbezug« herzustellen. Dadurch kann man den momentanen Zustand der Doshas an sich selbst herausfinden und auch durch den Prozess der Aufmerksamkeit ordnend auf Puls und Wohlbefinden wirken.

Zur Pulsdiagnose legt der ayurvedische Arzt drei Finger an das Handgelenk des Patienten und fühlt für einen Augenblick den Puls. Der Puls hat den Vorteil, dass er stabile, konstitutionelle Merkmale widerspiegelt und unmittelbar auf körperliche und seelische Änderungen reagiert. Durch regelmäßige Übung können nach einiger Zeit aus dem Puls die Doshas und ihre Untergruppen, die Gewebe und die Konstitution des Betreffenden erkannt werden. Der Puls enthält die gesamte Information der verschiedenen Organe im Körper. Der Arzt analysiert die Schwingungen der Organe: Gesunde Organe, die normal funktionieren, haben eine andere Schwingung als solche, die beginnen, krank zu werden. So ist im Puls die kollektive Information über die gesamte Physiologie enthalten. Je nachdem, wie stark die Finger auf die Arterie drücken, lassen sich verschiedene Ebenen des Pulses ablesen, die zusammen unzählige Kombinationsmöglichkeiten ergeben. Die jeweilige Kombination gibt Auskunft darüber, welche Organe gestört sind, welche Art von Störung vorliegt und welche Krankheiten sie verursacht. Zusammen mit den übrigen Methoden der Diagnose des Ayurveda und den sich daraus ergebenden Schlussfolgerungen erhält der ayurvedische Arzt ein vollständiges Bild seines Patienten. Aufgrund dessen ist er unmittelbar danach in der Lage, die geeigneten Gegenmaßnahmen zu ergreifen: Umstellung der Ernährung, Einhalten einer bestimmten Tagesroutine und Einnehmen spezieller Kräuterpräparate.

Eine einfache Übung dazu können Sie auch zu Hause durchführen, wenngleich für das richtige Pulsfühlen eine persönliche Anleitung erforderlich ist. Umgreifen Sie als Frau mit der rechten, als Mann mit der linken Hand das andere Handgelenk von unten, und tasten Sie mit dem Zeigefinger das Speichenköpfchen. Das ist der knöcherne Hügel in der Nähe des Handgelenks. Unmittelbar daneben ist eine Grube, in der Sie die Handarterie tasten können. Legen Sie den Zeigefinger in diese Grube und Mittel- und Ringfinger locker daneben. Um ein Gefühl für den Puls zu bekommen, drücken Sie zunächst mit den drei Fingern leicht und gleichmäßig an der Oberfläche, dann kräftiger drückend in der Tiefe und schließlich wieder im oberflächlichen Drittel. Hier erhalten Sie nun für Ihre Zwecke die richtige Information. Sie fühlen nun unterschiedliche Pulsqualitäten, Vata am Zeigefinger, Pitta am Mittel- und Kapha am Ringfinger.

Mit dem Pulsfühlen haben Sie einen »Rückkopplungskreis« geschlossen, der Ihnen alle Informationen über Ihren Geist-Körper-Zustand liefern kann.

Wenn Sie dies öfter während des Tages wiederholen, werden Sie feststellen, dass sich der Puls in verschiedenen Situationen etwas anders anfühlt. Das beste Gefühl dafür bekommen Sie, wenn Sie sanfte Musik, etwa Gandharva-Veda-Musik, anhören und gleichzeitig den Puls fühlen. In dem Maß, wie sich Ihr Geist-Körper entspannt, wird auch der Puls klarer, voller und langsamer. So lernen Sie die Doshas und ihr Regulationsverhalten unmittelbar und ganzheitlich kennen.

GANDHARVA-VEDA-MUSIK – DIE EWIGE MUSIK DER NATUR

»Reine Musik bringt Freude und Frieden des Geistes. Es ist eine Musik des Himmels, und wenn sie auf Erden gespielt wird, entsteht Himmel auf Erden.« (Debu Chaudhuri, Dekan der Fakultät für Musik und schöne Künste der Universität Delhi, Gandharva-Musik-Meister)

Gandharva-Musik ist eine der zwanzig therapeutischen Ansätze des *Maharishi Ayur-Veda*, ein Zweig der vedischen Wissenschaft. In ihm wurde das uralte Heilwissen um die Wirkungsweise von Klängen neu belebt, das aus der Zeit der vedischen Hochkultur stammt und über Jahrtausende in wenigen Familientraditionen des indischen Nordens bis heute in ursprünglicher Form überliefert ist.

Gandharva-Veda lehrt, dass alle Ordnung und Harmonie des Universums auf der ewigen Musik der Natur beruht. Diese kosmischen Schwingungen finden ihren hörbaren Ausdruck in den Melodien dieser Musik. Die Weisen und Seher der alten Zeit kannten die Werte der Natur genau. Sie komponierten Melodien für jeden Teil des Körpers, für jedes medizinische Ungleichgewicht und für verschiedene Tages- und Jahreszeiten. In den Klangfarben der *ragas* – so werden die charakteristischen Melodiestrukturen dieser Musik genannt – sahen sie die Möglichkeit, über das Individuum hinaus soziale Harmonie und friedvolle Atmosphäre zu erzeugen. Diese Möglichkeit wurde heute wieder aufgegriffen, sodass seit einigen Jahren weltweit von den besten Musikern dieser Tradition Gandharva-Veda-Konzerte gegeben werden.

In die verschiedenen Melodien der Natur können auch wir uns einfühlen. Der Morgen ist von einem bestimmten Klang, einer atmosphärischen Schwingung, erfüllt, die sich ganz anders anfühlt als der Mittag bei hoch stehender Sonne oder der sich neigende Tag am Abend. Innerhalb eines Tagesablaufs gibt es Wendezeiten veränderter Rhythmik in der Natur (S. 146). Maharishi Gandharva-Veda unterteilt unterteilt den Tag in acht sich unterscheidende Zyklen von jeweils drei Stunden, denen bestimmte *ragas* zugeordnet sind. Sie orientieren sich an den typischen Wendezeiten des Tages, den so genannten *sandhis:* Sonnenaufgang – Mittag – Sonnenuntergang – Mitternacht. (Die Standardzeiten zum Spielen und Hören der *ragas* sind Näherungswerte und müssen der jeweiligen Jahreszeit angepasst werden.)

Sonnenaufgang	4–7 Uhr
Sonnenuntergang	16–19 Uhr
Morgen	7–10 Uhr
Abend	19–22 Uhr
Vormittag	10–13 Uhr
Später Abend	22–1 Uhr
Mittag	13–16 Uhr
Mitternacht	1–4 Uhr

Daneben gibt es auch Kompositionen, die den verschiedenen Jahreszeiten zugeordnet sind.

Gandharva-Musik kann prinzipiell auf jedem Instrument gespielt werden. Entsprechend der Herkunft und Überlieferung werden derzeit die traditionellen indischen Musikinstrumente verwendet. Das sind vor allem die bekannte *sitar, sarod,* ein Saiteninstrument mit großem Klangvolumen, Bambusflöte, *santur,* ein hackbrettartiges Instrument, dessen Klang der Harfe ähnelt, und die menschliche Stimme, der Gesang.

Wie kann man Gandharva-Veda-Musik für sich anwenden?

Idealerweise hört man Gandharva-Musik in bequemer Sitzhaltung bei geschlossenen Augen, etwa zehn bis fünfzehn Minuten am Tag. Viele Menschen finden die Bambusflöte wunderschön, da sie unserem westlichen Ton- und Klanggefühl am vertrautesten ist. Die Saiteninstrumente und der Gesang klingen für manches Ohr zunächst ungewöhnlich, entfalten aber tief greifende und wohltuende Wirkung auf den Körper. Man kann die Musik abends zum Tagesausklang und zur Regeneration spielen. Sie verhilft zu seligem und gelöstem Schlaf. Wenn Sie sie nach dem Mittagessen hören, unterstützen Sie damit eine geregelte und harmonisierte Verdauung. Wenn Sie Frühaufsteher sind, beleben die sanften Klänge die Rhythmen Ihres erwachenden Körpers, und Sie nehmen den Zauber der frühen Morgenstunde und dieser Musik mit in den Tag hinein.

Natürlich kann die Gandharva-Veda-Musik als Heilmittel für körperliche oder seelische Beschwerden eingesetzt werden (S. 84) oder auch unterstützend zur Behandlung jeder körperlichen oder seelischen Erkrankung. Einer kürzlichen Untersuchung zufolge ist sie besonders wirkungsvoll gegen Angst, kann also seelische Verspannungen lösen.

Gandharva-Musik ist auf Musikkassetten und in bester Klangqualität auf CDs erhältlich und in regelmäßigen Abständen auch live zu hören.

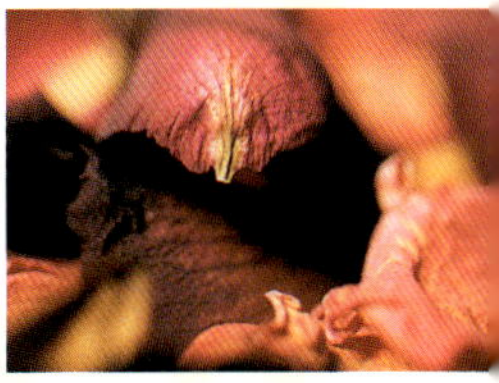

AROMATHERAPIE

Aromatische Pflanzenessenzen werden seit Jahrtausenden für Heilzwecke verwendet. Der erfrischende Duft von Basilikum gegen Depressionen und zur Regulierung der Verdauung, das krampflösende, schleimbefreiende Aroma von Eukalyptus, das wir bei Erkältungskrankheiten inhalieren, beruhigendes Lavendelöl oder der süße, kühlende Duft von Rosenöl werden in den verschiedensten Heiltraditionen des Altertums sowie der Neuzeit zur Behandlung von Krankheiten eingesetzt. Die große Heilwirkung von Duftölen erklärt sich durch ihre unmittelbare Wirkung auf unser Nervensystem. Die Geruchsrezeptoren, die im Riechepithel unserer Nasenschleimhaut enden, sind unmittelbare Ausläufer des Nervensystems. Schon wenige Moleküle reichen aus, um eine Riechzelle zu stimulieren, die diese Information an eine zentrale Schaltstelle, den Hypothalamus, weiterleitet. Dieses winzige Nervenzentrum gilt als Gehirn des Gehirns, es steuert zahlreiche Körperfunktionen: Temperaturregulation, Durst und Hunger, Hormonspiegel, Wachstum, Wach- und Schlafrhythmus und Gefühle, wie Glück und Trauer, um nur einige zu nennen. In dieser Schaltzentrale werden alle Sinnesinformationen integriert, gesammelt, koordiniert, verarbeitet und erreichen von dort aus den gesamten Körper und gleichzeitig das limbische System. Diese Gehirnstruktur hat unmittelbar mit unserem Gefühlsleben zu tun. Auch andere Hirnareale, die für den Vorgang der Erinnerung zuständig sind, werden vom Hypothalamus beeinflusst. Das erklärt, warum Gerüche in uns Erinnerungen, Emotionen und Gefühle wachrufen.

Für therapeutische Zwecke im Ayurveda können wir die verschiedenen Aromen, die uns die Natur zur Verfügung stellt, hinsichtlich ihrer Wirkung auf die Doshas zuordnen. Süße, sanfte, schwere, saure und warme Aromen beruhigen Vata, vor allem die Blütenessenzen und Fruchtaromen. Kühlende Düfte dagegen gleichen angeregtes Pitta aus. Es sind die Öle der Minze, von Sandelholz, Fenchel und Rosenholz. Herbe, intensive und würzige Düfte bringen schließlich Kapha in Schwung, beispielsweise Wacholder, Eukalyptus und Kampfer.

Im *Maharishi Ayur-Veda* werden ausgewogene Duftmischungen verwendet, die regulativ auf die drei Doshas einwirken und die Sie bei den auf S. 176 genannten Adressen bestellen können. Sie sind einfach anzuwenden, und man erreicht damit schon eine grundlegende Harmonisierung. Man kann sie in einer Duftlampe verströmen lassen oder auch je nach Situation unmittelbar anwenden. Fühlen Sie sich beispielsweise angespannt, aufgeregt und gedankenvoll, so können Sie einige Tropfen von Vata-Aromaöl (S. 176) auf ein Taschentuch geben und den Duft etwas öfter einatmen oder auch als Parfüm am Kleidungsstück verwenden. (Hilft auch gut bei Prüfungsangst und Examensstress.) Kapha-Aromaöl (S. 176) gibt Frische, Lebendigkeit und weckt den Geist. In Phasen von Müdigkeit und Trägheit oder geistiger Schwere löst es diese auf und beschwingt. Pitta-Aromaöl (S. 176) ist nicht nur hilfreich zum Kühlen von hitzigen Emotionen. Es hilft alle Pitta-Anregungen zu dämpfen. Die nervenberuhigenden, entspannenden Essenzen des Vata-Aromaöls schaffen in jedem Raum eine beruhigte, harmonische Atmosphäre.

Für gezielte therapeutische Zwecke sind darüber hinaus differenzierte und sehr wirksame Duftmischungen – Aromaöle –, zusammengestellt worden. Sie wirken auf die Subdoshas und werden vom Arzt anhand der Pulsdiagnose verordnet. Damit lassen sich nach bisheriger Erfahrung zum Teil überraschende Heilerfolge erzielen. Wir erreichen mit diesen Aromen Schlüsselfunktionen einer gestörten Physiologie und haben mit den Duftstoffen einen direkten Zugang zur zentralen Schaltstelle unseres Gehirns, dem Hypothalamus. Diese speziellen Öle werden im Rahmen der Pancha-Karma-Therapie angewendet und während der Behandlung im Raum verströmt. Das passende Öl, wenn es richtig für Sie ausgewählt wurde, können Sie auch zu Hause anwenden. Man gibt dazu etwa zehn Tropfen in eine Duftlampe und lässt das Aroma abends im Schlafzimmer verdunsten. Diese Applikation in der Nacht, zu einer Zeit der Erneuerung und Regeneration, wirkt besonders ausgleichend auf das vegetative Nervensystem und harmonisiert Doshas und Subdoshas. Für die Aromatherapie verordnet man in der Regel zwei komplementäre Öle, die ein um den anderen Tag im Wechsel eingesetzt werden. Sie unterstützen sich gegenseitig und beschleunigen so das »Einschwingen« des Systems.

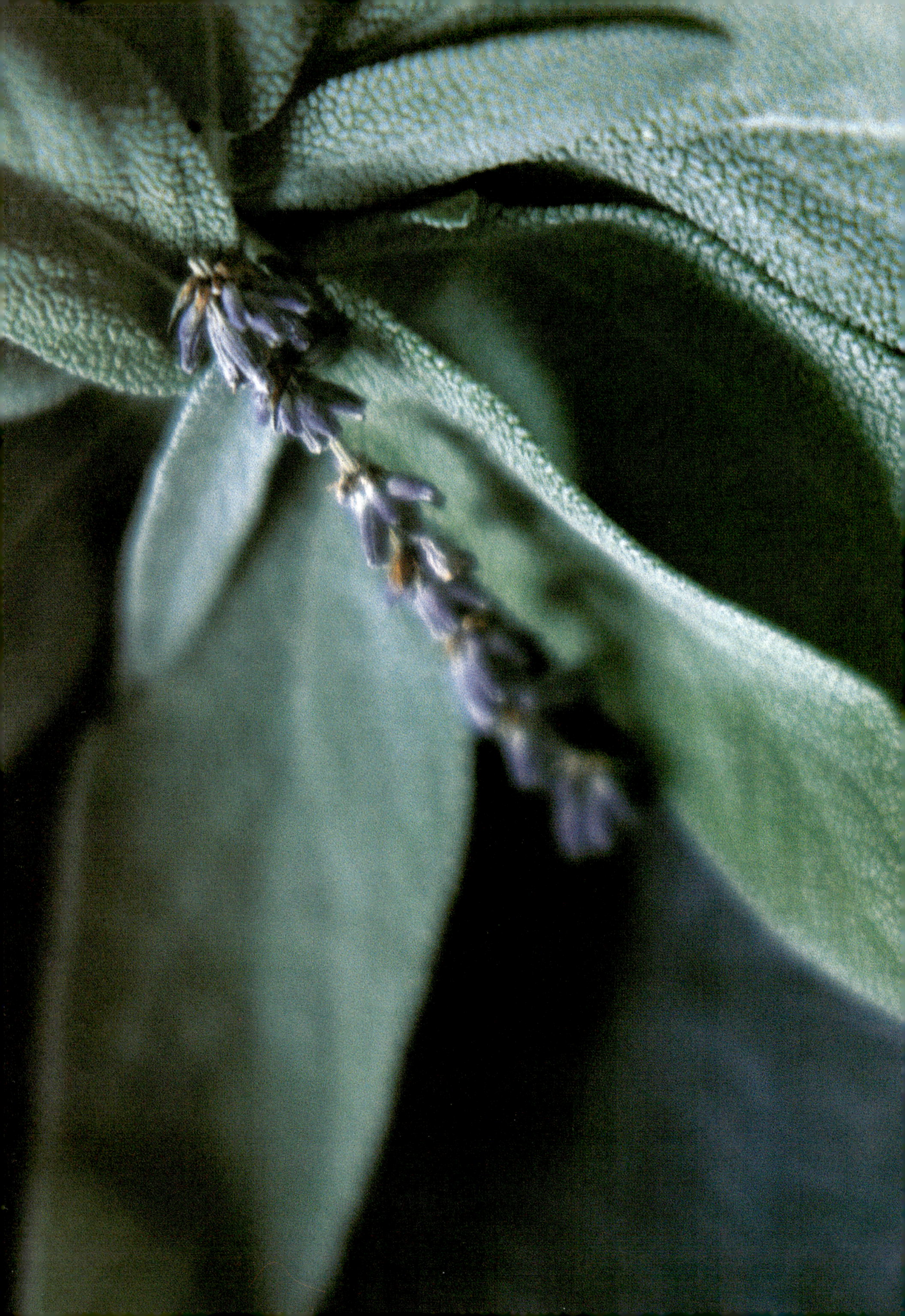

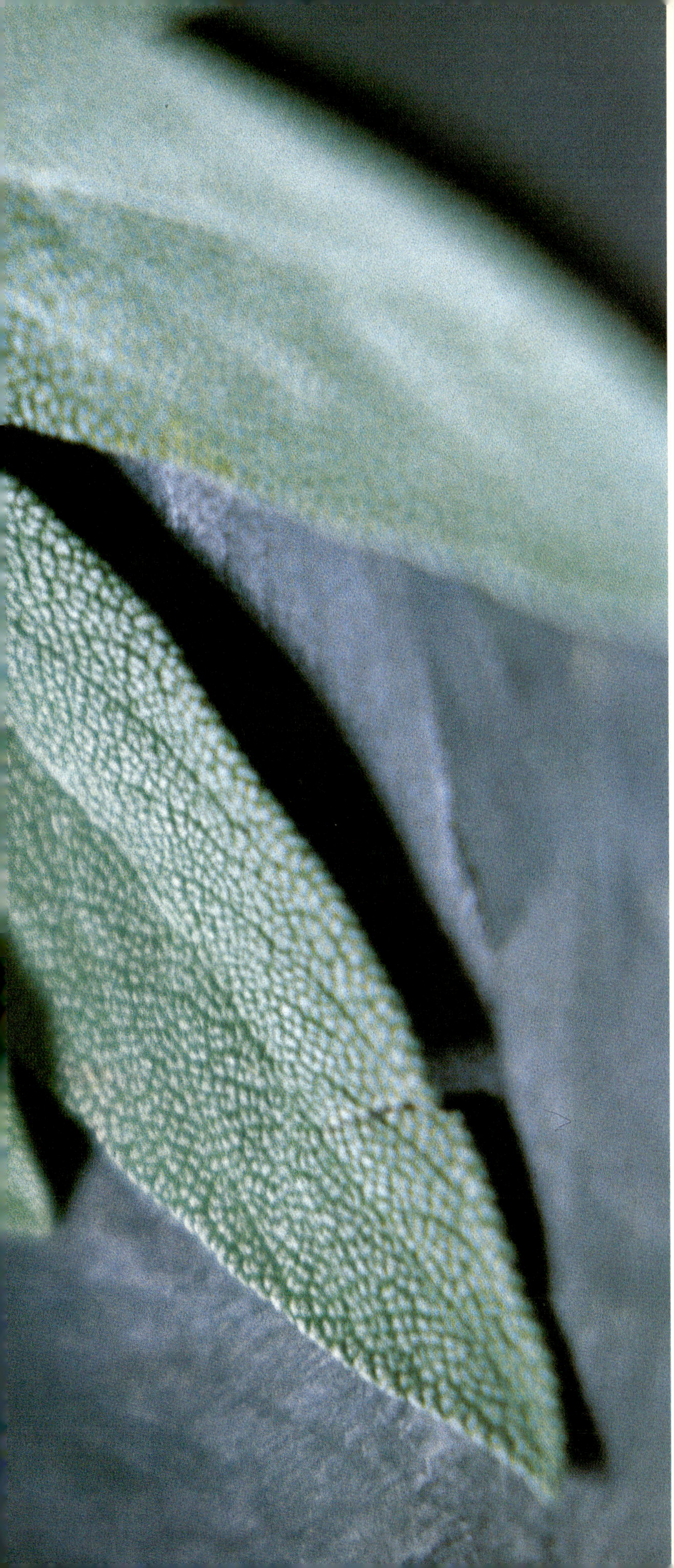

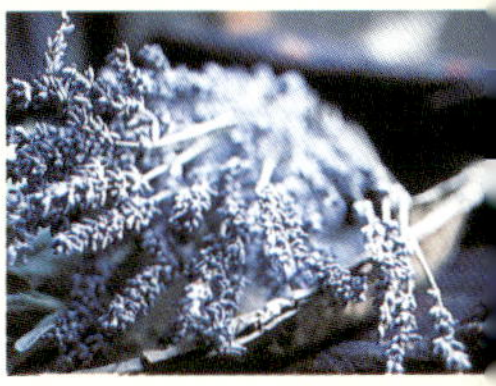

AYURVEDISCHE HEILPFLANZEN

AYURVEDISCHE HEILPFLANZEN UND GEWÜRZE

Heilpflanzen werden in Indien als heilig verehrt, da man ihnen eine heilende Wirkung bei vielen Beschwerden zuschreibt. Auch die ayurvedischen Arzneimittel sind größtenteils pflanzlichen Ursprungs. Die besten Pflanzen liefert der Himalaja, der »Arzneimittelgarten der Welt«, dessen unerschöpfliche Vielfalt bis heute noch nicht völlig erforscht ist.
Eine alte Legende erzählt: »Einst schickte der große Ayurveda-Arzt Sushruta seine Schüler mit der Aufgabe aus, so viele wertlose Pflanzen wie nur möglich mit nach Hause zu bringen. Der erste brachte ihm tausend, der zweite dreihundert, der dritte nur mehr zehn und der vierte eine einzige. Nur Sushrutas Lieblingsschüler ließ lange auf sich warten. Schließlich kehrte er nach Wochen abgerissen und niedergeschlagen zurück. Er habe beim besten Willen keine einzige finden können, war die traurige Erklärung für sein langes Ausbleiben. Sushruta aber lobte seine Weisheit und ernannte ihn zum Sieger des Wettbewerbs, denn alle Pflanzen seien wirksam. Gleich, welche der Mensch auch zu sich nehme, alle übten einen Einfluss auf die drei Doshas Vata, Pitta und Kapha aus.«
Diese kleine Geschichte eröffnet meist die Vorlesungen über Heilpflanzenkunde an den ayurvedischen Universitäten in Indien. Ihre »Moral«, dass keine Pflanze wirkungslos ist, sondern alle unseren Körper beeinflussen, gibt eine der grundlegenden Prinzipien im Ayurveda wieder. Nach dem Gesetz von der Einheit der Natur geht die ayurvedische Lehre davon aus, dass jedes Leben in der Natur einschließlich Pflanzen und Mensch aus der gleichen Intelligenz zusammengesetzt ist. Ayurvedische Präparate enthalten, wenn sie vorschriftsmäßig hergestellt werden, die ganze Pflanze und damit alle von der Natur gegebenen Bestandteile, die sich gegenseitig ergänzen und ausgleichen – also die gesamte »Intelligenz« der Pflanze. Im Gegensatz dazu die westliche Medizin, die Einzelwirkstoffe extrahiert, sie aus dem Gesamtzusammenhang herausnimmt und Nebenwirkungen akzeptiert.
Die verordneten Pflanzenpräparate bestehen oft aus einer Pflanzenkombination, denn die ayurvedische Lehre geht davon aus, dass eine Krankheit nicht ausschließlich durch *ein* Gegenmittel zu heilen ist. Sie versucht dagegen, das Gleichgewicht im Körper wieder herzustellen, indem sie Substanzen kombiniert, die sich gegenseitig ergänzen und unterschiedliche Reaktionen im Körper beeinflussen, die gemeinsam zur Heilung beitragen.

AUSWAHL DER VERWENDETEN HEILPFLANZEN UND GEWÜRZE

Unsere heimische Flora ist reich an Heilkräutern und -pflanzen. Viele werden nicht nur in Volksmedizin und Naturheilkunde verwendet, sondern finden zunehmend Eingang in die »offizielle« Medizin und erobern sich ihren Platz in der Sprechstunde des Arztes. Einige der hier wachsenden Kräuter sind auch in der *Materia Medica*, dem Kompendium der ayurvedischen Heilkunde, beschrieben und werden in Indien, dem Herkunftsland des Ayurveda, eingesetzt. Ayurveda empfiehlt grundsätzlich die Verwendung der Pflanzen des jeweiligen Heimatlandes für Heilzwecke. Wenn sie jedoch nach den ayurvedischen Gesetzmäßigkeiten und Kriterien verwendet werden sollen, müssen viele der heimischen Pflanzen auf dieser Grundlage geprüft und »erfahren« werden. Unter »Erfahren« ist die Wahrnehmung ihrer Wirkungen mit allen Sinnen, unter anderem mit der Zunge und dem Tastsinn, zu verstehen, wie es die *Vaidyas*, die ayurvedischen Ärzte in Indien tun. Neben der pharmakologischen Wirkung, die oft schon bekannt ist, müssen darüber hinaus die individuellen Eigenschaften der Pflanzen, ihr Einfluss auf die Doshas und Subdoshas und ob und wie sie die Körpergewebe, die Dhatus, nähren, bestimmt werden. Auch ihre geistige Wirkung und schließlich ihre Kombination untereinander ist hier mit zu berücksichtigen. Und will man sie nach den Vorschriften des Ayurveda verwenden, sind bei der Zubereitung und Herstellung auch Zeitpunkt und Form der Ernte von Bedeutung.
Die heimischen Pflanzen werden deshalb in diesem Buch nicht in vollem Umfang in die Therapieempfehlungen miteinbezogen, obwohl sie bei vielen Krankheitsbildern auch in Naturheilkunde und Volksmedizin verwendet werden. Auch ayurvedische Fertigpräparate enthalten derzeit noch vorwiegend Heilpflanzen aus Asien und Indien, da dort ihre Wirkungen seit Jahrtausenden bekannt und erforscht sind. Zudem handelt es sich um Kräuter mit großer Heilkraft. Die besonderen klimatischen Bedingungen tropischer und subtropischer Landstriche wie auch des Hochlands des Himalaja – alles Regionen unberührter Natur – sind wohl der Grund dafür.
Auf den folgenden Seiten finden Sie eine Auswahl von Heilpflanzen und Gewürzen, die bei den Anwendungen und Behandlungen in diesem Buch empfohlen werden und alle in

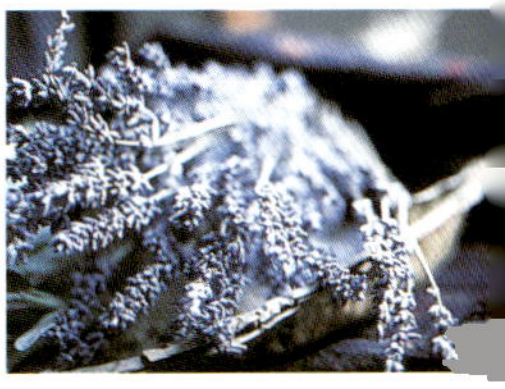

Apotheken, Drogerien und Reformhäusern erhältlich sind. Ausgenommen die drei berühmten ayurvedischen Früchte Amalaki, Bibhitaki und Haritaki, die in vielen klassischen Arzneizubereitungen enthalten sind und wegen ihrer Sonderstellung in der ayurvedischen Medizin gleich zu Beginn vorgestellt werden.

Haltbarkeit und Aufbewahrung der Heilpflanzen

Wie alle anderen ayurvedischen Heilmittel auch, sollten Sie Heilpflanzen innerhalb eines Jahres verbrauchen. Zur Aufbewahrung eignen sich am besten Blechdosen oder Glasbehälter an einem trockenen und nicht zu warmen Ort, wo Sie auch sonst Ihre Gewürze und Tees lagern.

DIE PFLANZEN

AMLA-BAUM

Sanskrit: Amalaki

Amalaki ist eine der herausragenden Heilpflanzen des Ayurveda für Verjüngung, Stärkung und Nährung der Körpergewebe. Die Legende erzählt, dass der Amla-Baum der erste Baum des Universums war. Man findet ihn daher oft stilisiert auf den Turmspitzen nordindischer Tempel.

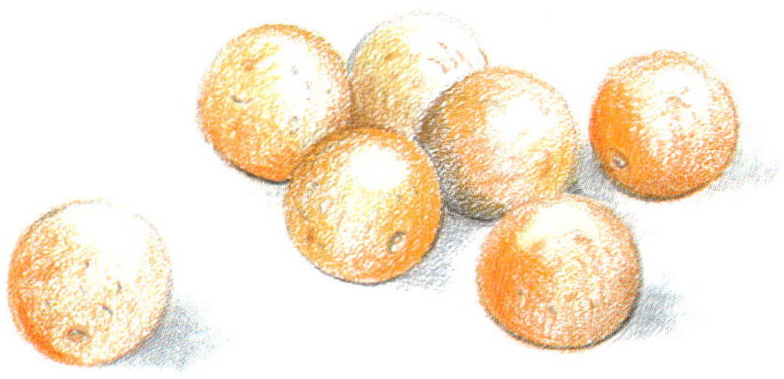

Amla-Baum

Verwendet werden kann der ganze Baum, im Vordergrund der arzneilichen Behandlung stehen aber die Amla-Früchte. Sie sind häufige Bestandteile von Rasayanas, beispielsweise des *Amrit Kalash* (S. 26). Neben ihrer umfassenden kräftigenden Wirkung ist eine spezielle Indikation der Amla-Früchte die Stärkung der Sehkraft. Dazu wird die Amla-Frucht in Ghee aufbereitet innerlich genommen oder als Pulver mit dem Kaltauszug in Wasser über Nacht als feuchte Augenkompresse aufgelegt. Amla heißt sauer. Die Früchte enthalten die Geschmacksrichtungen süß – sauer – scharf – bitter und herb (es fehlt nur der salzige Geschmack) und schmecken vordergründig sauer. Sauer gleicht Vata aus, erhöht jedoch in der Regel Pitta. Die Amla-Frucht ist aber eine Ausnahme dieser Regel, denn Süße und kühlende Grundwirkung gleichen die pittaerhöhende Wirkung aus.
Zusammen mit Haritaki und Bibhitaki stellt man im Ayurveda aus den Amla-Früchten die berühmten Triphala-Präparate (S. 56) her.
Der Amla-Baum wächst in tropischen, subtropischen und gemäßigten Klimazonen. Seine Heimat in Indien liegt im Dekkanplateau, an den Küsten und in Kaschmir.

HARITAKI

Haritaki ist abgeleitet von *har* (wegnehmen), da sie wirksam im Wegnehmen von Krankheiten ist. Deshalb verehrt sie auch die tibetische Medizin als »Königin aller Medizin«.
Wie die Amla-Frucht hat auch die Haritaki-Frucht fünf Geschmacksrichtungen, nur die salzige fehlt. Unter den Heilpflanzen gibt es nur drei Arten, die fünf Geschmacksrichtungen aufweisen: Knoblauch, Amalaki und Haritaki. Haritaki gleicht alle drei Doshas aus. Sie ist eine der besten ayurvedischen Stärkungsmittel und fördert die Langlebigkeit. Haritaki-Früchte verjüngen, stimulieren die Verdauungsenzyme bei blockierten Transportkanälen, Srotas (S. 15), verstoffwechseln und verarbeiten Ama. Sie werden in vielen typischen ayurvedischen Rezepten eingebaut und zur Wirkungsverstärkung verwendet.
Der Haritaki-Baum wächst in tropischem Klima in Höhenlagen bis etwa sechshundert Meter.

BIBHITAKI

Auch diese Pflanze beruhigt alle drei Doshas, stärkt Körper und Geist und wird besonders bei Allergien verwendet, denn sie wirkt antiallergisch. Mit Gelbwurzelpulver vermischt helfen die Bibhitaki-Früchte gegen Asthma und Hautkrankheiten. Stuhlträgheit, Kolikschmerzen und Schwangerschaftserbrechen sind weitere Indikationen für diese Heilpflanze. Bei längerer Anwendung reduzieren die Bibhitaki-Früchte das Körpergewicht, stärken die Sehkraft und fördern gesundes Haarwachstum.

TRIPHALA

Triphala bedeutet »Drei Früchte« und ist eine arzneiliche Kombination von Amalaki, Bibhitaki und Haritaki. Es wird als Pulver, Marmelade, Tabletten oder in Form von Getränken aufbereitet. Triphala kann äußerlich als Abkochung, die man als Paste aufträgt, oder als Zusatz im Dampfbad zur Reinigung der Haut und Heilung bei Hautkrankheiten eingesetzt werden. Innerlich ist Triphala eine der wirkungsvollsten Pflanzenkombinationen zur Ausleitung von Stoffwechselgiften. Es wird jedoch auch für kurzfristiges Abführen bei Reinigungs- und Fastenkuren oder zur Stärkung der Verdauung verwendet. Daneben ist Triphala ein Heilmittel für Asthma, Bronchitis und ergänzt die Diabetes-Behandlung.

INGWER

Sanskrit: Sunthi

Die Ingwerwurzel ist ein typisches ayurvedisches Gewürz und Heilmittel. Sie ist in ganz Asien beliebt und wurde bereits vor zweitausend Jahren in chinesischen Schriften erwähnt. Als Gewürz und verdauungsförderndes Mittel war der Ingwer schon den alten Römern bekannt, doch erst mit den Arabern im 13. Jahrhundert fand er auch in den Küchen Europas breite Verwendung. Heute wird Ingwer in feuchtwarmen Regionen, wie in Indien und Mexiko, gezüchtet. Zu den auch bei uns bekannten Ingwergewächsen zählen neben dem Namengeber dieser Pflanzenfamilie, dem Ingwer, der würzige Kardamom (S. 58) und die gelbe Kurkuma (S. 57). Verwendet werden die frische Wurzel, der Saft und getrocknetes Wurzelpulver. (Ingwer können Sie in Asienläden, Reformhäusern und Naturkostläden kaufen.)

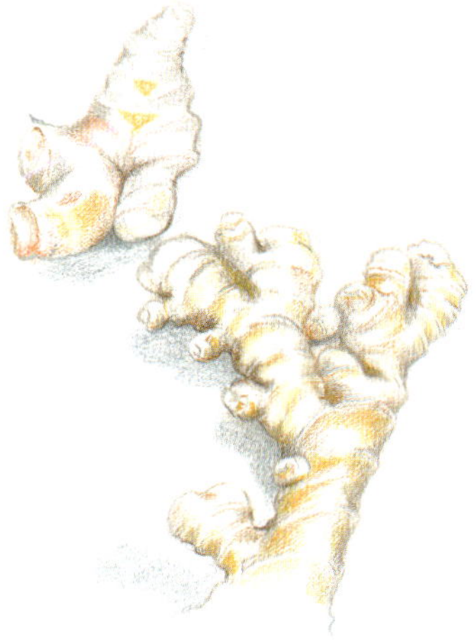

Ingwer

Um den Saft der Wurzel zu gewinnen, schabt man ein Wurzelstückchen mit einer Reibe und presst den so gewonnenen Brei durch ein Leinentuch. Ingwersaft ist ein ausgezeichnetes Tonikum, das den Appetit und die Verdauung anregt. Zudem hilft er gegen Blähungen und Darmkoliken und unterstützt die Verbrennung und Ausleitung von Giftstoffen aus dem Darm. Für die Erhaltung einer gesunden Darmflora ist Ingwer neben anderen Heilgewürzen ein wertvolles Mittel und stärkt darüber hinaus sogar das Herz. In Indien verwendet man frischen Ingwertee auch als Hausmittel für Kinder mit Keuchhusten.

Die moderne Forschung bestätigt und ergänzt das Wirkungsspektrum dieses Heilgewürzes:

Es verdünnt auf natürliche Weise das Blut und beugt so wirksam der Thrombosebildung vor, außerdem senkt es einen ernährungsbedingt erhöhten Cholesterinspiegel.

Er wird in Kapselform als Arznei gegen Reisekrankheit angeboten und senkt erhöhten Blutdruck, lindert Schmerzen und reduziert übermäßige Magensekretion. Zudem stärkt Ingwer das Immunsystem, verbessert die Darmfunktion, wirkt keimtötend und ist eines der besten Mittel für akute Durchfallerkrankungen.

Sie finden in diesem Buch eine ganze Reihe von Rezepten und Anwendungsmöglichkeiten des Ingwers sowie eine Zusammenstellung verdauungsstärkender Ingwermischungen (S. 114).

Übrigens: Ingwer können Sie auch leicht bei sich zu Hause züchten, indem Sie einfach ein Stück der Wurzel in Wasser legen, bis neue Wurzeln austreiben. Den neuen Trieb pflanzen Sie in feuchtwarme Erde in einem Wintergarten oder eine sonnenbestrahlte, wind- und kältegeschützte Gartenecke ein.

SCHWARZER PFEFFER

Sanskrit: Maricha

Schwarzer Pfeffer ist seit dem Altertum als Gewürz bekannt und gedeiht in allen feuchtwarmen Klimazonen der Erde. Zusammen mit anderen Gewürzen, vor allem mit Ingwer

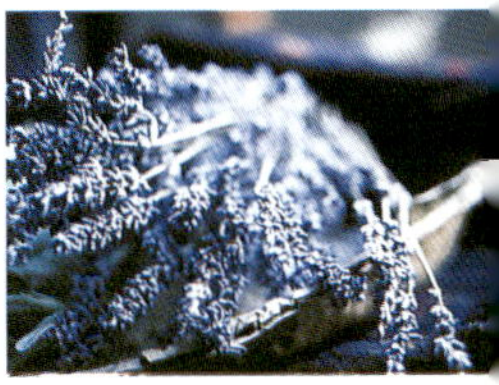

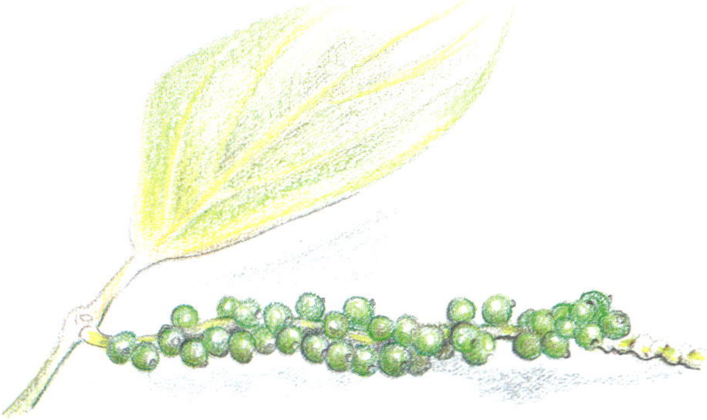

Schwarzer Pfeffer

und Langkornpfeffer, findet er in vielen ayurvedischen Präparaten, wie etwa in Tri-Katu Churna, Anwendung. Die kleine zarte Schlingpflanze trägt kleine fächerförmige Blätter und hat eine mehrjährige Lebensdauer. Verwendet werden die unreifen, getrockneten Früchte.
Ähnlich wie Ingwer wirkt schwarzer Pfeffer gegen Blähungen und leicht fiebersenkend. Darüber hinaus besitzt er entzündungshemmende Eigenschaften und trägt zur Regulierung des Wasserhaushalts im Darm bei.

LANGKORNPFEFFER

Sanskrit: Pippali

Langkornpfeffer gleicht Kapha und Vata aus und ist wegen seiner Kapha reduzierenden Wirkung auch hilfreich bei Asthma und Bronchitis, um den Schleim zu lösen. Er wird innerlich bei Milzerkrankungen, Hautleiden und rheumatischen Beschwerden verordnet. Pippali ist Bestandteil verschiedener ayurvedischer Rezepturen und Präparate, so auch zusammen mit Ingwer und schwarzem Pfeffer in Tri-Katu, der »dreifachen Schärfe«. Wegen seiner süßen Nachwirkung bei der Verdauung ist Langkornpfeffer milder als schwarzer Pfeffer, der eine scharfe Nachwirkung entfaltet. Wegen seiner verjüngenden Wirkung wird er auch bei Regenerationsbehandlungen, beispielsweise als Milchabkochung, angewendet.
Die kleine buschige Pflanze mit den großen runden Blättern hat ihre Heimat in Süd- und Nordostindien sowie in Sri Lanka. Die unreifen, ein bis drei Zentimeter großen Pfefferkörner werden zu einem Pulver zerstoßen.

TRI-KATU

Diese Gewürzkombination aus den drei scharfen Gewürzen Ingwer, Langkornpfeffer und schwarzem Pfeffer stimuliert Agni. Wegen der süßen Nachwirkung bei der Verdauung von Ingwer und Pipali ist auch Tri-Katu in seiner Wirkung süß und nicht so erhitzend – Pitta –, wie man zunächst erwarten würde. Die »dreifache Schärfe« ist eine wichtige Heilpflanzenmischung im Ayurveda: Sie stimuliert die Verdauung, entbläht und wird bei Erkältungen gerne eingesetzt. Für unsere westlichen Geschmacksgewohnheiten kann Tri-Katu jedoch leicht als zu scharf empfunden werden.

KURKUMA

Sanskrit: Haridra

Die leuchtenden Farbpigmente aus der Wurzel der bei uns als Gelbwurzel bekannten Kurkuma werden in Asien noch heute zum Färben von Kleidern und Götterbildern verwendet. Die pulverisierte Kurkumawurzel ist es auch, die dem Curry seine typische »Curry-Farbe« verleiht. Die Heimat der Kurkuma liegt in Bengalen und in Bangladesch.
Kurkuma ist eines der meistangewendeten »heißen« Heilmittel im Ayurveda, der ihm eine energiespendende und rei-

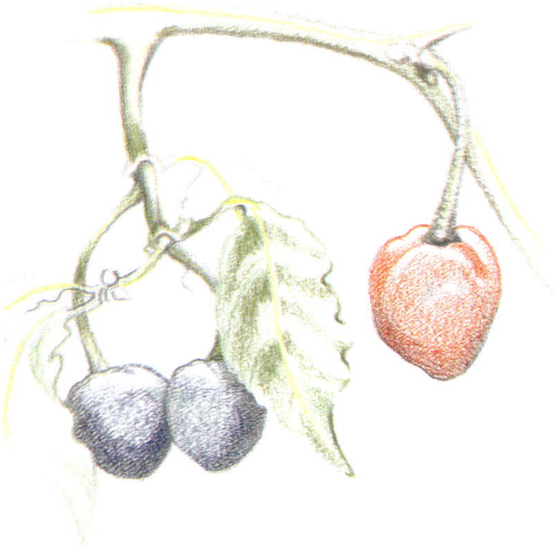

Langkornpfeffer

nigende Wirkung zuspricht. Wie auch moderne pharmakologische Untersuchungen bestätigen, regen die Inhaltsstoffe der Kurkuma den Gallefluss an und fördern die Leberfunktion. Zudem wirkt sie gegen Allergien, Heuschnupfen, allergisches Asthma, Juckreiz und Hämorrhoiden. Kurkuma neutralisiert die Gifte im Körper und ist ein wichtiges Heilgewürz bei Parasiten und Störungen der Darmflora sowie bei Erkältungskrankheiten. Mittlerweile wurde ihr auch eine cholesterinsenkende Wirkung bescheinigt. Darüber hinaus verleiht sie Gelenken und Sehnen Geschmeidigkeit, wirkt entzündungshemmend und stoffwechselanregend. Kurkuma ist im Geschmack bitter und scharf. Nimmt man sie in trockener, reiner Form ein, erhöht sie Vata. In Milch oder Öl eingenommen, wird dieser Effekt jedoch voll ausgeglichen.

Bei äußerlicher Anwendung als Paste, Kurkumapulver mit Wasser zu einem Brei verrührt, stoppt dieses Gewürz Hautblutungen, wirkt antiseptisch und abschwellend und kann deshalb auch bei äußeren Verletzungen verwendet werden. In Milch genommen, hilft Kurkuma gegen eine raue, überanstrengte Stimme (S. 91). Bei schuppenden Hautkrankheiten kann ein Brei aus Kichererbsenmehl und Kurkuma zusammen mit Milch aufgetragen werden. Dazu verrühren Sie drei Teelöffel Wasser, einen halben Teelöffel Kurkuma und etwas Milch zu einem Brei, tragen ihn auf die betroffene Hautstelle auf und lassen ihn zehn bis zwanzig Minuten einwirken. Anschließend nehmen Sie ein Bad, um die Haut zu reinigen und die Schuppen zu entfernen.

Kurkuma ist generell ein hervorragendes Mittel zur Pflege der Haut. Vor allem innerlich angewendet, fördert sie, regelmäßige Einnahme vorausgesetzt, Ausstrahlung und Schönheit. Wegen ihrer blutreinigenden Wirkung hilft sie auch gegen Akne. Dazu nehmen Sie abends einen Teelöffel Kurkumapulver in einer Tasse heißer Milch über einen längeren Zeitraum hinweg regelmäßig ein. Zusammen mit Sandelholz wird Kurkuma auch in Hautcremes verarbeitet und dient als Zusatz in Masken bei Hautkrankheiten.

KARDAMOM

Sanskrit: Ela

Die Heimat der »Königin der Gewürze«, die bei uns am besten aus der Weihnachtsbäckerei bekannt ist, liegt in Sri Lanka, Burma und Indien.

Kardamom regt nicht nur die Verdauung an – Agni erwacht schon bei seinem Duft – und regelt die Darmtätigkeit, sondern er stimuliert und kräftigt auch das Herz. Ebenso verleiht er geistige Klarheit und Freude. Im Ayurveda gilt Kardamom als Gehirntonikum und als Mittel zur Gedächtnisförderung. Er ist eines der sattwischen (S. 100) Gewürze, denn er öffnet den Fluss von Prana (S. 146) im Körper. Kardamom löst den Schleim in den Bronchien und Nasennebenhöhlen und neutralisiert, zusammen mit anderen Gewürzen wie Ingwer und Gelbwurzel, die schleimbildende Wirkung der Milch (S. 79). Besonders gut geeignet ist er auch für Kinder mit Blähungen und nervösen Appetitstörungen, als Gewürzzusatz in Milchbreien, zusammen mit Zimt, Ingwer und Gelbwurzel. Wie Ingwer werden auch die aromatischen Kardamomfrüchte als Aphrodisiakum verwendet. In Kaffee und schwarzem Tee untergerührt verringert Kardamom die schädlichen Effekte

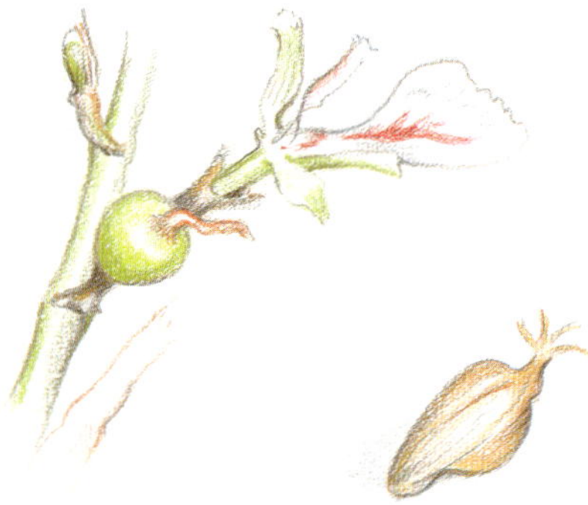

Kardamom

des Koffeins und Teeins. Wegen seines Aromas wird er auch bei Übelkeit, Erbrechen und Kopfschmerzen empfohlen: Dazu werden die Körner langsam zerkaut, um den Mund zu erfrischen; nach dem Essen zusammen mit Fenchel und Anis (S. 60) ist dies auch ein gutes Mittel gegen Blähungen. Ein Getränk zur Förderung der Verdauung wird aus Ginsengwurzeln, Ingwer, Kurkuma und Kardamom hergestellt.

ASAFÖETIDA

Sanskrit: Hingu

Dieses aus Südostasien stammende Gewürz sollte in keiner Küche fehlen. Es wird meist mit Ingwer, Kardamom und Steinsalz kombiniert und ist als Pulver und als Paste erhältlich. In unserem ayurvedischen Kochbuch und in den Heilrezepten verwenden wir jedoch nur das Pulver.

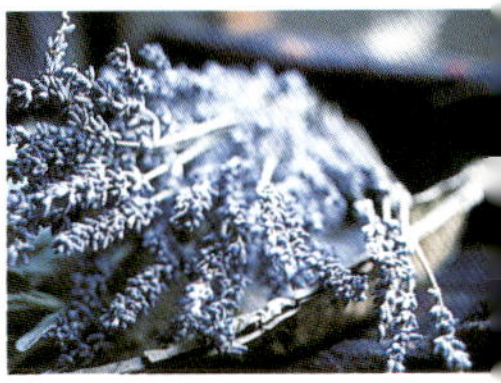

Asaföetida ist ein ausgezeichnetes und schnell wirksames Gewürz bei akuten Magen-Darm-Störungen wie Übelkeit, Brechreiz und Durchfall, aber auch bei einem trägen Darm, denn es regt die Verdauung an und vertreibt Blähungen. Bitte nehmen Sie aber stets nur sehr wenig davon, »viertelmesserspitzenweise«, wie angegeben, denn nur in sehr kleiner Dosis entfaltet sich seine Heilkraft. Ähnlich wie Knoblauch besitzt Asaföetida in größeren Mengen eine erdende, abstumpfende Wirkung auf die Sinne und den Geist.
Folgende Zubereitung stärkt die gesunde Darmflora, kräftigt Agni, beruhigt Vata und ist gut gegen Würmer: Eine viertel Messerspitze Asaföetida in ein Glas heißes, zehn Minuten lang abgekochtes Wasser geben und schluckweise trinken. Äußerlich empfiehlt sich die Einreibung mit Asaföetidapaste gegen Bauch- und Gelenkschmerzen.
Übrigens: Asaföetida riecht stark nach Knoblauch, bewahren Sie es daher in einem luftdicht verschließbaren Behälter auf, damit der durchdringende Geruch nicht in Ihre Küche verströmt.

ALOE VERA

Sanskrit: Kumari

Diese typisch ayurvedische Heilpflanze, die auch in der westlichen Medizin oft verwendet wird, ist überall in Indien sowie in allen anderen tropischen und mediterranen Regionen beheimatet. Die im alten Ägypten nur zur Körperpflege verwendete Aloe vera wurde bereits vor 3500 Jahren erstmals namentlich in Hieroglyphenschriften erwähnt.
Forschungen zeigen, dass Aloe-vera-Saft besonders bei Brandwunden außergewöhnliche Heilerfolge erzielt, eine Wirkung, die die Indianer Süd- und Nordamerikas seit Jahrhunderten nutzen. Aloe vera beschleunigt die Bildung neuer Hautzellen und unterstützt damit die Wundheilung. Sie ist keimtötend, bindet die Feuchtigkeit der Haut und lässt sie geschmeidig werden. Diese Eigenschaften machen sie zu einem beliebten Zusatz kosmetischer Produkte. Innerlich genommen hat Aloe vera eine besonders gute Wirkung auf den weiblichen Verdauungstrakt und die Gebärmutter. Für diese stellt sie eine Art »Verjüngungsmittel« dar. Außerdem stärkt sie Agni, vermindert dabei aber Pitta.
Aloe vera können Sie innerlich auch als Leber- und Milztonikum und zum Ausgleich der drei Doshas einsetzen. Sie reguliert die Darmtätigkeit und stärkt die Sehkraft. Aloe vera wirkt zudem wassertreibend, verjüngend und stärkend.
Äußerlich angewandt dient Aloe vera der Wundheilung und Kühlung sowie der Linderung von Sonnenbränden und Verbrennungen.
Aloe-vera-Tonikum: Zwei Teelöffel Aloe-vera-Gel mit einer Prise Kurkuma (S. 57) verrühren und dreimal täglich mit etwas Wasser oder Apfelsaft verdünnt einnehmen.
Übrigens: Aloe-vera-Pulver ist stark abführend, Sie sollten es daher keinesfalls auf Dauer einnehmen.

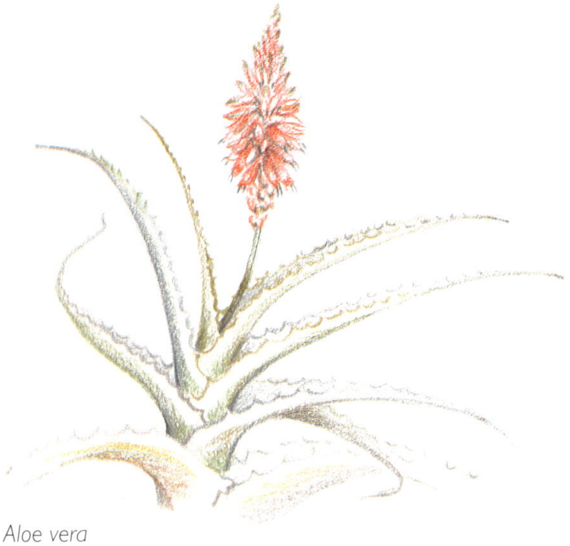

Aloe vera

PFEFFERMINZE

Sanskrit: Phudina

Die Pfefferminze ist in milderen und mittleren Klimaregionen Europas und Asiens zu Hause. Aus den Blättern dieser kleinen, anspruchslosen Pflanze wird das Pfefferminzöl gewonnen.
Bei Übelkeit, Brechreiz, Völlegefühl, aber auch bei anderen Magen-Darm-Beschwerden wie Durchfall, Blähungen oder Krämpfen ist Pfefferminze ein hervorragendes Heilmittel. Äußerlich angewandt wirkt das Öl wohltuend und entspannend bei Kopfschmerzen, rheumatischen Beschwerden und bei Nervenschmerzen. Pfefferminzöl ist ein Bestandteil des sehr ausgewogenen ayurvedischen Minzöls (S176), das universal, innerlich wie äußerlich, für verschiedenartige Störungen und Krankheiten verwendet werden kann. Es sollte deshalb einen festen Platz in Ihrer Hausapotheke einnehmen.

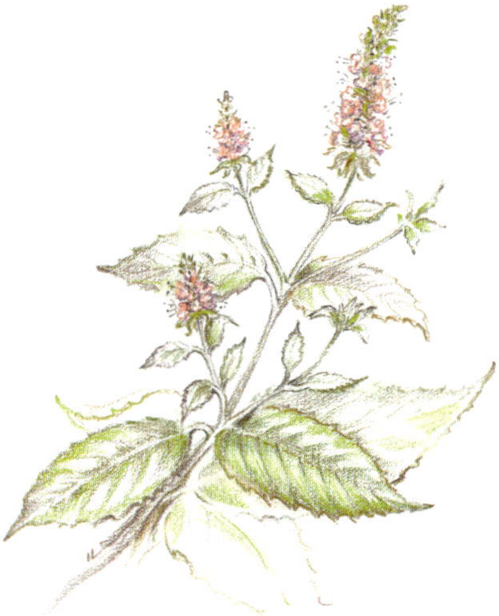

Pfefferminze

BASILIKUM

Sanskrit: Tulsi

Basilikum ist eine der uralten ayurvedischen Heilpflanzen und wird in Indien als heilige Pflanze verehrt. Sie wächst auch in unseren Gärten und sollte stets frisch geerntet verwendet werden, denn nur dann entwickelt sie ihre volle beruhigende und nervenstärkende Heilkraft. Im Ayurveda gilt sie als rein sattwisch, denn sie öffnet Herz und Geist und stärkt die guten Qualitäten im Menschen. Basilikum kann als Tee für geistige Klarheit oder bei Erkältungskrankheiten angewendet werden, dabei wirkt es fiebersenkend, antibakteriell und beseitigt überschüssiges Kapha. Zudem fördert es die Urinausscheidung und löst Krämpfe im Magen-Darm-Trakt. Basilikum eignet sich natürlich auch als Gewürzkraut zum Kochen. Äußerlich empfiehlt sich der frisch gepresste Blattsaft gegen Pilzinfektionen der Haut. Dazu reibt man zweimal täglich den frischen Saft auf die betroffenen Hautpartien und lässt ihn etwas einziehen.

PETERSILIE

Sanskrit: kein Name bekannt

Petersilie ist reich an Mineralien, Vitaminen und Eisen. Der frische Saft wirkt wassertreibend, krampflösend und reguliert die Menstruation. In Form von Tee kann auch ein Aufguss aus Petersilienblättern verwendet werden.

ANIS – FENCHEL – KÜMMEL

Sanskrit: Skatapushpa – Madhurika – Ajaji

Die Samen dieser Gewürzpflanzen besänftigen und beruhigen den Darm, entblähen, stärken die Nervenkraft und fördern den Schlaf. Man kann sie als Tees, Öle, äußerlich oder innerlich angewendet, oder als Aromen in der Duftlampe verwenden. Anis, Fenchel und Kümmel lösen Schleim und wirken sich günstig auf die Darmflora aus. Anis hat etwas mehr erwärmende Eigenschaften als Kümmel und Fenchel.

KNOBLAUCH

Sanskrit: Lasuna

Der Knoblauch stammt ursprünglich aus Asien, heute wird er in vielen warmen Ländern kultiviert.
Knoblauch besitzt eine ganze Reihe medizinischer Wirkungen. Er ist angezeigt bei Herzleiden, zur Senkung des Blutdrucks, bei Verdauungsbeschwerden, Appetitlosigkeit, Blähungen, aber auch bei Ischiasschmerzen und Rheuma. Er reduziert Vata und Kapha und erhöht Pitta, weswegen er für Pitta-Menschen nicht zu empfehlen ist. Einer der Nachteile von Knoblauch ist seine anregende Wirkung auf *rajas*, wodurch er die geistige Entwicklung hemmt und den Geschmackssinn beeinträchtigt. Ein weiterer Minuspunkt liegt natürlich in seinem störenden Geruch. Beides, die rajaanre-

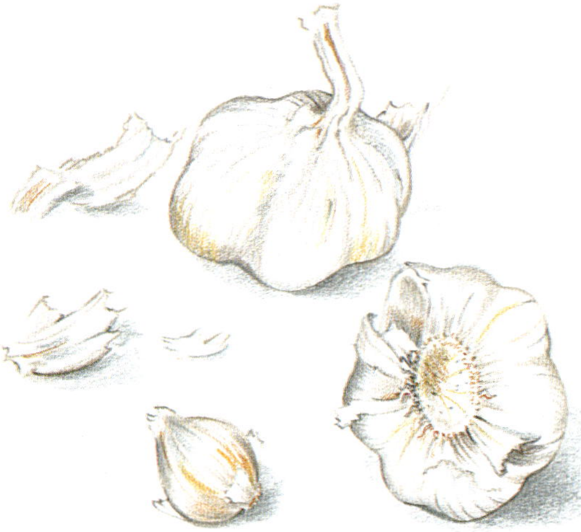

Knoblauch

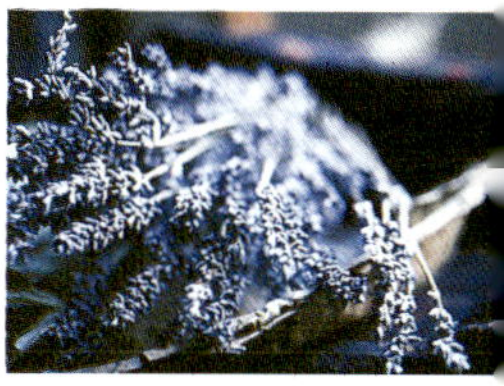

gende Wirkung wie der unangenehme Geruch, kann durch Rösten in Ghee oder Kochen in Milch zum Teil neutralisiert werden. Aus den genannten Gründen wird der Knoblauch im Ayurveda trotz seiner vielfältigen Anwendungsbereiche nur individuell abgestimmt für spezielle Heilzwecke eingesetzt.

KORIANDER

Sanskrit: Dhanyaka

Dieses Gewürz hat vordergründig pittareduzierende Eigenschaften, wirkt also bei allen Entzündungen im Verdauungssystem und in den Harnwegen. Es kann auch als Abkochung bei fieberhaften Erkrankungen verwendet werden. Dazu kombiniert man es auch mit anderen Gewürzen, beispielsweise mit Kreuzkümmelsamen (siehe unten) und Ingwerpulver (S. 56).

KREUZKÜMMEL

Sanskrit: Jiraka

Die Samenkörner des Pfeffer- oder Kreuzkümmels haben ihren festen Platz in der ayurvedischen Küche. Gemahlener Kümmel ist zwar in den meisten Feinkostläden und manchmal auch in Supermärkten erhältlich, es ist jedoch besser, ihn selbst zu mahlen, denn so entfaltet er sein ganzes Aroma. Aufgrund seiner vataausgleichenden Wirkung ist er auch Bestandteil ayurvedischer Gewürzkombinationen, beispielsweise des Vata-Churna (S. 24). Kreuzkümmel ist auch eines der wichtigsten Heilgewürze, um die Darmflora zu regulieren.

MUSKAT

Sanskrit: Jatiphala

Muskat ist eines der besten pflanzlichen Heilmittel zur Beruhigung von Nerven und Geist, denn es dämpft Vata. Eine viertel Messerspitze in Milch abends eingenommen, bringt ruhigen und tiefen Schlaf. Muskat wirkt auch gegen unfreiwilligen Urinabgang und vorzeitigen Samenerguss, löst Bauchkrämpfe und verbessert in Kombination mit Ingwer (S. 56) und Kardamom (S. 58) die Absorption im Dünndarm. Im Übermaß genossen kann Muskat leicht abstumpfend wirken.

SAFRAN

Sanskrit: Nagalkeshara

Die ursprüngliche Heimat dieser in der Antike als teuerstes Gewürz gehandelten Pflanze liegt in Kleinasien, in der heutigen Türkei und im Irak. Heute wird Safran auch in Pakistan, Kaschmir, Iran, Marokko sowie in Spanien angebaut.
Safran gilt als schmerzstillend und stimulierend, als Aphrodisiakum und verdauungsförderndes Mittel. Darüber hinaus hat er eine regulierende Wirkung auf die Periodenblutung und wird bei Blutarmut und mangelnder Spermienbildung (Sterilität) empfohlen. Ebenso hilfreich ist Safran bei Fieber, Husten, Asthma und depressiver Verstimmung.
Die normale Dosis liegt bei einem halben bis drei Fäden, höhere Verabreichungen können giftig wirken.

SALBEI

Sanskrit: kein Name bekannt

Der Salbei kam wahrscheinlich erst mit den Arabern nach Indien. Seine Heimat ist Südeuropa und Kleinasien, aber auch in unseren Gärten gedeiht er prächtig. Die fünfzig Zentimeter bis einen Meter hohen Büsche wachsen am besten auf kalkhaltigen Böden und brauchen relativ viel Sonne. Salbei gehört zu den adstringierenden (zusammenziehen-

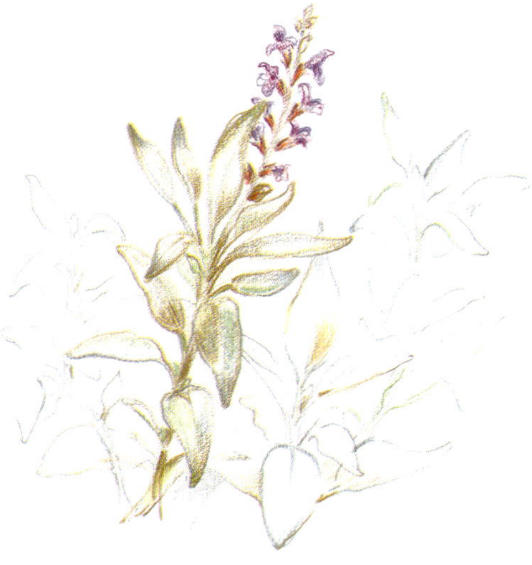

Salbei

den) und sekretionshemmenden Heilpflanzen. Entsprechend reduziert er die Schweißbildung, hemmt die Milchsekretion und baut übermäßiges Kapha ab. Salbei wirkt lindernd bei allen Erkrankungen der Atemwege, wie Husten, Halsentzündungen, Erkältungen oder auch Bronchitis. Die Volksmedizin verwendet Salbeitee zum Gurgeln bei Halsschmerzen oder bei Durchfall. Gegen Afterjucken und bei Hämorrhoiden hat ein Sitzbad mit einem Zusatz von Salbeiblättern wohltuende Wirkung.

SAMEN DES WILDEN SELLERIES

Sanskrit: Ajuwan

Wilde Selleriesamen sind ein starkes verdauungsförderndes Mittel; sie helfen gegen Vata-Überschuss und regen den Appetit an. Gegen Blähungen und Gährungsprozesse im Darm nimmt man einen Teelöffel Ajuwan-Samen als Tee oder fügt es den Speisen bei. Ajuwan kann auch bei Erkältungskrankheiten, oft in Verbindung mit anderen Gewürzen, verwendet werden. Er löst Kongestionen (Schwellungen und Eiteransammlungen) der Nebenhöhlen, befreit die Atemwege von Schleim, belebt und erfrischt und regt den Stoffwechsel an. In unserem Buch greifen wir gelegentlich auf dieses Heilgewürz zurück.

SANDELHOLZ

Sanskrit: Rakta-Chandana

Die Heimat des Sandelholzbaums liegt in den Wäldern Südindiens.Verwendet werden das Holz des Stammes und der Äste.

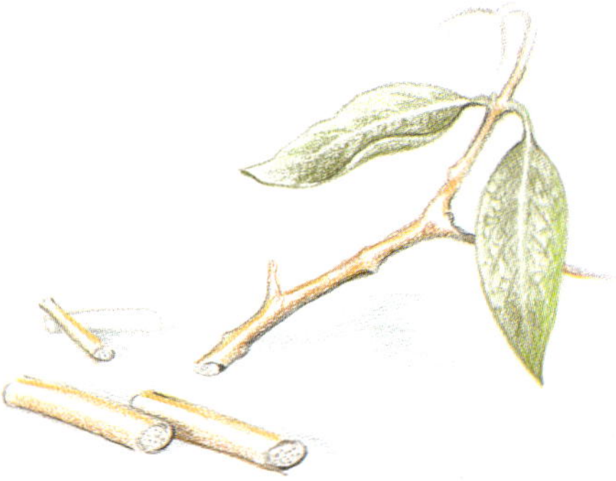

Sandelholz

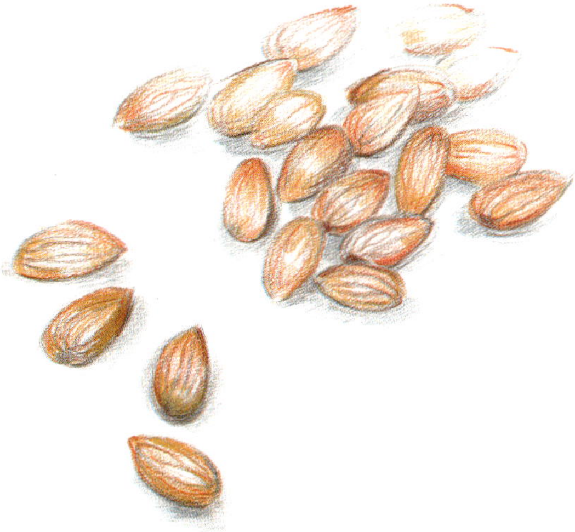

Mandel

Ganz im Vordergrund der arzneilichen Verwendung des Sandelholzes im Ayurveda steht seine kühlende und beruhigende Wirkung auf Körper und Geist. Man kann Sandelholz als Pulver, Paste oder Öl innerlich wie äußerlich anwenden. Entsprechend ist es in vielen ayurvedischen Mischungen enthalten. Sandelholz reduziert und beruhigt Pitta und findet deshalb bei typischen Pitta-Erkrankungen Anwendung, beispielsweise als Paste, für die etwas Sandelholzpulver mit Wasser zu einem Brei verrührt und bei Sonnenstich und Fieber auf die Stirn aufgetragen wird. Paste und Sandelholzöl wirken auch heilend bei infizierter, entzündeter Haut. Als Kaltwasserauszug eingenommen hilft Sandelholz gegen Reizblase und nächtliches Harnlassen, jedoch auch bei inneren Blutungen, Durchfall, Ruhr und blutenden Hämorrhoiden.

Rakta-Chandana öffnet das Herz, fördert geistiges und spirituelles Wachstum und bewirkt die Umwandlung sexueller in geistige Energie. Deshalb wird es als Duftöl oder in Räucherkerzen vielfach zu Meditation und geistiger Entspannung verwendet.

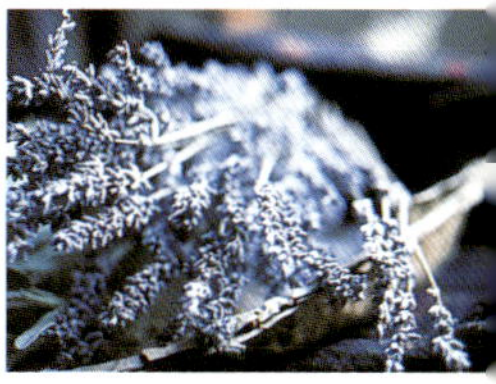

MANDEL

Sanskrit: Vatama

Der Mandelbaum ist im Westen Asiens, in Europa und in Indien im Punschab und in Kaschmir beheimatet. Verwendet werden die reifen Nüsse und das aus ihnen gepresste Öl. Mandeln beruhigen Vata, stärken die Nervenkraft und erhöhen die physische und psychische Belastbarkeit. Mandeln sind also wertvolle Nervennahrung, denn sie enthalten neben Eiweiß, Ölen und Enzymen auch die Vitamine A, B_1, B_2, B_6, E und Nikotinamid sowie Spurenelemente und Mineralsalze. Süßmandelöl wird deshalb auch für nervenstärkende Massagen verwendet. Bittermandeln verdünnen das Blut und entwässern. In der Küche nimmt man Bittermandelöl gerne zum Würzen und Verfeinern. Da Bittermandeln jedoch giftige Blausäure enthalten, ist bei ihrer Verwendung Vorsicht geboten. Als Nerventonikum und für guten Schlaf nehmen Sie jeden Morgen oder Abend einen Teelöffel süßes Mandelöl in Milch ein.

BOCKSHORNKLEESAMEN

Sanskrit: Methi

Diese leicht bittere, etwas scharfe Pflanze ist ein gutes Tonikum bei Schwächezuständen, bei angegriffenen Nerven, in der Rekonvaleszenz und nach einer Schwangerschaft. Dazu geben Sie einen Esslöffel Bockshornkleesamenpulver in eine Tasse Milch und trinken dies mehrmals täglich. Als Brei eingenommen steigert Bockshornklee die Milchbildung und fördert den Haarwuchs. Äußerlich mit etwas Wasser zu einer Paste verrührt hilft es gegen Abszesse und Furunkel und unterstützt die Wundheilung.

GEWÜRZE UND KRÄUTER

Vata-beruhigend

Alle süßen und wärmenden Gewürze: Anis, Fenchel, Kümmel, Kreuzkümmel, Kardamom, Zimt, Nelken, Süßholz, Eibisch, Alant, Muskat, Thymian, frischer Ingwer, Ajuwan, Bockshornkleesamen, Lorbeerblätter, Galgant, Basilikum

Pitta-anregend

Alle scharfen, sauren und erhitzenden Gewürze: Cayennepfeffer, schwarzer Pfeffer, Knoblauch, Meerrettich, Senf, Echter Beifuß, Bohnenkraut, Brunnenkresse, Galgant, Kalmus, Lorbeerblätter, Nelken, Petersilie, Gelbwurzel, Alant

Kapha-anregend

Alle Gewürze mit befeuchtender und schleimlösender Wirkung: Süßholz, Eibisch, Alant, Beinwellwurzel, Irisch Moos, Flachssamen, Salomonsiegel

Zur Stärkung von Agni, ohne dabei Pitta anzuregen

Ingwer, Kardamom, Bockshornkleesamen, Dill, Fenchel, Minze, Safran, Kleine Mensel, Kreuzkümmel, Zimt, grüner Koriander

Zur Regulierung der Darmflora und bei Darmparasiten

Ajuwan, Asaföetida, Nelken, Knoblauch, Thymian, Wermut, Kurkuma, Rainfarn

Herbe, zusammenziehende, schweiß- und sekretionshemmende Gewürze

Salbei, Brombeerblätter, Himbeerblätter, Enzian, Eichenrinde, Odermennig, Wiesenknöterich, Hibiskus, Hagebutte, Breitwegerich, Brennnessel, Gelbwurzel, Schafgarbe, Storchenschnabel

Schweißtreibende und erhitzende Gewürze

Lindenblüte, Basilikum, Kardamom, Zimt, Nelken, Eukalyptus, Ingwer, Wacholderbeeren, Thymian, Holunderblüten

Schweißtreibende und kühlende Gewürze

Kamille, Koriander, Holunderblüten, Zinnkraut, Pfefferminze, Schafgarbe, Klette

Harntreibende Gewürze

Koriander, Klette, Zinnkraut, Knoblauch, Senf, Petersilie, Zimt, Wacholderbeeren, Brennessel, Liebstöckel, Hauhechel, Ackerschachtelhalm, Goldrute

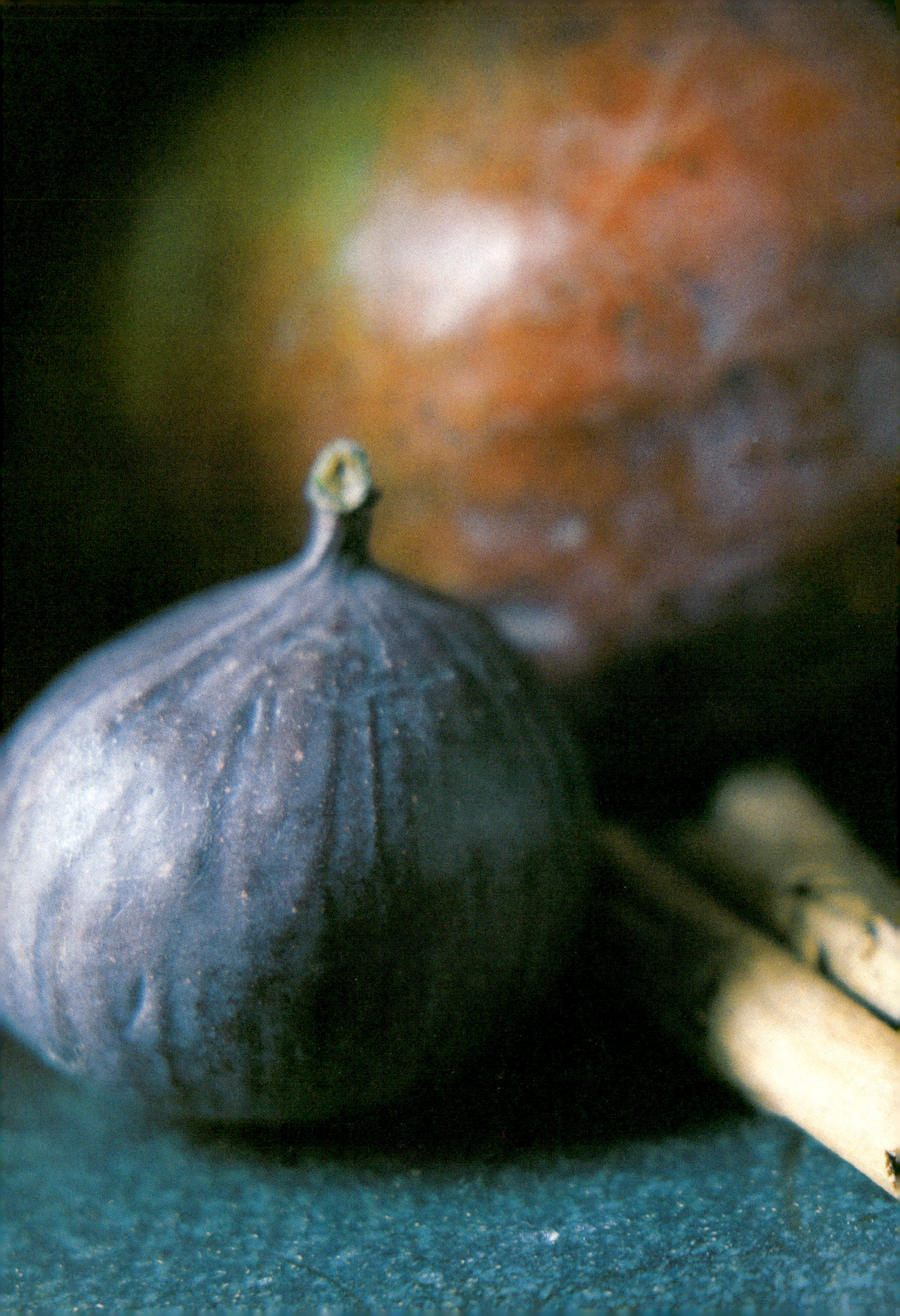

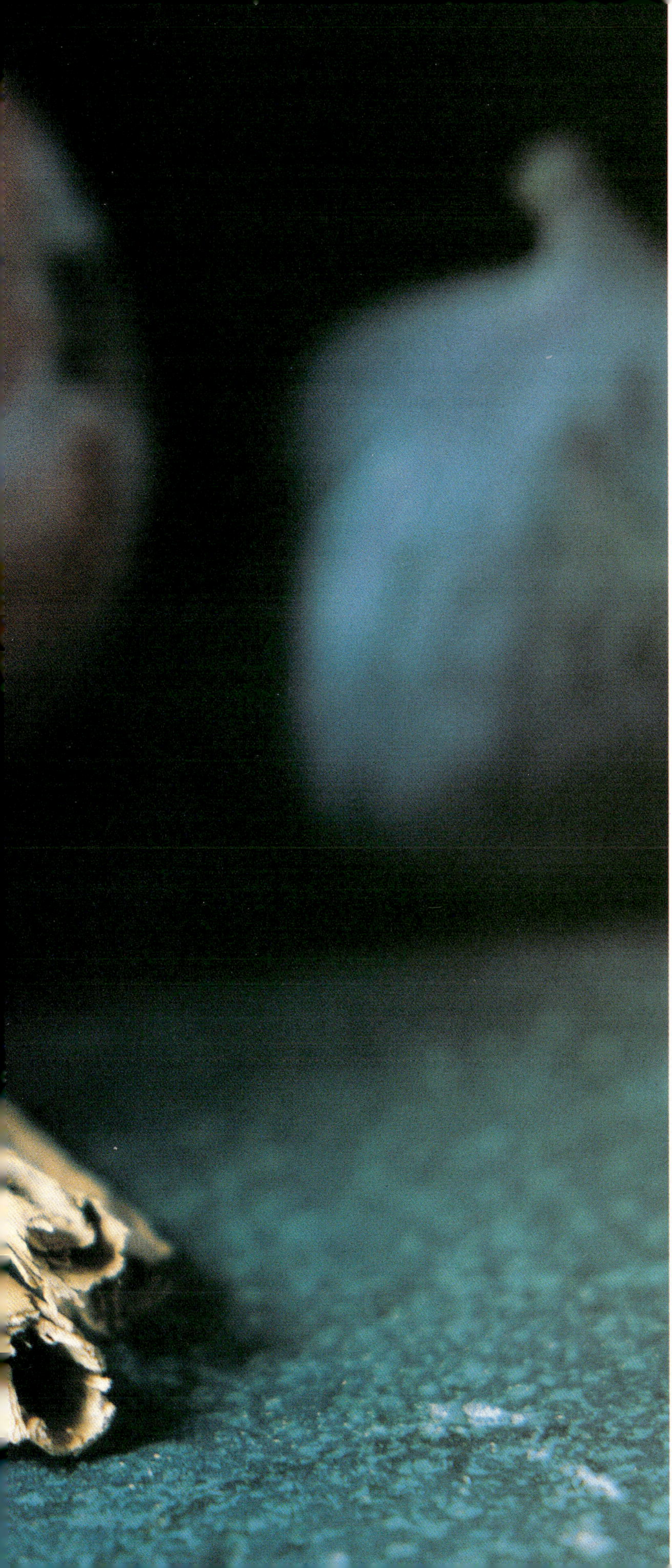

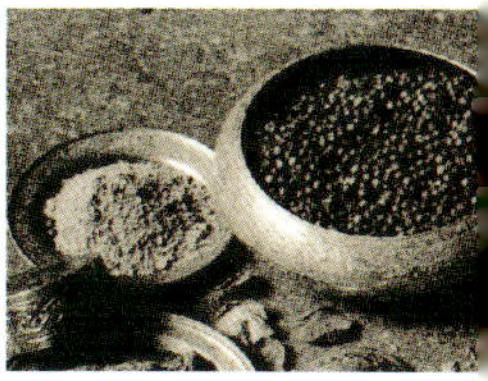

ERNÄHRUNG IM AYURVEDA

ERNÄHRUNG IM AYURVEDA

»Das Gleichgewicht von Stoffwechsel, Verdauung, Körpergeweben und Ausscheidungen sowie die Glückseligkeit von Bewusstsein, Geist und Sinnen sind die Voraussetzung für Gesundheit.«
SUSRUTA

ESSEN IN HARMONIE MIT DEM KOSMOS

Die ganzheitliche ayurvedische Therapie hat das Ziel, die verlorene Balance im Menschen wieder herzustellen. Entsprechend nimmt auch die Ernährung, beim Gesunden wie beim Kranken, eine besondere Rolle ein.

Nahrung sollte generell ausgewogen, vollwertig sein und alle Bausteine des Lebens enthalten. Sie muss jedoch auch und vor allem individuell verträglich und den unterschiedlichen Bedürfnissen des Menschen, seinem Alter und Beruf sowie seiner körperlichen und geistigen Verfassung angemessen sein. Hier unterscheidet sich die ayurvedische Ernährungslehre von den zahlreichen modernen Ernährungskonzepten, die oft auf einseitigen theoretischen Überlegungen basieren und langfristig die Bedürfnisse nach körperlichem Wohlbefinden und innerer Zufriedenheit nicht erfüllen. Demnach bestehen die *Ahara*, wie die Ernährungslehren im Ayurveda genannt werden, auch nicht aus strengen Verboten und Regeln, sondern appellieren vielmehr an die Beobachtungsgabe für die Bedürfnisse des Körpers.

Es wäre in der Tat schwierig, den täglichen Bedarf an Nährstoffen, Vitaminen, Mineralien und Spurenelementen selbst bestimmen und ausrechnen zu müssen. Unser Körper besitzt jedoch ein ganzheitliches »Wahrnehmungs- und Meldesystem«, das auf dem Gleichgewicht und Ungleichgewicht der drei Doshas basiert. Mit etwas zusätzlichem Grundwissen, das Ihnen dieses Kapitel vermitteln möchte, kann man sich auf diese innere Intelligenz verlassen und von seinem natürlichen Instinkt leiten lassen.

Unsere Sinne – vor allem der Geruch, der Geschmack und der Anblick von Speisen – kommunizieren mit den inneren Bedürfnissen, die aus dem Wechselspiel der Doshas erwachsen. Die *rasas*, die Geschmacksqualitäten der Speisen, geben dabei die grundlegenste Information (S. 72). Aber auch die *gunas*, die physikalischen Eigenschaften, beispielsweise schwer – leicht und kalt – warm, sagen viel über das betreffende Nahrungsmittel aus.

Da jede Nahrung für sich eine eigene, bekannte Wirkung auf die drei Doshas ausübt, lässt sich für jeden Konstitutionstyp und für die unterschiedlichen Gesundheitsstörungen der passende Ernährungsplan zusammenstellen. Das ist vor allem für den ayurvedischen Arzt von Bedeutung, der seine individuelle Therapie darauf aufbaut. Diese wird dann erforderlich, wenn der Patient den »Selbstrückbezug« zu seiner inneren Wahrnehmung und den natürlichen Instinkten verloren hat oder ihnen nicht mehr vertraut. Für den gesunden Menschen sollen die Empfehlungen dieses Kapitels eine Erinnerung sein an seine natürlichen Bedürfnisse und Bemühungen, sich ausgewogen zu ernähren und im harmonischen Gleichgewicht zu bleiben.

Die individuelle Verträglichkeit setzt die Fähigkeit unseres Stoffwechsel- und Verdauungsystems voraus, Nahrung vollkommen zu verwerten. Daher schreibt Ayurveda der Verdauungskraft eine wichtige therapeutische Bedeutung zu und achtet sie höher als die Art der zu verdauenden Nahrung. Die ayurvedische Bezeichnung für Verdauungskraft ist Agni – Feuer, Verdauungsfeuer, allgemein die Lebensflamme, die Nahrung in körpereigene Energie- und Strukturbausteine verwandelt.

Caraka, dessen Textsammlungen das zeitlose Wissen des Ayurveda vermitteln, hebt die Bedeutung von Agni immer wieder hervor:

»Lebensdauer, Ausstrahlung, Stärke, Gesundheit, Immunität, Energie, Wärmeprozesse und vitaler Atem – all das hängt vom Verdauungsfeuer ab. Man stirbt, wenn dieses Feuer erlischt, man lebt lange frei von Störungen, wenn es seine Aufgabe richtig erfüllt, und wird krank, wenn es geschwächt ist, denn Agni liegt all diesem zugrunde. Der Aufbau von Geweben aus Nährstoffen, die Bildung von Ojas, Entwicklung von Stärke und Ausstrahlung hängen von Agni ab, denn aus unverdauter Nahrung kann kein Gewebe aufgebaut werden.«

Ein gesundes Agni zeichnet sich durch zwei- bis dreimal täglichen gesunden Hunger und durch eine regelmäßige Verdauung aus. Reguliert wird Agni durch die drei Doshas (S 13): Bei Dominanz von Kapha sind Verdauung und Stoffwechsel langsam und träge. Kapha-Menschen klagen häufig über Völlegefühl und Müdigkeit nach dem Essen. Pitta ist mit einer starken und intensiven Verdauungstätigkeit verbunden. Bei Störungen können Entzündungen im Magen und Darm, Geschwüre und Sodbrennen auftreten. Vata im Ungleichgewicht bewirkt eine empfindliche und instabile Verdauung, die oft mit Blähungen und Verstopfung einhergeht. Bei einer gesunden Verdauung wird die aufgenommene Nahrung vollständig umgewandelt, und es entsteht Ojas, die feinste »Essenz« von Nahrung. Ojas ist das subtile Endprodukt der Verdauung und essenziell für den Aufbau gesunder Körpergewebe, der Dhatus. Es gibt Wohlbefinden, biologi-

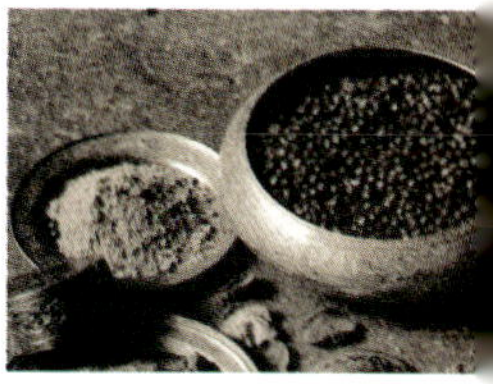

sche Stärke, starke Abwehrkräfte, Vitalität, Zufriedenheit und der Haut eines gesunden Babys ihren typischen seidigen Glanz. Ojas entsteht jedoch nicht nur bei der Verdauung. Bei allen positiven geistigen Ereignissen und Glückserfahrungen wird Ojas gebildet – Sie können sich Ojas als das vorstellen, was sprichwörtlich »Leib und Seele zusammenhält«. Ojas ist feinster Ausdruck menschlicher Physiologie. Es verbindet Körper und Geist und sorgt für Ausgewogenheit. Ist Agni geschwächt oder gestört, wird Ojas nur mangelhaft gebildet, und an seiner Stelle entsteht Ama.

Ama bedeutet wörtlich übersetzt so viel wie »unreif« oder »ungekocht« und steht für Schlackenstoffe, Körpergifte und unverdaute Nahrungsbestandteile, die durch eine schwache Verdauung im Magen-Darm-Trakt oder im Stoffwechsel der Zellen und Gewebe entstehen. Darunter fallen auch Alkohole und andere Gärungs- und Fäulnisprodukte im Darm. Ama schwächt die Gewebe und fehlt bei praktisch keiner Krankheit. In erweitertem Sinn kann Ama auch im psychischen Bereich gebildet werden, als Folge »unverdauter«, unverarbeiteter Gefühle, Belastungen und ungelöster Konflikte. Was auf diese Weise im Nervensystem und im Stoffwechsel an »Giftsubstanzen« gebildet wird, ist nach ayurvedischer Ansicht ebenso gesundheitsschädlich wie unverdaute Nahrung.

Agni steht im Mittelpunkt wechselseitiger Beziehungen zwischen inneren und äußeren Faktoren unterschiedlichster Art. Qualität, Menge und Art der verspeisten Nahrungsmittel beeinflussen es ebenso wie körperliche und geistige Aktivität, Klima und Jahreszeit, biologische Rhythmen, Tageszeit und Lebensalter, Schlaf, Konstitution und Medikamente. Durch zu viel oder zu häufiges Essen kann die Verdauungskraft am nachhaltigsten beeinträchtigt werden. Aber auch eiweißhaltige Kost und zu schweres Essen am Abend können sie entscheidend schwächen. Ebenso ungünstig ist »Nebenbeiessen«, während der Mahlzeit lesen, fernsehen oder hitzige Diskussionen führen. Die Folgen eines gestörten Agni sind Verdauungsstörungen: Blähungen, Völlegefühl, Aufstoßen, Müdigkeit, Heißhungeranfälle und natürlich die Bildung von Ama.

Essen ist Herzenssache

Bitte beachten Sie bei den Ernährungsratschlägen, dass Ayurveda keine strengen Dogmen aufstellt, sondern immer die individuellen Bedürfnisse und Eigenheiten eines Menschen berücksichtigt. Genießen Sie deshalb jede Mahlzeit, und führen Sie sich dabei vor Augen, dass Sie damit das Gleichgewicht von Körper, Geist und Seele herstellen.

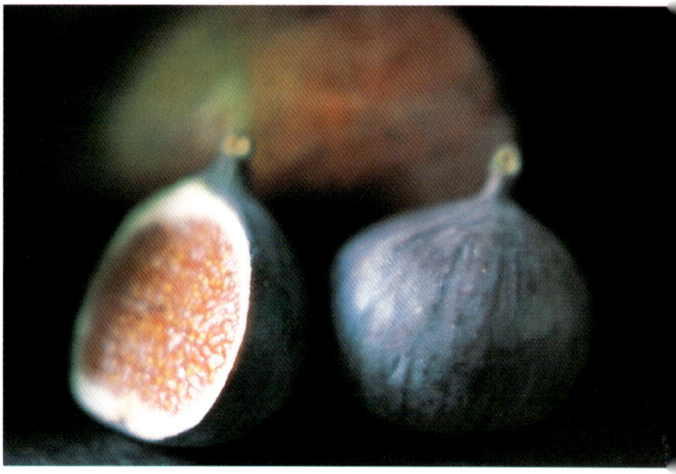

Schulen Sie Ihr Unterscheidungsvermögen für das, was Ihnen gut tut und richtig für Sie ist. Wenn Sie einmal Verlangen nach etwas haben, von dem Sie wissen, dass es für Sie nicht das Beste ist, probieren Sie ruhig ein wenig davon. Kauen Sie es aufmerksam, und versuchen Sie zu spüren, wie es wirklich schmeckt. Wenn Sie sich des Geschmacks und der Inhaltsstoffe bewusst geworden sind, wird diese Erfahrung Sie für die Zukunft leiten. Häufig wird dann das Verlangen nach ungesunden Nahrungsmitteln gestillt. Im Allgemeinen essen Sie aber, was Ihnen bekommt, mit Ausnahme einiger Dinge, die wirklich nicht gesund sind oder nicht zu bestimmten Zeiten gegessen werden sollten.

Ayurvedische Essensregeln

Essen Sie in ruhiger Umgebung, und genießen Sie die Speisen. Setzen Sie sich zum Essen stets hin, und nehmen Sie die Mahlzeiten regelmäßig, möglichst zur gleichen Zeit ein. Während der Mahlzeit sollten Sie nicht arbeiten, lesen, fernsehen und auch nur wenig sprechen.

Essen Sie immer erst, wenn Sie hungrig sind und die letzte Mahlzeit vollkommen verdaut ist, also etwa nach drei bis sechs Stunden. Vermeiden Sie Zwischenmahlzeiten.

Mittags sollten Sie Ihre Hauptmahlzeit einnehmen. Abends essen Sie nur mehr leichte Kost – und vor allem nicht zu

spät. Nach dem frühen Abendessen und vor dem Einschlafen sollten Sie möglichst nichts mehr zu sich nehmen, denn nachts wird Nahrung nur schlecht verarbeitet und beeinträchtigt den Schlaf.
Essen Sie in Ruhe, weder zu schnell noch zu langsam, und lassen Sie dem Magen etwas Freiraum für die Verdauungsvorgänge. Sie sollten sich nach der Mahlzeit gestärkt und zufrieden fühlen, jedoch nicht schwer und voll.
Trinken Sie zu den Mahlzeiten etwas heißes Wasser, Kräutertee oder Saft.
Milch sollten Sie nicht zu den Mahlzeiten trinken, sondern entweder allein oder gemeinsam mit Getreiden, oder süß schmeckenden Speisen. Kurz aufgekocht und gewürzt ist sie am bekömmlichsten.
Die Nahrung sollte ausgewogen sein und alle sechs Geschmacksrichtungen (S. 72), wenigstens bei der Mittagsmahlzeit, enthalten. Spezielle Empfehlungen richten sich nach Ihrem Konstitutionstyp (S. 13) und den Jahreszeiten (S. 150).
Richten Sie sich auch beim Essen nach Ihren Bedürfnissen; Ihr Körper drückt durch den Appetit auf bestimmte Speisen aus, was er braucht, um wieder ins Gleichgewicht zu kommen. Wünsche nach Nahrungsmitteln, die den Körper schädigen, entstehen durch falsche Angewohnheiten oder wenn Sie aus dem Gleichgewicht geraten sind und deshalb kein Gespür mehr für die Bedürfnisse Ihres Körpers haben.
Vermeiden Sie Alkohol, Kaffee, kohlensäurehaltige Getränke und Schokolade.
Essen Sie abends möglichst keine Sauermilchprodukte wie Joghurt, Quark und Käse und auch kein anderes tierisches Eiweiß.
Kochen und backen Sie nicht mit Honig, denn erhitzter Honig erzeugt Ama (S. 67).
Vermeiden Sie eiskalte Nahrung und Getränke, da sie die Verdauungskraft schwächen.

Richtige Nahrungszubereitung

Fertig gekochte Speisen sollten Sie nicht ein zweites Mal aufkochen oder erwärmen. Bereiten Sie Ihr Essen also frisch zu, und achten Sie auf vollwertige, naturbelassene Nahrungsmittel.
Essen sollte immer schmackhaft, appetitlich angerichtet und eine Freude für das Auge sein: Die Nahrung sollte alle fünf Sinne ansprechen.
Bereiten Sie Ihre Speisen liebevoll und in gelöster, glücklicher Atmosphäre zu, denn: Ein glücklicher und zufriedener Koch schafft glückliche und zufriedene Esser.

EMPFEHLUNGEN FÜR DIE EINZELNEN KONSTITUTIONSTYPEN

Die Klassifizierung der Nahrung geschieht ebenso wie bei den Arzneimitteln nach den physikalischen Eigenschaften und den Geschmacksrichtungen. Für jeden Konstitutionstyp ist das richtige Verhältnis der Geschmacksrichtungen unterschiedlich, denn jeder Geschmack enthält spezifisch wirkende Elemente. So besteht etwa Salziges aus Erde und Feuer und regt deshalb Pitta und Kapha an, dämpft aber Vata.
Dies sollten Sie bei der Auswahl Ihrer Nahrungsmittel immer berücksichtigen, denn sind die Eigenschaften einer Speise der jeweiligen Konstitution angepasst, kann positiv auf die Gesundheit eingewirkt werden.
Die folgenden standardisierten Empfehlungen dienen einer ersten Orientierung. Mit ihrer Hilfe können Sie lernen, Ihren Bedürfnissen wieder mehr zu trauen und danach Ihre Ernährung individuell zusammenzustellen.
Ayurveda empfiehlt in der Regel vegetarische Kost. Um sich entsprechend der Doshas zu ernähren, müssen Sie jedoch nicht zwingend Vegetarier sein, obwohl diese Ernährungsweise viele gesundheitliche Vorteile mit sich bringt. Versuchen Sie, Ihre Ernährung allmählich umzustellen, indem Sie Ihren Fleischkonsum nach und nach reduzieren. Bevorzugen Sie zunächst Geflügel und Fisch, beides ist leichter verdaulich.

VATA-TYP

Vata ist ein trocken-kaltes Dosha: Warme, nahrhafte Gerichte, wie sie im Winter gerne gegessen werden, etwa Eintöpfe, Aufläufe und Suppen, sind die beste Nahrung, um dieses Dosha zu beruhigen. »Sommergerichte« wie Salate, rohes Gemüse und eisgekühlte Getränke sind Vata-Naturen nicht förderlich.
Vata-Typen neigen zu einer unregelmäßigen Verdauung. Gekochte und leicht verdauliche Speisen schaffen hier Abhilfe. Auch sollten Vata-Typen auf eine ruhige und entspannte Atmosphäre während der Mahlzeit achten, denn sie reagieren sehr intensiv auf die Stimmung, die beim Essen herrscht. So kann auch das beste Essen nicht gut anschlagen, wenn Sie durch Spannungen bei Tisch belastet sind.

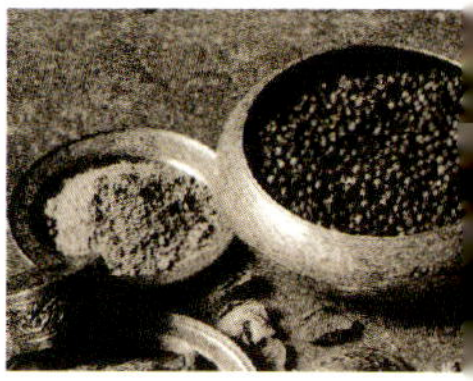

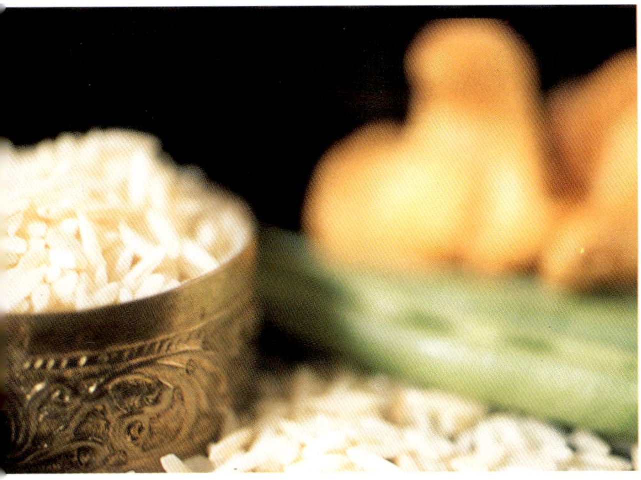

Bevorzugen Sie warme, mittelschwere Speisen, denen Sie bei Bedarf noch zusätzlich etwas Butter oder Fett beigeben. Essen Sie vorzugsweise salzig, sauer und süß sowie sättigende Speisen. Bittere, scharfe und herbe sowie kalte, trockene und fettarme Speisen sollten Sie meiden.
Die hier vorgestellte vataberuhigende Ernährung kann allen Vata-Menschen empfohlen werden, es sei denn, Ihr ayurvedischer Arzt hat Ihnen etwas anderes verordnet. Innerhalb weniger Tage nach Beginn dieser Ernährungsweise sollte sich Ihr Energieniveau erhöht haben und Sie sich allgemein ausgeglichener, ruhiger und zufriedener fühlen.

Bevorzugen Sie

Gemüse und Salate: Gemüse sollten Sie stets mit etwas Ghee angemacht und gekocht zu sich nehmen. Spargel, Rote Bete, Karotten, Gurken, Knoblauch, milder weißer Rettich, grüne Bohnen, Okra, Zwiebel, süße Kartoffeln. In kleinen Mengen auch Kartoffeln, Rosenkohl, Brokkoli, Kohl, Blumenkohl, Erbsen, Spinat, Bohnenkeimlinge, Zucchini, Sellerie, Tomaten und Sprossen
Getreide: Reis, vor allem Basmatireis und Weizen
Milchprodukte: Generell alle Milchprodukte, vor allem Milch, Ghee, Frischkäse, Butter, Joghurt, Sahne und Lassi
Hülsenfrüchte: Sojaprodukte, Tofu, grüne Bohnen, Linsen, rote Linsen, Mungbohnen
Öle und Fette: Alle Öle und Fette in kleinen Mengen
Obst: Allgemein süßes und reifes Obst – Bananen, Mangos, süße Melonen, Papayas, Ananas, Kokosnüsse, Pflaumen, Beeren, Orangen, Avocados, Kirschen, Pfirsiche, Aprikosen, Grapefruit, frische Feigen, Trauben und Zitronen
Nüsse und Samen: Alle Nüsse und Samen in kleinen Mengen
Süßmittel: Alle natürlichen Süßmittel, alle Zuckerrohrprodukte, Melasse und Sirup von Ahorn und Birne
Gewürze: Generell sind alle Gewürze empfehlenswert, insbesondere aber süße oder wärmende wie Ingwer, Nelken, Kardamom, Zimt, Kreuzkümmel, Senfkörner, schwarzer Pfeffer in kleinen Mengen, Gelbwurzel (Kurkuma), Steinsalz
Fleisch und Eier (für Nichtvegetarier): Huhn, Truthahn, also weißes Fleisch, Meerestiere und Eier, gebraten oder als Rührei

Reduzieren Sie

Gemüse und Salate: Große Mengen an Blattgemüsen und -salaten, Landgemüse, rohe Zwiebeln, Weiß- und Rotkohl, Brokkoli, Blumenkohl, Zucchini, Keimlinge, Kartoffeln, Stangensellerie, Auberginen, Pilze, Tomaten, Erbsen und Rohkost
Getreide: Hirse, Mais, Gerste, Buchweizen, Roggen, Hafer (ungekocht), rohe Getreide
Milchprodukte: Sauermilchprodukte in großen Mengen
Hülsenfrüchte: Alle Hülsenfrüchte, außer die unter »Empfohlene Nahrungsmittel« stehenden
Obst: Granatäpfel, Trockenfrüchte, Preiselbeeren, herbe Äpfel und Birnen
Süßmittel: Honig in großen Mengen und weißer Zucker
Fleisch und Eier (für Nichtvegetarier): Rind- und Schweinefleisch

PITTA-TYP

Pitta ist das einzige »heiße« Dosha. Aus diesem Grund sollten Pitta-Typen im Sommer kühlende Speisen bevorzugen. Pitta-Typen werden im Allgemeinen mit einer starken und gut funktionierenden Verdauung geboren, was in der Regel auch ihr Leben lang so bleibt. Sie vertragen meist jedes Essen. Entsprechend geraten sie auch leicht in Versuchung, allzu sorglos bei der Auswahl ihrer Nahrung zu sein und dadurch ihre Verdauung übermäßig zu strapazieren. Zu viel Salz, zu Saures, zu stark Gewürztes und beim Essen öfter ein wenig »über die Stränge schlagen« sind die häufigsten Störeinflüsse. Pitta-Typen sollten besonders darauf achten, bittere und herbe Nahrungsmittel zu essen, etwa Salate und

Gemüse. Diese Geschmacksrichtungen zügeln den Appetit, absorbieren überschüssige Feuchtigkeit und halten die Geschmacksnerven wach. Bevorzugen Sie kalte und warme Speisen von mittelschwerer Konsistenz, aber keine heißen Speisen sowie bitter, herb oder süß schmeckende Nahrung mit wenig Butter und Fett.
Alles, was die Atmosphäre bei Tisch beruhigend und geordnet macht, hilft Pitta auszugleichen.
Die hier vorgestellte Pitta beruhigende Ernährung kann allen Pitta-Menschen empfohlen werden, es sei denn, Ihr ayurvedischer Arzt hat Ihnen etwas anderes verordnet. Innerhalb weniger Tage nach Beginn dieser Ernährungsweise sollte sich Ihr Energieniveau gesteigert haben und Sie sich allgemein ausgeglichener, ruhiger und zufriedener fühlen.

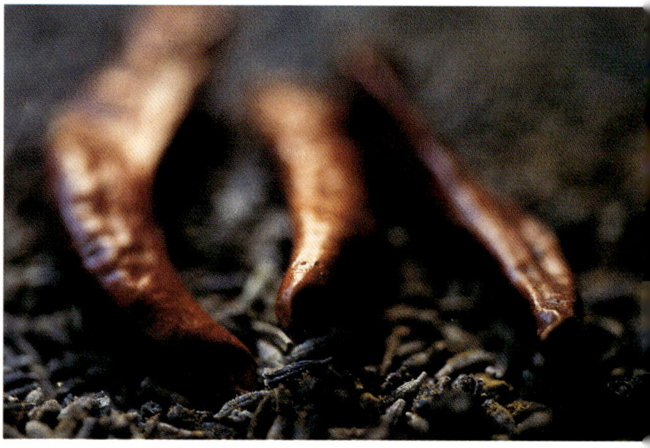

Bevorzugen Sie

Gemüse und Salate: Alle süßen und herben Gemüsesorten, Spargel, Gurken, Zucchini, Kürbis, Pilze, Okra, Erbsen, Petersilie, grüne Paprika, Sprossen, Sellerie, Kohl, Blumenkohl, Rosenkohl, Brokkoli, Kartoffeln, Keimlinge, grüne Blattgemüse und Salate wie Mangold, Wirsing und Kopfsalat
Getreide: Reis, insbesondere Basmatireis, Weizen, Hafer (gekocht), Gerste
Milchprodukte: Milch, ungesalzene Butter, Ghee, Hüttenkäse, Frischkäse in kleinen Mengen und Lassi
Hülsenfrüchte: Grüne Bohnen, frische Erbsen, Sojaprodukte, Mungbohnen, ebenso alle anderen Hülsenfrüchte außer Linsen
Öle und Fette: Olivenöl, Sonnenblumenöl, Ghee, Kokosöl, Sojaöl
Obst: Alle süßen Früchte, Bananen, Mangos, süße Melonen, Avocados, Feigen, Birnen, süße, dunkle Trauben, Rosinen, Kirschen, süße Ananas, Pflaumen, Dörrpflaumen, süße Orangen, Äpfel, Granatäpfel
Nüsse und Samen: Kokosnüsse, Sonnenblumenkerne und Kürbissamen
Süßmittel: Alle Süßmittel, außer Honig und Melasse
Gewürze: Koriander, Kardamom, Zimt, Fenchel, Safran, Gelbwurzel (Kurkuma), Ingwer und schwarzer Pfeffer in kleinen Mengen, frische Gartenkräuter, außer Lauchgewächse
Fleisch und Eier (für Nichtvegetarier): Huhn, Truthahn, Fasan, Hase, Wild, vom Ei das Eiweiß, Garnelen in kleinen Mengen

Reduzieren Sie

Gemüse und Salate: Rote Bete, Mohrrüben, Auberginen, Rettich, Radieschen, Tomaten, scharfe Paprika, Spinat
Getreide: Hirse, Roggen, brauner Reis, Mais, Buchweizen
Milchprodukte: Alle Sauermilchprodukte wie Joghurt, Quark, Käse, Sauerrahm, Sauermilch, unter Verwendung von Milchsäure hergestellte Buttermilch
Hülsenfrüchte: Linsen (außer als Suppe), rote Linsen
Öle und Fette: Mandelöl, Sesamöl, Maisöl
Obst: Alle sauren Früchte, wie saure Äpfel, Pflaumen, Orangen, Grapefruit, Zitronen, Pfirsiche, Papayas, Oliven, Persimonen
Nüsse und Samen: Sesamsamen, Cashewnüsse
Süßmittel: Honig, Melasse
Gewürze: Scharfe Gewürze, Pfeffer in größeren Mengen, Cayennepfeffer, Chillis, Anis, Nelken, Kümmel, Selleriesamen, Bockshornkleesamen, Senfkörner, Zwiebeln, Knoblauch, Salz, Essig, Ketchup
Fleisch und Eier (für Nichtvegetarier): Rind- und Schweinefleisch, alle Meerestiere, Eidotter

KAPHA-TYP

Kapha ist nur schwer durch Nahrung zu beeinflussen. Mit der Zeit können jedoch auch Kapha-Typen aus dem Gleichgewicht geraten, wenn sie zu viel, zu süß und zu fett essen. Da bei der heute allgemein üblichen Ernährung Zucker und Fett mehr als die Hälfte des durchschnittlichen Kalorienver-

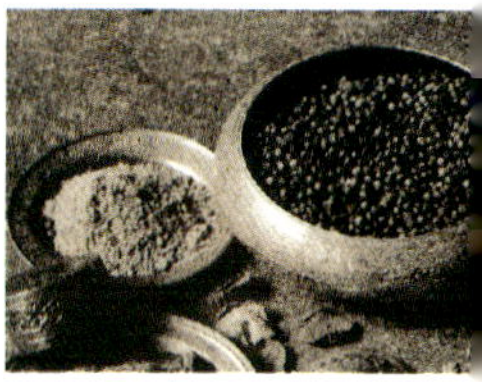

brauchs ausmachen, sollten also vor allem Kapha-Menschen ihre Ernährung sorgfältig zusammenstellen. Ebenso sollten sie auf einen mäßigen Salzverbrauch achten, denn das verursacht bei vielen Kapha-Typen aufgeschwemmtes Gewebe. Allem, was Leichtigkeit fördert, ist der Vorzug zu geben. Dazu gehören ein leichtes Frühstück und Mittagessen, nicht zu durchgekochte Speisen, frisches Obst und rohes Gemüse. Bevorzugen Sie warme, leichte und trockene Speisen ohne viel Flüssigkeit und nur mit sehr wenig Butter, Öl und Zucker. Würziges regt die Verdauung an, Bitteres und Herbes zügelt den Appetit. Allgemein gleicht alles, was eine Mahlzeit anregend macht, Kapha aus und verringert die für Kapha-Menschen stets vorhandene Versuchung, sich zu überessen.

Die hier vorgestellte Kapha beruhigende Ernährung kann allen Kapha-Menschen empfohlen werden, es sei denn, Ihr ayurvedischer Arzt hat Ihnen etwas anderes verordnet. Innerhalb weniger Tage nach Beginn dieser Ernährungsweise sollte sich Ihr Energieniveau gesteigert haben und Sie sich allgemein ausgeglichener, ruhiger und zufriedener fühlen.

Bevorzugen Sie

Gemüse und Salate: Alle Blattgemüse sowie scharfe und bittere Gemüsesorten wie Spinat, Kohl, Wirsing, Rosenkohl, Blumenkohl, Brokkoli, Chicorée, Keimlinge, Knoblauch, Zwiebeln, Pilze, Okra, Paprika, Sprossen, Kartoffeln, Karotten, Rote Bete, Stangensellerie, Fenchel, Auberginen, Spargel, Rettiche, Radieschen, Petersilie, alle Blattsalate

Getreide: Gerste, Buchweizen, Mais, Hirse, Roggen, Hafer, Dinkel, Weizen und weißer oder Basmatireis in kleinen Mengen

Milchprodukte: Warme Magermilch oder mit Wasser verdünnte Vollmilch, Ziegenmilch, Frischkäse in kleinen Mengen, Ghee und Lassi

Hülsenfrüchte: Alle Hülsenfrüchte außer Sojaprodukte und weiße oder schwarze Bohnen

Öle und Fette: Ghee, Mandel-, Mais-, Sonnenblumen-, Sesam- und Olivenöl in kleinen Mengen

Obst: Äpfel, Birnen, Granatäpfel, Beerenobst, Kirschen, Aprikosen, Mangos, Pfirsiche, Persimonen, Dörr- und Trockenobst

Nüsse und Samen: Sonnenblumenkerne und Kürbissamen in kleinen Mengen

Süßmittel: Honig

Gewürze: Alle Gewürze außer Salz, insbesondere scharfe Gewürze wie Ingwer, schwarzer Pfeffer, Koriander, Gelbwurzel (Kurkuma), Nelken, Kardamom, Zimt

Fleisch und Eier (für Nichtvegetarier): Huhn, Truthahn, hier jeweils das dunkle Fleisch, Garnelen, Wild in kleinen Mengen, Rührei

Reduzieren Sie

Gemüse und Salate: Gurken, Tomaten, Zucchini, Kürbis, Süßkartoffeln

Getreide: Brauner Reis, Haferflocken, Weizen oder weißer Reis in großen Mengen

Milchprodukte: Käse, Quark, Joghurt, Sauermilch, Dickmilch, Sahne

Hülsenfrüchte: Sojaprodukte, Tofu, weiße Bohnen

Öle und Fette: Alle Öle und Fette, außer den empfohlenen

Obst: Bananen, süße Weintrauben, süße Melonen, Wassermelonen, Feigen, Datteln, Pflaumen, Orangen, Ananas, Avocados, Papayas

Nüsse und Samen: Alle Nüsse

Süßmittel: Zucker, Sirup, Melasse

Gewürze: Salz

Fleisch, Fisch und Eier (für Nichtvegetarier): Alle Meerestiere, Rind- und Schweinefleisch, Lamm

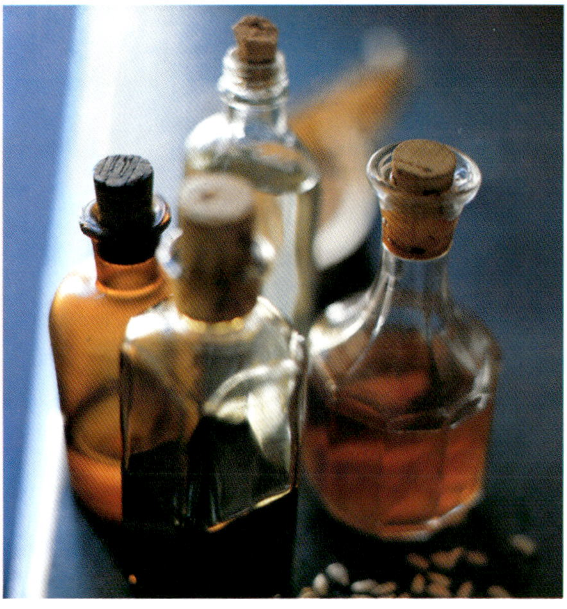

ERNÄHRUNGSEMPFEHLUNGEN ZUR REGULIERUNG DER DOSHAS

Zur Beruhigung von Vata

Bei gutem Verdauungsfeuer und einer Vata-Konstitution oder Vata-Störung.

Bevorzugen Sie:

Warme, wohlschmeckende Speisen und Getränke

Süßes, Saures und Salziges

Schwere, reichhaltige und ölige Speisen

Alle vier bis fünf Stunden kleine bis mittelgroße Mahlzeiten

Meiden Sie:

Kaltes, trockenes und leichtes Essen

Bitteres, Herbes und Scharfes

Gewichtsreduzierende und unregelmäßige Mahlzeiten

Zur Beruhigung von Pitta

Bei starkem oder normalem Verdauungsfeuer und einer Pitta-Konstitution oder Pitta-Störung.

Bevorzugen Sie:

Kühle, reichhaltige Speisen und Getränke

Süßes, Bitteres und Herbes

Schwere, ölige und gehaltvolle Mahlzeiten in mäßigen Mengen

Salate

Meiden Sie:

Heiße Speisen und Getränke

Scharfes, Saures und Salziges

Leichte, trockene und unregelmäßige Mahlzeiten

Zur Beruhigung von Kapha

Bei schwachem oder normalem Verdauungsfeuer und einer Kapha-Konstitution oder Kapha-Störung. (Wenn Ihre Verdauung schwach ist, beachten Sie zusätzlich die Empfehlungen zur Stärkung der Verdauungskraft (S. 66) und zum Abbau von Ama (S. 67).

Bevorzugen Sie:

Warme Speisen und Getränke

Scharfes, Bitteres und Herbes

Leichte und trockene Mahlzeiten

Appetitanregende Gerichte, Salate und Suppen

Meiden Sie:

Kaltes, schweres und reichhaltiges Essen

Süßes, Saures und Salziges

Zu üppige und ölige Gerichte

Zwischenmahlzeiten

Nahrung für die Dhatus

Die verschiedenen Gewebearten, die Ayurveda unterscheidet, die Dhatus (S. 14), können durch bestimmte Nahrungsmittel gestärkt werden. Im Folgenden eine kleine Auswahl:

rasa: Milch, Joghurt, Lassi, Fruchtsäfte, Wasser, generell flüssige Nahrung, Rosinen und Feigen

rakta: Rote Bete, Karotten, Süßkartoffeln, Rosinen, Feigen und Pitta fördernde Nahrung

mamsa: Kartoffeln, Getreide, Dals (S. 168), Süßkartoffeln und Feigen

meda: Kartoffeln, Öle und Fette, Ghee, Süßkartoffeln und Rosinen

asthi: Karotten, Mandeln, Feigen und Datteln

majja: Rosinen, Mandeln, Karotten, Datteln, Nüsse

sukra: Ghee, Milch, Rosinen, Datteln, Nüsse

AYURVEDISCHES MENÜ

Die ayurvedische Küche lebt von der Kunst der Komposition: Die sechs Geschmacksrichtungen sind die verschiedenen Klangfarben der Nahrungsmittel, die uns die Natur schenkt und die zusammen eine Symphonie ergeben sollen. Sie liefern die Hauptinformation für die drei Doshas, denn der Geschmack einer Speise bereitet die jeweils beeinflusste Verdauungsdrüse auf ihre Aufgabe vor:

Bitter – reinigend und klärend, stimuliert Leber und Galle

Süß – anregend auf die Bauchspeicheldrüse

Sauer – anregend und kräftigend auf die Magendrüsen, stimuliert am stärksten die Speichelsekretion

Salzig – appetitanregend und den Wasserhaushalt beeinflussend

Scharf – anregend auf den Stoffwechsel, wärmeerzeugend und reinigend

Herb – zusammenziehend, schleimhautberuhigend

Die Geschmacksrichtungen sollten aufgrund ihrer Wirkungen in einem ausgewogenen Verhältnis zueinander stehen und alle in einer Mahlzeit enthalten sein. Wenn das nicht möglich ist, sollten die sechs *rasas* jedoch zumindest über den Tag verteilt in der Nahrung vertreten sein.

Geschmack kann auch zum Ausbalancieren eines gestörten Doshas eingesetzt werden:

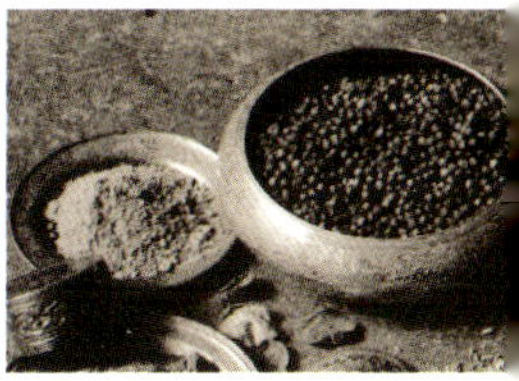

Vata wird durch salzig, sauer und süß,
Pitta durch bitter, süß und herb und
Kapha durch scharf, bitter und herb wieder ausgeglichen.
Übrigens: Die ayurvedischen Churnas, Vata-, Pitta- und Kapha-Churna (S. 24) sind eine einfache Möglichkeit, das Geschmacksspektrum eines noch unausgewogenen Essens, beispielsweise auf Reisen, zu vervollständigen.
Eine ayurvedische Mahlzeit, in Harmonie mit den persönlichen Bedürfnissen zubereitet, ist deshalb vor allem gekennzeichnet durch Ausgewogenheit. Sie enthält alle notwendigen Bausteine des Lebens: Eiweiße, Kohlenhydrate, Fette, Vitamine, Mineralstoffe und Spurenelemente. Wer schon einmal »ayurvedisch« gegessen hat, stellt überrascht fest, dass er sich danach nicht müde, sondern erfrischt, leistungsfähig und zufrieden fühlt. Wichtig dafür ist die gegenseitige Ergänzung und Unterstützung von Nahrungsmitteln. Dies erreichen Sie, indem Sie um ein Grundnahrungsmittel, wie etwa Reis, Nudeln oder Getreide, die verschiedenen Komponenten eines vollwertigen ayurvedischen Menüs gruppieren.
Ein solches Menü enthält die Geschmacksrichtungen:
Süß: Reis, Süßkartoffeln, Fladenbrot, Getreide oder Nudeln (alle Grundnahrungsmittel) sowie Süßspeisen
Sauer: Joghurt, Zitrone oder Essig, etwa als Salatmarinade, und Lassi als Getränk zum Essen
Salzig: Alle Salzarten, Ayurveda bevorzugt Steinsalz zum Würzen
Scharf: Alle Küchengewürze, etwa Pfeffer, Curry, Ingwer und Paprika
Bitter: Gemüse und Salate
Herb: Dals, Hülsenfrüchte, vor allem Mungbohnen und manche Gemüsesorten, unter anderem Spinat, Kohl, Brokkoli, Chicorée, Fenchel, Spargel, Auberginen, Wirsing, Stangensellerie
Ebenso sind alle Nährstoffe enthalten:
Eiweiß: Dal, Getreide und Lassi
Kohlenhydrate: Reis, Getreide und Gemüse
Fett: Ghee, Sahne und Pflanzenöle
Vitamine: Obst, Gemüse, Salat, B-Vitamine in Getreide, Fladenbrot und Lassi
Mineralstoffe und Spurenelemente: Getreide, Fladenbrot, Lassi, Gemüse und Salat
Es ist nicht notwendig, täglich ein solches vollständiges Gericht im Sinne des Ayurveda zu kochen. Integrieren Sie

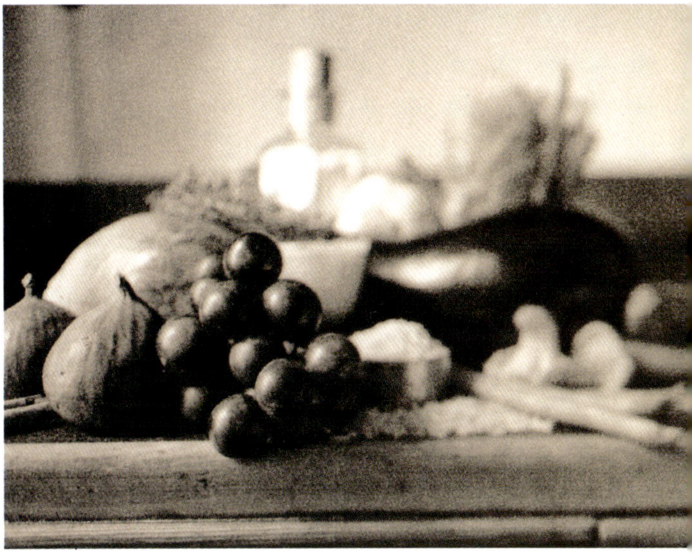

nach und nach in Ihren Speiseplan, was Ihnen am besten schmeckt, und bereiten Sie eine komplette ayurvedische Mahlzeit zu besonderen Anlässen zu.
Rezepte, die Ihnen viele Variationsmöglichkeiten bieten, finden Sie ab Seite 167.

Für Berufstätige, die mittags nicht in Kantine oder Restaurant essen möchten oder können, gibt es eine gute Lösung: die Kochkiste. Das ist ein Thermotopf, der in allen guten Haushaltswarengeschäften erhältlich ist. Darin bereiten Sie am Morgen oder am Abend zuvor das Mittagessen vor, kochen es für wenige Minuten auf und nehmen es dann vom Herd. Durch die konservierte Wärme gart das Gericht allein zu Ende. Durch diese schonende Zubereitung ist das Essen besonders schmackhaft und vitaminreich. Den Topf nehmen Sie mit ins Büro, so haben Sie ein bequemes und vor allem gesundes Mittagessen.

TIPPS ZUM ABBAU VON AMA

Ayurveda nennt alle Arten von Stoffwechselschlacken Ama. Wörtlich übersetzt bedeutet Ama so viel wie »unverdaut«. Es entsteht immer dann, wenn die Verdauungskraft und der Stoffwechsel das Angebot an Nahrung nicht bewältigen können. Die Therapie von Ama besteht deshalb aus leichter Ernährung und Stärkung der Verdauungskraft. Um Ama in den wichtigsten Körpergeweben abzubauen, genügt oft schon eine Entschlackungskur von acht bis zehn Tagen. Sprechen Sie jedoch bitte vor der Kur mit Ihrem Ayurveda-Arzt über Ihr Vorhaben. Die Empfehlungen können je nach Konstitutionstyp variieren.

Vermeiden Sie während der Kur die folgenden Speisen: Gebratenes, Frittiertes, Fettes, Saures, reine Rohkost, rohe Getreidemüsli, Fisch, Schweine- und Rindfleisch, Käse, Quark, Joghurt und andere Sauermilchprodukte sowie Süßigkeiten in jeder Form.

Bevorzugen Sie stattdessen: Weißen Reis, Blattgemüse, Karotten, Rote Bete, Mungbohnen, leichte, abgelagerte Brotsorten, frische Salate in kleinen Mengen sowie Gemüse- und Getreidesuppen.

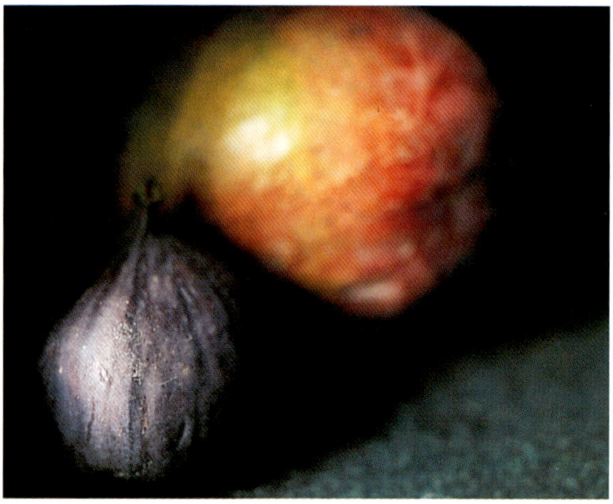

Speiseplan für die zehn Tage

Etwa eine halbe Stunde vor dem Frühstück trinken Sie ein Glas zimmerwarmes Wasser, angereichert mit frischem Saft von einer halben Zitrone und ein bis zwei Teelöffeln qualitativ hochwertigem Bienenhonig.

Frühstück: Bei starkem Hunger können Sie frisch gepresste Fruchtsäfte trinken, ansonsten kann das Frühstück ganz ausfallen.

Mittagessen: Mittags sollten Sie eine leichte, warme Mahlzeit zu sich nehmen, bei der Sie sich richtig »satt essen« dürfen. Achten Sie jedoch auf Ihren natürlichen Sättigungspunkt, er schützt Sie davor, sich zu überessen. Essen Sie in einer ruhigen Atmosphäre, und bleiben Sie nach der Mahlzeit noch zehn bis fünfzehn Minuten sitzen.

Abendessen: Bei starkem Hunger sind wie am Morgen frisch gepresste Fruchtsäfte, aber auch Getreide-, Reis- und Gemüsesuppen empfehlenswert, die Sie möglichst vor sechs Uhr zu sich nehmen. Ansonsten kann das Abendessen ganz ausfallen.

Zwischenmahlzeiten: Sie sollten sich auf die Hauptmahlzeiten beschränken. Wenn Sie jedoch der »kleine Hunger zwischendurch« überfällt, stillen Sie ihn mit frischen Obstsäften.

Heißes Wasser: Zur Förderung des Stoffwechsels und zum Ausspülen von Ama verwendet der Ayurveda heißes Wasser. Dieses sollte halbstündlich, noch heiß und in kleinen Schlucken getrunken werden. Die Menge richtet sich nach dem Durst; zwingen Sie sich deshalb nicht, eine bestimmte Menge zu trinken. Meistens genügt etwa eine halbe Tasse in einer halben Stunde. Das heiße Wasser ist der wichtigste Teil der Kur. Sie sollten das Wasser mindestens zehn Minuten lang kochen, denn dadurch verbessert es sich im Geschmack und kann auch leichter in die Körperzellen eindringen. Das gekochte Wasser bewahren Sie in einer Thermoskanne auf.

Nach den zehn Tagen können Sie Ihre Kost wieder langsam aufbauen. Trinken Sie jedoch weiterhin heißes Wasser, das Sie jetzt stündlich oder zweistündlich zu sich nehmen können.

Darüber hinaus sollten Sie während der Kur frühzeitig ins Bett und viel spazieren gehen.

HEISSWASSER-TRINKKUR

Das regelmäßige Trinken von heißem Wasser ist eine sehr wirksame Reinigungskur, die Sie unbedingt ausprobieren sollten. Sie wird auch im Kapitel »Beschwerden von Kopf bis Fuß« oft empfohlen und hat eine Vielzahl positiver Wirkungen, beispielsweise:

»Unechte« Hungergefühle zwischen den Mahlzeiten werden befriedigt, Nebenwirkungen beim Fasten wie Übelkeit, Kopfschmerzen, Gereiztheit oder Mattigkeit bleiben aus.

Das schluckweise Trinken hat eine beruhigende und psychisch stabilisierende Wirkung, was sich besonders bei nervösen und angespannten Menschen bemerkbar macht.

Darmstörungen wie Aufstoßen, Blähungen, Völlegefühl oder Verstopfung verschwinden.

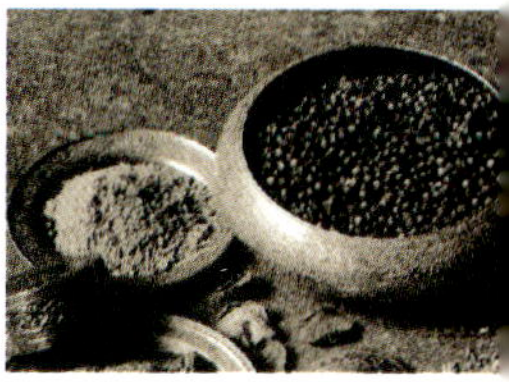

Durch die Reinigung des Körpers wird die Haut klarer und sieht frischer und besser durchblutet aus. Ebenso vermindert sich Juckreiz.
Ein wesentlicher Vorteil des heißen Wassers gegenüber Tees ist seine relative Geschmacksfreiheit. Durch das lange Kochen bekommt es nur einen leicht süßen Geschmack, der mit zur Beruhigung von Vata beiträgt. Ansonsten ist es fast geschmacksneutral. Durch das Trinken verbessert sich der Geschmackssinn, wodurch die Speisen intensiver schmecken.
Gelenk-, Rücken- und Nackenschmerzen werden gelindert. Um diese Effekte zu erzielen, ist weniger die Menge des getrunkenen Wassers entscheidend, als die Häufigkeit: Zwei bis drei Schluck halbstündlich reichen. Wichtig ist jedoch die Qualität des Wassers. In ländlichen Gegenden können Sie meist Leitungswasser verwenden. Leben Sie jedoch in der Stadt, sollten Sie sich mineralstoffarmes und kohlensäurefreies Mineralwasser besorgen. Bei einem schwachen Stoffwechsel und ausgeprägten Ama-Zuständen geben Sie dem Wasser ab und an eine kleine Prise Ingwerpulver bei. Alternativ können Sie sich auch einen Ingwertee aus der frischen Wurzel zubereiten. Ingwer ist scharf und süß, regt deshalb die Verdauung an und reinigt zusätzlich.
So wird's gemacht
Reines Wasser (kein chloriertes Leitungswasser) ohne Kohlensäure oder mineralstoffarmes Mineralwasser zehn bis fünfzehn Minuten vor Gebrauch kochen. (Sie können das Wasser in einer Thermoskanne warm halten.) Stündlich oder halbstündlich zwei bis drei Schlucke (oder mehr) trinken.

REGELMÄSSIGER STUHLGANG

Unter einem normalen Stuhlgang versteht man im Ayurveda Stuhlgang morgens nach dem Aufstehen und noch vor dem Frühstück. Der Stuhl sollte gut geformt, von mittelbrauner Farbe sein und spontan abgehen. Es ist natürlich kein Grund zur Beunruhigung, wenn Sie nur jeden zweiten Tag Stuhlgang haben. Durch kleine Veränderungen in Ihrer Ernährungs- und Lebensweise können Sie den Darm jedoch allmählich aktivieren. Die Stuhlentleerung kann im Wesentlichen durch drei Maßnahmen geregelt und normalisiert werden: Ballaststoffe, ölige Nahrungsmittel und warme Getränke. Von diesen wird in der modernen Medizin meist jedoch nur eine, nämlich die ausreichende Aufnahme von Ballaststoffen, propagiert. Zu viel Ballaststoffe führen jedoch zu einer Reizung des Darms und zu Gärungsprozessen. Deshalb sollten Sie hier ein natürliches, individuell abgestimmtes Maß einhalten und keine strikten Regeln aufstellen. Eine ausgewogene ayurvedische Ernährung mit frischem Gemüse, Salat und Getreideprodukten enthält ausreichend Ballaststoffe und aktiviert entsprechend die Verdauung. Fette und Öle werden häufig bei der Behandlung eines trägen Darms vernachlässigt. Sie schützen den Darm und führen auf natürliche Weise ab. Im Gegensatz zu den üblichen Laxanzien (Abführmitteln) führen sie nicht zu einer Gewöhnung oder Darmreizung. Zudem kleiden sie den Darm mit einem öligen Schutzfilm aus. Die wichtigste Wirkung ist das Stärken von Vata, das seinen Hauptsitz im Dickdarm hat und hier über sein Subdosha *apana-Vata* (S. 14) die Verdauung regelt. Pflanzliche Öle, wie beispielsweise kaltgepresstes Olivenöl (besonders die erste Pressung), als Salatmarinade oder zum Kochen, führen ab und kräftigen den Darm. Auch andere pflanzliche Öle, wie Sonnenblumenöl, sind hier zu empfehlen. Nicht zu vergessen natürlich das Ghee (S. 25), das in keiner Küche fehlen sollte. Es regelt nicht nur die Stuhltätigkeit, sondern entfacht auch das Verdauungsfeuer.
Als dritte Maßnahme zur leichteren und »pünktlichen« Stuhlentleerung trinken Sie morgens nach dem Aufwachen ein Glas lauwarmes Wasser. Das stimuliert den gastrokolischen Magen-Dickdarm-Reflex und ermöglicht oft unmittelbar darauf den Gang zur Toilette. Zur Unterstützung und zusätzlichen Reinigung können Sie auch ein Glas lauwarmes Zitronenwasser mit einem Teelöffel Honig trinken. Auch tagsüber sollten Sie natürlich ausreichend Flüssigkeit zu sich nehmen, vor allem heißes Wasser.

FASTENKUR

Bei schweren Ama-Zuständen, wenn der Organismus durch Schlackenstoffe und Körpergifte stark belastet ist, aber auch einleitend zur Behandlung chronischer Krankheiten, empfehlen sich einige Fastentage mit Reisschleim. Neben schädigenden Abfallstoffen verlieren Sie gleichzeitig auch ein bis zwei Pfunde!
Bei der Reisschleimdiät gibt es drei Tage lang zu den drei Mahlzeiten – morgens, mittags und abends – eine Reissuppe und viel heißes Wasser. Für die Reissuppe (für eine Person)

geben Sie jeweils zwei Esslöffel Basmatireis und Mungbohnen in einen halben Liter Wasser und lassen dies eine Stunde lang leicht köcheln. Je nach Geschmack können Sie mit etwas Salz, Kreuzkümmel, Ingwer- oder Gelbwurzelpulver würzen. Sie können die Wassermenge auch variieren und die Reissuppe so »dicker« oder »dünner« zubereiten. Bewegen Sie sich ausgiebig an der frischen Luft, und schlafen Sie ausreichend. Am vierten Tag nehmen Sie morgens einen Esslöffel Rizinusöl zum Abführen des »gereiften« Amas – der Schlacken- und Giftstoffe – ein. Dazu geben Sie einen Esslöffel Rizinusöl in eine halbe Tasse Wasser, fügen diesem den Saft einer halben Zitrone, eine Prise Salz und einen viertel Teelöffel Ingwerpulver bei, verrühren alles und trinken es. Diese Zubereitung ist angenehmer als reines Rizinusöl. Sollten Sie Reis nicht vertragen oder ihn nicht mögen, so können Sie auch auf eine leichte Gemüse- oder Gerstensuppe ausweichen.

Das erste Gericht nach dem Abführen am vierten Tag sollte ein Lassi (S. 167) oder wieder eine Reissuppe sein. Danach gehen Sie langsam und vorsichtig auf leichte, warme und vegetarische Speisen über.

KLEINE AYURVEDISCHE »NAHRUNGSMITTELKUNDE«

Getreide

Das ganze Korn enthält die vollen Werte des Getreides, deshalb sollten Sie Vollkornmehl, allerdings sehr fein gemahlen, vorziehen. Weißes Mehl, Auszugsmehl, ist nicht empfehlenswert.

Weizen

Der ursprünglich in Westasien beheimatete Weizen ist einer der ältesten Nutzpflanzen und zählt heute zu den Hauptnahrungsmitteln Europas. Besonders Weizenvollkorn ist reich an Vitaminen, Eiweiß, verschiedenen Ölen und Mineralsalzen. Weizen ist stärkend bei Schwächezuständen, hebt die Stimmung und lindert Magen- und Herzfunktionsstörungen sowie Hautausschläge. Er dämpft Vata und stärkt Kapha.

Hafer

Schon im Altertum wurde Hafer als »Kraftnahrung« gerühmt. Überlieferungen zufolge sollen die »Habertalgen-Esser« besonders kräftige und langlebige Menschen gewesen sein. Hafer ist reich an Eiweiß, Kieselsäure, Phosphor und Fluor und enthält die Vitamine E, B_1, B_2, B_6 sowie das selten vorkommende Biotin, weshalb Hafer auch die Gesundheit von Haut und Haaren wirksam unterstützt. Hafer steigert die körperliche und geistige Leistungsfähigkeit und gilt deshalb als hervorragendes Stärkungsmittel in der Wachstumsphase und im Alter. Haferstrohbäder bringen Erleichterung bei Gichtleiden, rheumatischen Beschwerden und Hexenschuss, aber auch bei Lebererkrankungen. Als Schonkost bei Magen- und Darmstörungen wird der Haferschleim verwendet. Hafer wirkt besonders bei Vata-Störungen, da er Kapha stärkt und Vata und Pitta reduziert.

Gerste

Die alten Griechen sahen in der Gerste ein Geschenk der Göttin Demeter, der Getreidemutter, an die Menschen und weihten den Göttern Opferkuchen aus Gerstenmehl. In Milch gekocht, regt Gerste die Milchdrüsensekretion an und wird daher stillenden Müttern empfohlen. Gerstenschleim gilt als gute Diät bei allen Magen-Darm-Erkrankungen. Das Malz, welches beim Gären der Gerstenkörner entsteht, wirkt stärkend und schleimlösend.

Hirse

Hirse ist leicht und trocken, vermehrt daher Vata und Pitta und vermindert Kapha. Eine Diät mit Hirse ist besonders empfehlenswert nach der Einnahme von Antibiotika, da sie die Darmflora wieder regeneriert.

Roggen

Roggen enthält wie Weizen Klebeeiweiß, weshalb sich diese Getreideart sehr gut zum Brotbacken eignet. Darüber hinaus ist sie reich an Kalium, Phosphor, Fluor, Kieselsäure, Eisen und B-Vitaminen. Durch eine Ernährung mit Roggen steigen die Eisenwerte im Blut deutlich an. Älteren Menschen mit beginnender Arterienverkalkung wird eine Kost mit Schwerpunkt auf Roggen empfohlen. Wie Hirse ist Roggen leicht und trocken, vermindert daher Kapha und steigert Vata und Pitta.

Reis

Reis dient in erster Linie nicht als Vitamin- oder Mineralstoffspender, sondern als harmonisierendes, verbindendes

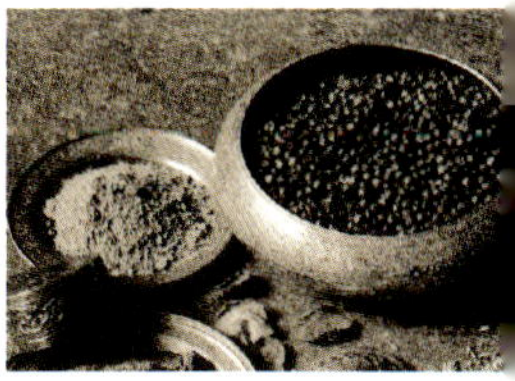

Medium, als ausgleichende Grundlage. Er wird fast immer gut vertragen, im Gegensatz zu anderen Getreidearten, die bei einem gestörten Verdauungssystem unverträglich und allergen sein können. Darüber hinaus gilt Reis als spirituell fördernd. Er hat für alle drei Doshas ausgleichende Eigenschaften, schmeckt ausgezeichnet, ist sehr bekömmlich und von allen Getreiden am meisten sattvisch, harmonisierend. Wegen seiner entwässernden Wirkung kann er diätetisch bei Ödemen (Wasseransammlungen) gegeben werden. Weißer Reis ist leichter verdaulich als ungeschälter, am besten ist Basmatireis. Vollwertiger Reis ist nicht poliert, sondern hat noch sein »Silberhäutchen« (vitamin- und mineralstoffreicher Schalenanteil), im Handel ist er unter der Bezeichnung »Vollwertreis« erhältlich. Er ist süß, kühlend, stärkend und harntreibend, enthält Vitamin E, B_1, B_2, B_6, Folsäure und Niacin sowie Natrium, Kalium, Kalzium, Phosphor, Magnesium und Eisen. Er fördert die Sehkraft und die Herztätigkeit. Brauner, ungeschälter Reis (Vollkornreis) ist schwer verdaulich und sollte nur von Menschen mit einer sehr aktiven Verdauung, einem übermäßigen Agni, gegessen werden. Dies bedeutet jedoch nicht, dass vor allem Pitta-Naturen Vollkornreis gut vertragen.

Dinkel und Grünkern

Dinkel, eine anspruchslose und robuste Getreideart, ist eine alte Kulturform des Weizens. Alte Ortsnamen, wie etwa Dinkelsbühl oder Dinkelsacker, lassen darauf schließen, dass Dinkel früher auch bei uns weit verbreitet war. Dinkelmehl, reich an Eiweiß, Kalium, Phosphor und Eisen, verleiht Brot und Gebäck eine besonders herzhafte, nussige Note. Zur Herstellung von Grünkern wird der unreife Dinkel auf »Darren« geröstet und erhält so seinen herzhaften Geschmack. Dinkel gilt als besonders wertvoll zur Behandlung von chronischen Magen-Darm-Erkrankungen.

Mungbohnen

Generell regen alle Hülsenfrüchte leicht Vata an und führen leider auch schnell zu Blähungen. Sie enthalten jedoch viel pflanzliches hochwertiges Eiweiß und sollten gut gekocht und Vata ausgleichend gewürzt genossen werden. Mungbohnen, richtig zubereitet (S. 168), haben den Vorteil, dass sie sowohl hervorragende Eiweißspender als auch bekömmlicher als andere Hülsenfrüchte sind. Ebenfalls ist bei ihnen die Vata anregende Wirkung geringer als bei anderen Hülsenfrüchten.

Gemüse

Gemüse ist reich an Vitaminen, Mineral- und Ballaststoffen. Lange Lagerzeiten bewirken jedoch den Verlust vieler dieser wertvollen Inhaltsstoffe. Daher sollten Sie Ihr Gemüse bald verbrauchen und kühl und dunkel lagern.

Gemüse sollte nicht zu stark gekocht werden, sondern gerade eben gar sein. Auch gehen durch langes Wässern und Garen in Wasser viele der wasserlöslichen Vitamine verloren, ebenso Mineralstoffe und Spurenelemente. Die beste Art der Zubereitung ist, Gewürze in Ghee oder Olivenöl anzurösten, danach das Gemüse zuzugeben und, wenn nötig, mit etwas Wasser dünsten. (Dabei aber die unterschiedlichen Garzeiten der verschiedenen Gemüsesorten beachten, gegebenenfalls geben Sie die Gemüse nach und nach zu.) Ghee oder Olivenöl bewahren die fettlöslichen Vitamine.

Kartoffeln

Kartoffeln sollten als Gemüsebeilage und nicht als Hauptgericht angesehen werden, da sie durch ihren »Erdcharakter« (Wurzelgemüse) Ama ansammeln und deshalb besonders bei Vata-Typen und bei einer schwachen Verdauung durch Gärprozesse leicht Blähungen verursachen können. Um diesen negativen Begleiterscheinungen vorzubeugen, sollten Kartoffeln immer gut gekocht und gewürzt, nicht frittiert und mit etwas Zitronensaft bekömmlicher gemacht werden. Bei Erkrankungen, die durch Ama verursacht sind, beispielsweise rheumatisch entzündliche Gelenkerkrankungen, sollte auf dieses Gemüse verzichtet werden.

Honig

Dieses natürliche Rasayana gleicht alle drei Doshas, vor allem jedoch Kapha aus. Es enthält viele wertvolle Vitamine, Mineralstoffe und Spurenelemente. Gemeinsam mit den beiden anderen *yogavahis*, Milch und Ghee, ist Honig ein gutes Anupanam (S. 24) für Arzneistoffe. Honig ist zudem schleimlösend, stärkt die Sehkraft und baut Fettgewebe ab: Honigwasser, ein Teelöffel Honig auf ein Glas Wasser, jeweils vor und nach dem Essen getrunken, ist deshalb besonders übergewichtigen Menschen zu empfehlen. Nehmen Sie Honig jedoch nie über vierzig Grad erhitzt zu sich, denn durch die Wärme werden die enthaltenen Fermente zerstört und schwer verdauliche Substanzen gebildet, die den Körper belasten. Verwenden Sie also Honig nicht zum Backen und zum Süßen von Tees.

Ghee

Ghee ist wie Milch und Honig eines der naturgegebenen Rasayanas und wirkt daher verjüngend und zellregenerierend. Darüber hinaus bildet es Ojas, bewirkt so einen gesunden Gewebestoffwechsel, regt die Abwehrkräfte an und ist nach ayurvedischen Beobachtungen und auch ersten wissenschaftlichen Untersuchungen cholesterinsenkend. Es ist auch das beste Anupanam – Transportmedium für Heilstoffe, fettlösliche Vitamine, Mineralstoffe und Spurenelemente –, da es wie keine andere Substanz die Eigenschaften gelöster Heilpflanzen absorbiert. Ghee wirkt entgiftend, da es die Fähigkeit besitzt, fettlösliche Umwelt- und Körpergifte zu binden und auszuleiten. Nach bisheriger Erfahrung scheint die Einnahme von Ghee in Verbindung mit der Pancha-Karma-Kur eine der wirkungsvollsten Maßnahmen, Amalgamverunreinigungen des Körpers zu beseitigen.

Ghee macht Speisen bekömmlicher, intensiviert ihren Geschmack und bewahrt beim Dünsten die Vitamine der Nahrungsmittel. Zudem stärkt es die Verdauungskraft, Agni. Die Gheemenge muss jedoch individuell angepasst sein: Eine kleine Menge entfacht Agni, zu große Mengen löschen es.

Es stärkt die Sehkraft, kühlt übermäßige Hitze, ist ein natürlicher Radikalfänger und schützt so die Zellen. Ghee enthält die Vitamine A, E, Niacin und die Mineralstoffe Natrium, Kalium, Kalzium, Phosphor, Magnesium und Eisen.

Eiweiß

Eiweißstoffe, Proteine, bestehen aus zwanzig verschiedenen Aminosäuren, acht davon kann der Körper nicht selbst bilden und müssen deshalb mit der Nahrung aufgenommen werden. Eiweißüberernährung führt zu einer Verdickung der Gefäßwände und nachfolgend zu erhöhtem Cholesterinspiegel im Blut, Arteriosklerose, Gicht und Thrombosen. Der Genuss von tierischem Eiweiß sollte relativ gering gehalten und vor allem am Abend vermieden werden, denn es ist schwer verdaulich und führt zur Bildung von Fäulnisgiften und Stoffwechselschlacken. Decken Sie Ihren Bedarf an Eiweiß besser mit pflanzlichem Protein, welches besonders reich in Getreide und Hülsenfrüchten enthalten ist.

Milch

Die Milch ist ebenso wie Ghee eines der natürlich vorkommenden Rasayanas und ein Lebenselixier par excellence. Die ayurvedischen Texte schreiben ihr folgende zehn Eigenschaften zu: süß, kühl, sanft, ölig, gleitend, dicht, geschmeidig, schwer, langsam und klar – dies sind zugleich die Eigenschaften von Ojas. Deshalb fördert Milch, bei einem gesunden Agni, auch die Bildung von Ojas. Dieses vollwertige Nahrungsmittel ist entgiftend, abführend, allgemein stärkend, appetitanregend, nervenberuhigend und wegen seiner nährenden, süßen Eigenschaften besonders wichtig für Kinder, alte Menschen und Rekonvaleszenten, die schwach und abgemagert sind. Durch ihren ölenden und fettenden Charakter macht Milch auch eine geschmeidige Haut. In ihr sind viele Vitamine und Mineralstoffe sowie reichlich Kalzium und Magnesium enthalten. Sie empfiehlt sich auch bei Menschen mit einem verstärkten Verdauungsfeuer, Agni, und zur Linderung von Hitzeempfindungen. Milch sollte nie zusammen mit Salz oder sauren Speisen getrunken werden, siehe auch »Milchunverträglichkeit«, Seite 79.

Kuhmilch gilt als Herztonikum, verjüngend, die Lebenskraft und den Intellekt stärkend, weshalb in alten Überlieferungen von ihr oft als »Lebenselixier« gesprochen wird. Sie dient vor allem der Reduzierung von Pitta.

Ziegenmilch hat mehr Vata-Eigenschaften als Kuhmilch (Ziegen sind beweglicher als Kühe). Sie ist als Alternative zur Kuhmilch besonders geeignet bei Kapha-Erscheinungen von Kindern und Neurodermitis.

Joghurt und Lassi

Joghurt (S. 167), dieses nach sechs bis sieben Stunden gereifte, beinahe süß schmeckende Milchprodukt ist ein her-

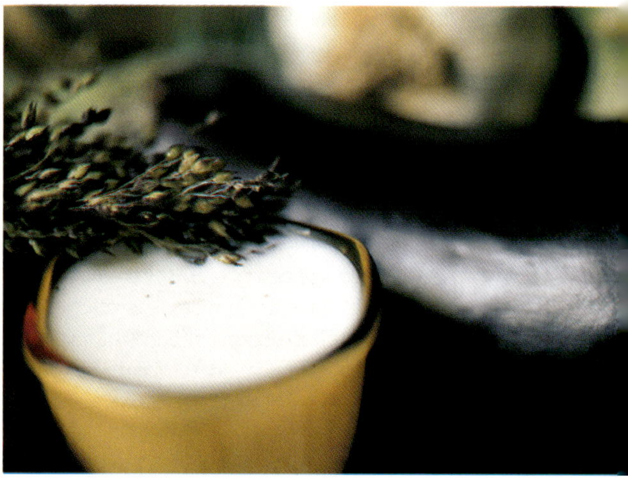

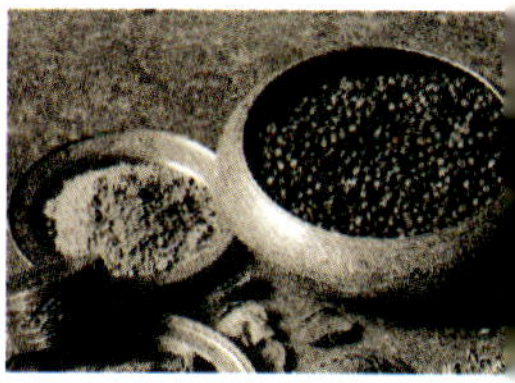

vorragendes Darmregulans: Ausführliche Untersuchungen zeigen, dass Joghurt vorbeugend gegen Ruhr und Durchfall wirkt und vor allem Durchfallerkrankungen bei Kindern heilt. In einer Studie, die in den USA Anfang der Sechzigerjahre durchgeführt wurde, konnte mit normalem Joghurt schwerer Durchfall von Kindern doppelt so schnell wie mit einem Antibiotikum geheilt werden. Joghurt ist generell leicht verdaulich, besonders frischer Joghurt. Zudem unterstützt er die Funktion der Abwehrzellen, wirkt selbst keimtötend und stärkt das Immunsystem. Joghurt enthält Stoffe, welche die moderne Medizin als Schutzfaktor gegen Magengeschwüre einsetzt (Prostaglandin E). Vollmilchjoghurt enthält biologisch aktives Prostaglandin E, das in fettarmem Joghurt weniger enthalten ist, weil die Prostaglandine im Milchfett gebunden sind. Joghurt hat jedoch auch eine cholesterinsenkende Wirkung. Dabei reguliert es positiv die beiden Teilfraktionen des Cholesterins: Das gute, schützende HDL-Cholesterin nimmt bei regelmäßigem Verzehr von Joghurt (Lassi) zu. Sehr wichtig bei Joghurt ist die Qualität. Er sollte täglich frisch und ohne Konservierungs- und andere künstliche Stoffe zubereitet sein, da sonst in Verbindung mit seinen leicht sauren Eigenschaften Ama entsteht. Als Joghurt-Getränk, Lassi (S. 167), ist er für jeden Konstitutionstyp, vor allem bei schwacher Verdauungskraft, bekömmlich.
Bei Milchunverträglichkeit – durch die Unfähigkeit, den Milchzucker (Laktose) durch Enzyme zu verdauen – kann Joghurt eine Alternative sein.

Milchunverträglichkeit

Milch galt nicht nur in der vedischen, sondern auch in anderen alten Hochkulturen als wertvolles Nahrungsmittel. Ähnlich wie beim Honig bedarf es jedoch einer gesunden Verdauungskraft, um in den vollen Genuss des Nährwerts zu kommen. In den letzten Jahren leiden immer mehr Menschen an Milchunverträglichkeit, die sich unter anderem durch saures Aufstoßen oder Verschlimmerung von Haut- oder Gelenkerkrankungen äußert. Manchmal ist die Störung auch nicht so vordergründig erkennbar. Erst durch den Verzicht auf Milch spürt der Betreffende oft eine deutliche Besserung seines Befindens. Diese Beobachtungen führten zuweilen zu dem falschen Schluss, dass die Milch als solche als Nahrungsmittel für den Menschen nicht geeignet sei. Die Unverträglichkeit hat aus der Sicht des Ayurveda jedoch im Wesentlichen drei Ursachen: ein schwaches oder gestörtes Verdauungssystem, Qualitätsverluste der Milch und falsche Kombination mit anderen Speisen.
Ein so konzentriertes Nahrungsmittel wie die Milch erfordert ein gesundes Agni, das viele Menschen heute, durch moderne Lebensweise und ungesunde Ernährungsgewohnheiten, nicht mehr haben. Auch im Säuglings- oder Kleinkindalter wird Nahrung bereits oft nicht mehr vollständig verwertet. Milch braucht offene Kanäle, Srotas (S. 15), um »fließen« und nähren zu können. Die Blockierung der Srotas durch Ama, welches durch die gestörte Verdauungskraft entsteht, ist einer der Hauptgründe für Milchunverträglichkeit.
Die modernen Verfahren der Milchverarbeitung, vor allem das Pasteurisieren und Homogenisieren, verändern die Qualität von Milch und fördern die Bildung schädlicher Verdauungsgifte. Dazu kommen Rückstände durch Umweltbelastung und die oft unnatürliche Haltung der Kühe.
Wenig beachtet, dennoch von großer Bedeutung ist die falsche Kombination mit anderen Nahrungsmitteln. Sie sollten Milch nie gemeinsam mit Salz, salzigen oder sauren Speisen trinken, etwa zu einem Butter- oder Käsebrot, oder zusammen mit saurem Obst. Auch nicht zu Bananen, denn die bei uns erhältlichen sind oft durch Konservierungsmaßnahmen unterschwellig gärig (sauer). Die Unverträglichkeit von Milch und Milchprodukten ist bedingt durch ein schwaches oder gestörtes Agni. Nicht die Milch als solche ist also für die Unverträglichkeitsreaktionen verantwortlich, sondern das durch falsche Kombination gestörte Agni führt zu einer Fehlverdauung und daraus resultierend zu einer Ansammlung von Ama, Schlackenstoffen und Körpergiften.
Ayurveda empfiehlt, frische Milch kurz aufzukochen, denn dadurch verbessert sich ihre Bekömmlichkeit. Durch bestimmte Gewürze können Qualitätsverluste durch die Verfahren zur Haltbarmachung und Schadstoffrückstände neutralisiert werden. Diese Gewürze stimulieren die verschiedenen Agnis im Verdauungsstoffwechsel, erleichtern daher die Resorption und reinigen die Srotas. Auch die schleimbildende Wirkung der Milch, die vor allem bei Kapha-Menschen unerwünscht sein kann, wird dadurch reduziert. Hier einige typische ayurvedische Rezepte:
Milch mit Ghee, Zimt, Vanille, Kardamom, Gelbwurzel oder
Milch mit Ghee, Ingwer, Pfeffer oder
Milch mit Ghee, Kokos, Ingwer, Kardamom, Gelbwurzel, Rohrzucker mischen.

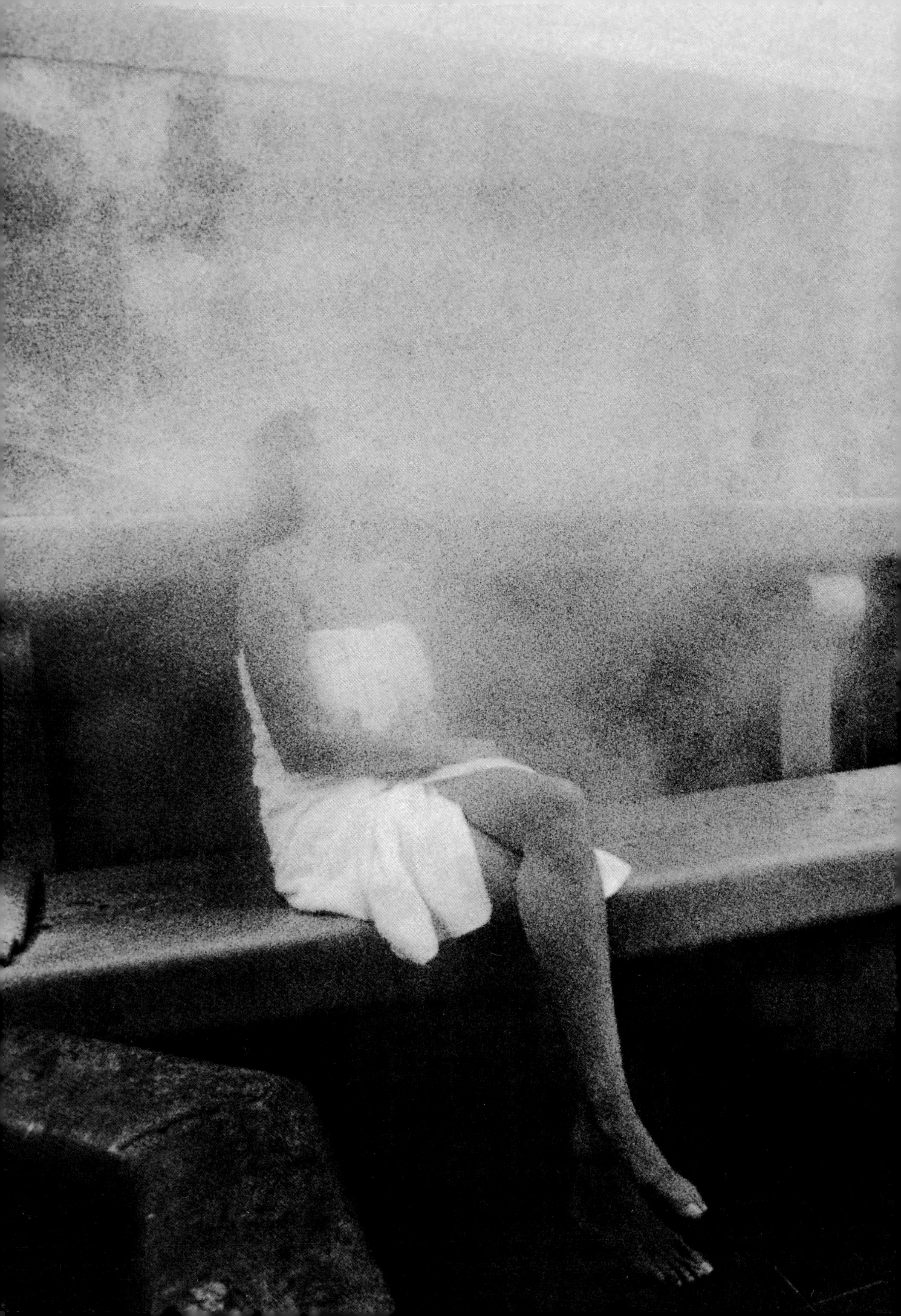

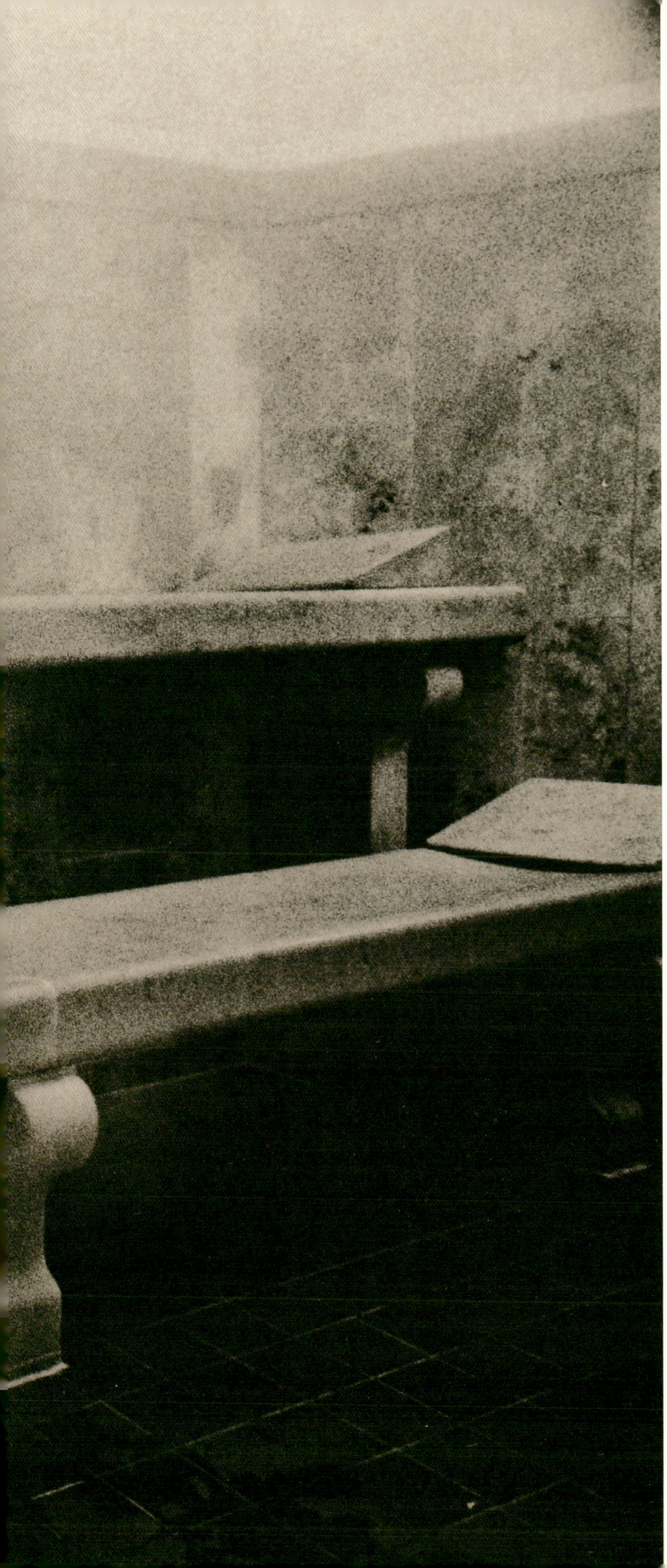

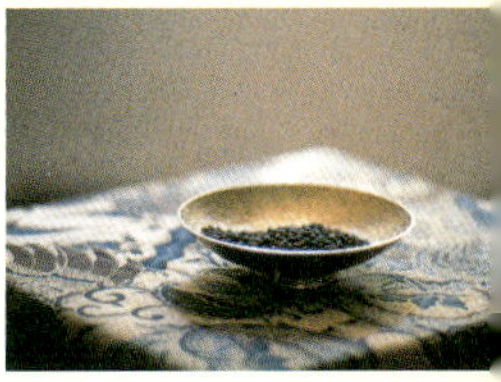

BESCHWERDEN VON KOPF BIS FUSS

BESCHWERDEN VON KOPF BIS FUSS

»Es gibt nichts in der Welt, das unter geeigneten Bedingungen und Situationen nicht für Heilzwecke genutzt werden könnte ...«

CARAKA

EINIGE WORTE VORWEG

Ich stelle Ihnen in diesem Kapitel einige einfache Methoden zur Selbsthilfe vor, die Ihnen bei der Anwendung Verständnis für die ayurvedischen Prinzipien vermitteln. Diese Behandlungen können Sie jederzeit und mit wenig Aufwand bei sich selbst oder Ihrer Familie anwenden.

Aus den zahlreichen Therapiemöglichkeiten, die in der »Wissenschaft vom Leben« bekannt sind, habe ich nur solche ausgewählt, die man mit den hierzulande erhältlichen Heilmitteln durchführen kann. Sie werden feststellen, dass Sie bei den verschiedenen Anwendungen oft nur in Ihr Gewürzregal zu greifen und pflanzliche Öle oder auch nur Nahrungsmittel zu verwenden brauchen. Zur richtigen Zeit am richtigen Ort angewendet – das ist die Heilkunst des Ayurveda –, erzielen Sie damit erstaunliche Heilwirkungen.

Die vorgestellten Möglichkeiten zur Selbstbehandlung haben sich in der Praxis bewährt. Es würde den Rahmen dieses Buches sprengen, alle Therapiemöglichkeiten des *Maharishi Ayur-Veda* vorzustellen. Das gilt auch für zahlreiche weitere Behandlungsansätze, wie die Edelstein- und Urklangtherapie.

Für die in diesem Kapitel beschriebenen Krankheiten gibt es auch spezielle ayurvedische Pflanzenpräparate, die Ihnen jedoch ein in *Maharishi Ayur-Veda* ausgebildeter Arzt verordnen sollte. Die Auswahl dieser Mittel stützt sich auf das individuelle Symptomenbild und konstitutionelle Eigenschaften, die der Arzt beim Patienten unter anderem durch Pulsdiagnose erfasst. Diese ayurvedischen Präparate sind ähnlich wie homöopathische Mittel nicht speziell auf eine Krankheit abgestimmt, sondern auf die besonderen Eigenheiten des Patienten und die hier zugrunde liegenden Störungen. Diese Auswahl kann, wie gesagt, nur durch einen geschulten Arzt geschehen. Aus diesem Grund erwähne ich diese Präparate nur gelegentlich, sofern es Ursache und Behandlungsprinzip der Erkrankung verständlicher macht.

Für fast alle genannten Beschwerden gibt es auch Therapien aus unserer traditionellen Naturheilkunde. Diese erwähne ich jedoch nur am Rande, da die typisch ayurvedischen Anwendungen und Rezepte im Vordergrund stehen. Jede natürliche Behandlung können Sie nach Auffassung des Ayurveda, der alle Gesetze des Heilens umfasst und sie nicht auf eine Kultur oder ein Land beschränkt, begleitend und unterstützend anwenden. Umgekehrt kann jede natürliche Behandlung, gemäß der Definition des Ayurveda, als ayurvedisch betrachtet werden.

Die Präparate, die im Heilsystem des *Maharishi Ayur-Veda* verwendet werden, entsprechen dem modernen westlichen Standard. Diese Präparate sind auf ihre Reinheit geprüft und korrekt nach den überlieferten Rezepten des Ayurveda hergestellt.

Die Transzendentale Meditation (S. 47) ist als Meditations- und Entspannungstechnik aus der vedischen Lehrtradition für eine große Zahl von Krankheiten als umfassende Heilmethode wissenschaftlich untersucht worden. Sie ist jedem Leser zu empfehlen und daher, mit einigen Ausnahmen, nicht bei jedem Beschwerdebild gesondert hervorgehoben. Auch Yoga-Stellungen können bei vielen der beschriebenen Erkrankungen mit Erfolg eingesetzt werden. Ich habe Ihnen diese nicht jedesmal ausführlich erläutert, denn sie können nur unter erfahrener Anleitung vermittelt werden. Auf Seite 42 finden Sie aber ein vollständiges Programm mit einfachen, leicht erlernbaren Yoga-Stellungen, die spezielle und allgemein gesundheitsfördernde Wirkung haben und nur wenig Zeitaufwand erfordern.

Bitte beachten Sie: Sollten sich Ihre Beschwerden mit den angegebenen Mitteln und Anwendungen nicht bessern, suchen Sie bitte einen in *Maharishi Ayur-Veda* geschulten Arzt auf, um mit ihm eine individuelle Therapie zu planen.

AYURVEDISCHER »FAHRPLAN« ZUR GESUNDHEIT

Zu Beginn dieses Kapitels möchte ich Ihnen die grundlegenden ayurvedischen Prinzipien zur Lebensführung und Ernährung, die sich in der täglichen Praxis des ayurvedischen Arztes sehr bewährt haben, noch einmal in Erinnerung rufen. Schon allein durch die Befolgung dieser Empfehlungen können eine Vielzahl von Beschwerden und Krankheiten gebessert oder sogar geheilt werden. Sie werden feststellen, dass dabei das Konzept der Doshas (S. 11) und Agni (S. 66) eine zentrale Bedeutung haben. Um diese Zusammenhänge zu verstehen, empfehle ich Ihnen, die folgenden »Stationen« auf dem Weg zur Gesundheit, dort, wo ich sie ausführlich erläutert habe, nachzulesen.

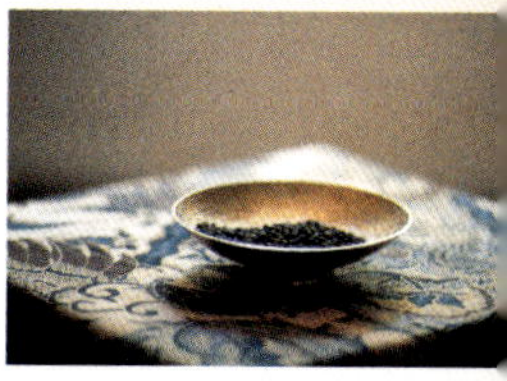

Ernährung
Besonders wichtig sind regelmäßige, leicht verdauliche und ausgewogene Mahlzeiten. Vermeiden Sie Zwischenmahlzeiten und abends den Genuss von tierischem Eiweiß. Mittags sollten Sie die Hauptmahlzeit des Tages einnehmen. Berücksichtigen Sie dabei auch die »Ayurvedischen Essensregeln« (S. 67). Balancieren Sie Ihre Doshas durch die Auswahl der passenden Nahrungsmittel (S. 68), und stärken Sie Ihre Verdauung durch spezielle Gewürzzubereitungen (S. 114).

Heißwasser-Trinkkur
Einen besonderen Stellenwert für die unterstützende Behandlung vieler Krankheitsbilder hat die Heißwasser-Trinkkur, wie sie auf Seite 74 beschrieben ist.

Schlaf – ausreichend und zur richtigen Zeit (S. 149).

Ayurvedische Tagesroutine und biologische Rhythmen
Versuchen Sie, im Einklang mit Ihrer inneren Uhr und den natürlichen Rhythmen zu leben (S. 146).

Die Heilmittel und Präparate, die ich Ihnen in diesem Kapitel empfehle, erhalten Sie, wenn nicht anders angegeben, in Apotheken. Ansonsten können Sie diese selbst oder über Ihren Apotheker bei den auf Seite 176 genannten Adressen bestellen.

KOPFBEREICH

KOPFSCHMERZEN UND MIGRÄNE

Gandharva-Veda-Musik

Für Menschen, die unter Spannungskopfschmerzen und Migräne leiden, ist die Gandharva-Veda-Musik ein wohltuendes Heilmittel. Die Melodien regen bei vielen Kopfschmerz- und Migränepatienten die blockierten Nervenenergien wieder zum entspannten Fließen an und besänftigen so den Schmerz. Besonders der Klang der Bambusflöte hat es den Migräne- und Kopfschmerzpatienten angetan. Es gibt eine Aufnahme eines Meisters dieses Instruments auf CD, die nach meinem Eindruck wegen ihrer Klangfülle besonders wirkungsvoll ist. Wenn Sie Ihr Kopfschmerz- oder Migräneproblem von einer ganz neuen Seite angehen möchten, sollten Sie diese Musik ausprobieren. Sie ist, auf die verschiedenen Tageszeiten abgestimmt, im Handel erhältlich (S. 176).

Der eigentliche Wert der Gandharva-Veda-Musik liegt – in Verbindung mit den nachfolgenden Behandlungsempfehlungen – vor allem in ihrer vorbeugenden und langfristig heilenden Wirkung.

Sollten sich bei Ihnen Kopfschmerz oder Migräne ankündigen, und Sie haben die Möglichkeit, diese Musik anzuhören, können Sie damit sehr wahrscheinlich die Schmerzen abblocken und unter Umständen sogar einen Migräneanfall verhindern.

Versuchen Sie sich zunächst zu entspannen. Ein feuchtheißes Tuch im Nacken leistet dabei gute Dienste. Dann lauschen Sie still und aufmerksam bei geschlossenen Augen dem Fluss der Melodien. Sitzen Sie dabei bequem, und lockern Sie vorsichtig Schulter- und Nackenmuskulatur. Wenn Sie sich zum Musikhören lieber hinlegen, achten Sie darauf, den Oberkörper etwas erhöht zu lagern, so vermindern Sie die Blutfülle im Kopf, die oft bei Migräne auftritt. Insgesamt fühlen Sie sich in dieser Körperlage wahrscheinlich entspannter, als wenn Sie flach auf dem Rücken liegen.

Fällt Ihnen nach einiger Zeit auf, dass der Luftstrom einer Ihrer Nasenöffnungen gegenüber der anderen leicht oder stark vermindert ist, dann legen Sie sich auf die andere Körperseite. Ist beispielsweise die rechte Nasenöffnung leicht verstopft, dann drehen Sie sich nach links. Kurz darauf spüren Sie, wie sich die zuerst verstopfte Nasenseite mehr und mehr öffnet und damit Ihre Nerven beruhigt werden. Das hängt wieder mit der Energie *prana* zusammen, die ich bereits an anderer Stelle des Buches als wichtige nervenstärkende Energieform beschrieben habe. Wissenschaftliche Untersuchungen zeigen, dass eine Korrelation zwischen der Aktivität einer Gehirnhälfte und der Durchlässigkeit der gegenseitigen Nasenöffnung besteht. Beobachten Sie diesen Vorgang – Sie werden merken, wie sich Ihre Kopfschmerzen dadurch verändern oder nachlassen.

Spannungskopfschmerzen

Die Ursache von Spannungskopfschmerzen liegt, wie der Name schon sagt, in Anspannung. Bei Menschen, die angestrengt arbeiten oder viel Kopfarbeit leisten und keine Zeit mehr zum Abschalten finden, entwickeln sich Spannungen der Nacken- und Kopfmuskeln. Dies kann zu Blockaden der kleinen Wirbelgelenke in der Halswirbelsäule und so zu Spannungskopfschmerzen führen. Werden Sie sich dieser Vorgänge wieder bewusst, denn dadurch können Sie diesen krank machenden Kreislauf unterbrechen.

Migräne

Die Migräne gilt im Ayurveda als eine Erkrankung, bei der Vata und Pitta aus dem Gleichgewicht geraten sind. Zugleich zirkulieren Stoffwechselgifte im Körper, die im zentralen Nervensystem die typischen Schmerzattacken mitverursachen. Die moderne Medizin führt Migräne auf eine Entzündung der Gefäße in der Gehirnhaut zurück, wobei die Botenstoffe Serotonin und Noradrenalin eine wichtige Rolle spielen. Als verursachend nimmt man Stress, Überarbeitung, Erschöpfung und Schwankungen im Hormonspiegel an. Die Krankheit kann auch familiär veranlagt sein. Sensorische Reize wie Lichtblitze, Geräusche und Gerüche können ebenso einen Migräneanfall auslösen wie bestimmte Nahrungsmittel. Käse oder Rotwein enthalten beispielsweise Thyramin, eine Substanz, die Serotonin und Katecholamine wie Noradrenalin freisetzt. Diese Neurotransmitter haben im Entstehungsmechanismus der Migräne eine Schlüsselfunktion. Durch die intensive Forschungstätigkeit auf diesem Gebiet kommen immer neue Präparate auf den Markt, die zwar für den Augenblick zu einer raschen Linderung führen, auf Dauer aber nicht zur gewünschten Heilung.

Ayurvedische Präparate, die Sie sich ärztlich verordnen lassen sollten, können die Häufigkeit und Stärke der Migräneanfälle dagegen deutlich vermindern und in vielen Fällen diese sogar kurieren.

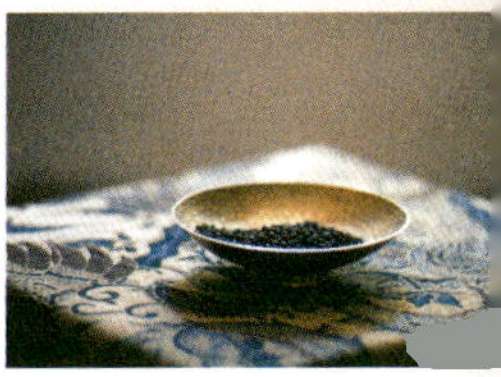

Psychisch bedingte Kopfschmerzen

Natürlich haben auch Spannungskopfschmerzen und Migräne ihre seelischen Komponenten. Wenn wir hier von psychisch bedingten Kopfschmerzen sprechen, sind damit Kopfschmerzen gemeint, die sich durch lokale Anwendungen an der Halswirbelsäule oder Therapien, die bei Migräne eingesetzt werden, nicht bessern. Typisch für Patienten mit psychisch bedingten Kopfschmerzen sind starke Selbstbeherrschung, Angst davor loszulassen und eine depressive Grundstimmung, die nicht immer auf den ersten Blick erkennbar sein muss. Hier hilft meditative Entspannung, Gandharva-Veda-Musik und ein klärendes ärztliches Gespräch, um die Beschwerden zu lindern oder zu heilen.

Es ist wichtig, dass Sie die folgenden Maßnahmen schon bei Beginn Ihrer Kopfschmerzen oder Migräne einsetzen, denn dann sind sie am wirkungsvollsten. Sie können damit häufig den Teufelskreis von Muskelverspannung, Freisetzung von entzündungsfördernden Stoffen und Schmerz unterbrechen.

Prana Yama

Diese einfache Atemübung ist eine weitere Möglichkeit, beruhigend über die Nasenatmung auf das Nervensystem einzuwirken. Diese Übung eignet sich besonders dann, wenn Sie gerade unterwegs oder andere Hilfsmittel nicht greifbar sind. Sitzen Sie dabei bequem, atmen Sie natürlich, und fühlen Sie den Luftstrom durch Ihre Nasenöffnungen ziehen (S. 46).

Nacken-und Stimmuskeln entspannen

Zwei Schlüsselstellen bei Kopfschmerzen und Migräne sind die Nacken- und Stimmuskeln, die oft sehr angespannt sind, sowie die Schläfenarterien, die in manchen Fällen sogar sichtbar hervortreten oder pochen. Über diese Reflexbereiche des Körpers können Sie unmittelbar auf Ihre Kopfschmerzen einwirken. Dazu nehmen Sie eine feuchtwarme Kompresse und geben auf diese einige Tropfen des ayurvedischen Minzöls (S. 176). Sie können das Öl auch direkt an den Schläfen einreiben. Schmerzberuhigend und kühlend sind auch Sandelholzöl oder Ghee, im Bereich der Schläfen einmassiert.

Sandelholzpaste

Ebenfalls zum Einreiben an den Schläfen ist die Sandelholzpaste, für die Sie einen Esslöffel Sandelholzpulver mit etwas warmem Wasser zu einem Brei verrühren und diesen einmassieren. Lassen Sie die Sandelholzpaste so lange einwirken, wie es Ihnen angenehm ist, und waschen Sie sie dann mit etwas warmem Wasser ab.

Nackenmassagen

Vor allem bei Spannungskopfschmerzen empfiehlt sich die sanfte Massage des Nackenbereichs mit Sesamöl oder einem anderen Massageöl. Besonders wirksam ist auch das ayurvedische Nervenöl (S. 176). Zum Abschluss der Massage legen Sie zur Beruhigung und zum Ausleiten von Giften aus dem Körper eine feuchtwarme Kompresse auf die behandelte Stelle.

Eine vorsichtige manuelle Behandlung der Halswirbelsäule durch einen darin geschulten Arzt kann oft eine rasche Linderung der Spannungskopfschmerzen bewirken. Allerdings kehren die Beschwerden wieder, wenn die eigentlichen Ursachen nicht beseitigt werden. Da Spannungskopfschmerzen eine typische Vata-Störung sind, sollten Sie zur langfristigen Heilung alles tun, um dieses Dosha wieder ins Gleichgewicht zu bringen (S. 103).

Mandelöl

Die Nase gilt im Ayurveda als die Pforte zum Nervensystem. Reiben Sie deshalb ein bis zwei Tropfen Mandelöl in jede Ihrer Nasenöffnungen ein: Sie werden sofort die beruhigende Wirkung spüren. Den besten Effekt erzielen Sie, wenn Sie das Mandelöl zuvor kurzzeitig erwärmen, damit der Wasseranteil verdampft, und es dann auf Körpertemperatur abgekühlt einreiben. Sollte sich Ihr Kopf heiß anfühlen, liegt es daran, dass Ihre Kopfschmerzen von Pitta beeinflusst sind. In diesem Fall sollten Sie statt des Mandelöls Ghee in die Nasenöffnungen reiben, denn Ghee wirkt beruhigend und kühlend.

Essen und Trinken

Nehmen Sie jetzt nur leichte und flüssige Speisen zu sich, und trinken Sie über den Tag verteilt schluckweise heißes Wasser (S. 74). Sehr gut zur Linderung der Schmerzen eignet sich auch Vata-Tee (S. 176). Bei den für Migräne typischen Pitta-Erscheinungen leistet Pitta-Tee (S. 176) gute Dienste.

Vata-Öl

Ein einfaches und wirkungsvolles Mittel bei Spannungskopfschmerzen, besonders wenn Sie gerade unterwegs sind, ist das Vata-Aromaöl (S. 51), von dem Sie einige Tropfen auf ein Taschentuch träufeln und mehrmals den Duft einatmen.

Pancha Karma

Bei chronischen, schwer behandelbaren Kopfschmerzen muss oft eine umfassendere Behandlung erfolgen. Beachten Sie vor allem die ayurvedischen Lebens- und Ernährungsregeln. Grundlegend umstimmend kann die Intensivtherapie des Pancha Karma (S. 32) sein. Die Erfahrung zeigt, dass Patienten mit chronischen Kopfschmerzen durch Pancha Karma vielfach eine deutliche und anhaltende Besserung oder Heilung ihrer Beschwerden erfahren.

Tipps zur langfristigen Heilung von Kopfschmerzen und Migräne

Lernen Sie, mit den Rhythmen der Natur zu leben. Das kann natürlich nicht von heute auf morgen geschehen, sondern lassen Sie nach und nach die Empfehlungen auf Seite 147 in die Gestaltung Ihres Alltags einfließen.

Wenn Sie im Zusammenhang mit den Kopfschmerzen an Verdauungsstörungen und Verstopfung leiden, ist es sehr wichtig, dass Sie diese behandeln, wie auf Seite 115 beschrieben.

Versuchen Sie auch, den Genuss von Nikotin, Alkohol, Kaffee und schwarzem Tee auf ein Minimum zu reduzieren. Das ist ebenso keine Angelegenheit von ein paar Tagen, doch wenn Sie die positiven Auswirkungen auf Ihren Körper und vor allem auf Ihre Kopfschmerzen oder Migräne aufmerksam beobachten, werden Sie von selbst zurückhaltender mit diesen Genussmitteln sein.

Eine gesunde, ausgewogene Ernährung spielt gerade bei diesen beiden Krankheiten eine entscheidende Rolle. Ernähren Sie sich daher einfach und natürlich, und rufen Sie sich die Empfehlungen des Kapitels zur »Ernährung im Ayurveda« (S. 65) sowie zum Abbau von Ama (S. 73) ins Gedächtnis.

Wirksame Programme zur Stressbewältigung stellen die Transzendentale Meditation (TM) (S. 47), die Yoga-Asanas (S. 42) und das Prana Yama (S. 46) dar. Ärztliche Erfahrungen zeigen, dass bei Patienten, die sich regelmäßig durch TM entspannen, eine drastische Besserung der Beschwerden eintritt.

Hören Sie regelmäßig Gandharva-Veda-Musik (S. 50). Das führt Sie zurück auf die stille Ebene Ihres inneren Rhythmus, entspannt und hilft Ihrem Geist, vom Tagesgeschehen abzuschalten.

Unterdrücken Sie nicht natürliche Bedürfnisse wie Stuhlgang oder Harndrang, und achten Sie diesbezüglich auch auf Ihr Hunger- und Durstgefühl.

Richten Sie Ihren Tag so ein, dass Sie regelmäßige Ruhe- und Arbeitsphasen haben, und betreiben Sie leichten Sport, der Ihnen Spaß macht (S. 158).

Noch ein Tipp: Migräne und Kopfschmerzen kündigen sich bei den meisten Menschen durch aufsteigende Hitze in den Kopf und kalte Füße an. Durch eine Wärmflasche an den Füßen oder ein warmes Fußbad können Sie eine sofortige Linderung erreichen und vielleicht sogar den Anfall unterbrechen.

ERKRANKUNGEN IM MUNDRAUM

Die Mundhöhle mit ihren Organen Zähne, Zunge, Speichelflüssigkeit, Zahnfleisch, Rachenring und Mandeln gibt dem ayurvedischen Arzt viele wertvolle Anhaltspunkte für seine Diagnose. Er erkennt nicht nur Erkrankungen in diesem Bereich, sondern erhält auch Aufschluss über den allgemeinen Gesundheitszustand seines Patienten, denn der Mund gilt im Ayurveda als der Spiegel der Gesundheit.

Schon Form und Farbe der Lippen sagen viel aus: Schmale, rissige oder bläulich gefärbte Lippen sind ein deutliches Zeichen für ein Überwiegen von Vata, ebenso wie ein verbitterter Zug um die Mundwinkel. Wohl ausgeformte Lippen sind dagegen typisch für Kapha, scharfe Züge weisen auf Pitta hin.

Nächstes Indiz für den körperlichen Allgemeinzustand eines Menschen sind seine Zähne. Wohlgeformte, regelmäßig angeordnete, strahlend weiße Zähne finden sich häufig bei sehr gesunden, ausdauernden und vitalen Personen und sind ein deutlicher Hinweis für eine Kapha-Konstitution. Unregelmäßige oder kleine Zähne findet man oft bei vatadominierten Menschen. Diese leiden unter Umständen schon als Kinder unter Verformungen, die eine kieferorthopädische Korrektur erfordern. Aber auch in späteren Lebensabschnitten kann es durch langandauernde Vata-Belastungen wie Stress oder Überarbeitung zu Deformierungen des Gebisses kommen. Das gilt übrigens auch für Menschen, die unter dauernder Anspannung leiden und nachts unbewusst die Kiefer aufeinander beißen oder mit den Zähnen knirschen. Für die Pitta-Konstitution dagegen sind scharfkantige, mittelgroße, gelblich gefärbte Zähne ein eindeutiges Merkmal.

Die Zunge gibt Aufschluss über die Verdauungsaktivität und die Organe des Verdauungssystems. Ein unterbrochener Zungenbelag mit Inseln oder

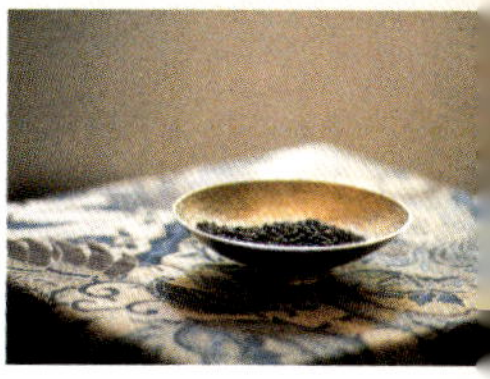

»landkartenartigen« Aussparungen weist auf ein gestörtes Gleichgewicht der Darmflora hin und ist oft schon bei Kindern sichtbar. Da die Darmbakterien viele lebensnotwendige Aufgaben erfüllen, etwa den Abbau von Nahrung und das Aufrechterhalten der Abwehrkräfte, ist es wichtig, die Darmflora zu sanieren (S. 115).
Seitliche Zahneindrücke an der Zunge entstehen bei chronischer Verdauungsschwäche, Überbelastung des Verdauungssystems und der Leber, die die Darmtoxine nicht mehr entgiften kann.
Ein weißer Zungenbelag tritt bei akuter Magenschleimhautentzündung mit einer erhöhten Schleimproduktion des Magens auf. Erkrankungen des Leber-Galle-Systems, typische Pitta-Beschwerden, äußern sich in gelb-grünen Verfärbungen. Ist die Zunge rot verfärbt und ohne Belag, so lässt dies auf Störungen von Pitta im Magen-Darm-Trakt schließen. Vata-Typen haben dagegen leicht eine zittrige, Menschen mit Kapha-Natur oder zu viel Ama dagegen eine breite und dicke Zunge.
Der Speichel ist das Sekret der Mundhöhle, das durch die enthaltenen Enzyme und Schleimstoffe bei der Vorverdauung der Nahrung hilft. Aus der Sicht des Ayurveda ist darin ein Wirkprinzip von Agni enthalten. Der Speichel ist eines der wichtigsten natürlichen Schutzsysteme unseres Körpers, das für die Gesunderhaltung der Mundhöhle und der Zähne unentbehrlich ist.
Es enthält alle Mineralbestandteile der Zahnsubstanz in gelöster Form, vor allem Kalzium, Phosphor und Fluorid, die für die Reparatur und Regeneration von Zahnschmelzdefekten sorgen. Die enthaltenen Schleimstoffe bilden einen natürlichen Oberflächenschutzfilm auf den Zähnen und den Mundschleimhäuten. Durch Antikörper und Lysozyme kann Speichel Fremderreger der Mundhöhle, Bakterien und Pilze abwehren. Puffersubstanzen ermöglichen ihm die Kontrolle des Säuregehalts im Mundraum. Damit all diese Aufgaben erfüllt werden können, muss allerdings ein reichlicher Speichelfluss gewährleistet sein. Neueren wissenschaftlichen Untersuchungen zufolge sondern die Speicheldrüsen ein besonders gut schützendes Sekret ab, das mehr Kalzium enthält und auch schädliche Säuren besser abpuffern kann, wenn sie beispielsweise durch den Anblick und Geruch einer Speise kräftig stimuliert wurden.
Speichel kann süß, salzig oder bitter schmecken. Der jeweilige Geschmack steht in einem engen Zusammenhang zum Gefühlsleben. Gefühle sind unmittelbar zu schmecken: »Etwas hinterlässt einen bitteren Nachgeschmack.« Die Zusammensetzung des Speichels ist also abhängig von psychischen und körperlichen Einflüssen, wird aber auch durch die Einnahme von Medikamenten beeinflusst. Von über hundert Präparaten ist inzwischen bekannt, dass sie die Zusammensetzung und Menge des Speichels verändern, ein wichtiger Faktor bei der Entstehung von Karies und anderen Erkrankungen der Mundhöhle. Sie sollten daher versuchen, möglichst naturgemäß zu leben und Krankheiten dementsprechend natürlich zu behandeln, um auf derartige Medikamente nicht angewiesen zu sein.

ZAHNFLEISCH-ENTZÜNDUNG

Ursachen für die häufig auftretenden Entzündungen des Zahnfleischs sind neben einer mangelhaften Zahnpflege auch Zahnbelag, der unter anderem durch zu dickflüssigen Speichel (bei zu viel Ama) entsteht. Auch Nikotin, häufiger Genuss von Kaffee oder schwarzem Tee und überstehende Zahnkronen oder -füllungen können Zahnfleischentzündungen hervorrufen. Neben diesen Faktoren gehören auch Fehlernährung, schwache Abwehrkräfte und verschiedene chronische Erkrankungen zu den Auslösern. Sie sollten deshalb gegebenenfalls bei der lokalen Behandlung der Zahnfleischentzündung mittherapiert werden.

Senföl

Mit einer Spülung aus Senföl (Speisesenföl) reinigen Sie die Wunden und aktivieren die Heilvorgänge im Mundraum. Dazu mischen Sie Senföl mit abgekochtem und dann etwas abgekühltem Wasser im Verhältnis 1:1, geben eine Prise Salz dazu und spülen damit die Mundhöhle täglich zehn bis zwanzig Minuten aus.

Gandusha

Integrieren Sie in Ihre Morgentoilette eine zwei- bis dreiminütige Mundspülung mit gereiftem Sesamöl. Wie Sie ein solches Gandusha durchführen, lesen Sie auf Seite 39.

Rosenöl

Angenehm kühlend, wundheilend und reinigend wirkt auch echtes Rosenöl, auf einen Wattebausch gegeben und damit auf die entzündete Stelle getupft.

Verdauung regulieren

Da, wie Sie nun wissen, die Verdauungsfunktionen eng mit der Gesundheit des Mundraums zusammenhängen, sollten Sie gegebenenfalls Ihr Verdauungssystem wieder in Ordnung bringen. Auf Seite 114 finden Sie Ratschläge zu diesem Thema.

APHTHEN

Aphthen sind ähnlich wie Herpes simplex eine Virusinfektion. Besonders Kinder erkranken häufig an der so genannten Mundfäule, einer Aphthenerkrankung der Mundschleimhaut mit Beteiligung von Ama und Pitta. Sie dauert etwa ein bis zwei Wochen und verläuft mit Begleitsymptomen wie Fieber, Abgeschlagenheit und häufig auch Appetitlosigkeit.

Warme Milch

Oft ist das einzige Nahrungsmittel, das die kleinen Patienten gern zu sich nehmen, lauwarme Milch, mit der sich die schwierigste Zeit überbrücken lässt.

Heilende Bonbons

Geben Sie Ihrem Kind ayurvedische Halspastillen (S. 176) zu lutschen.

Kamillen- oder Rosenöl

Tupfen Sie die Aphthen vorsichtig mit einem in Kamillen- oder Rosenöl getauchten Wattebausch ab.

Fencheltee

Sehr wirksam gegen die Entzündungen ist auch Fencheltee: Dazu überbrühen Sie ganze Fenchelsamen mit heißem Wasser und lassen Ihr Kind mehrmals täglich eine Tasse nicht zu heißen Tee trinken.

PARODONTITIS

Bei dieser sehr häufigen Zahnfleischerkrankung zieht sich das Zahnfleisch zurück, und die Zahnhälse werden frei.

Die Ursache dieser Erkrankung, im allgemeinen Sprachgebrauch Parodontose genannt, wird im Ayurveda ganzheitlich gesehen. Natürlich wirken auch »örtliche« Faktoren ein, beispielsweise eine mangelnde Zahnreinigung, Gebissfehlstellungen mit krankhaften Druckbelastungen oder Zähneknirschen. Auch Amalgam- oder Zahnfüllungen, die im Mund ein Spannungspotenzial aufbauen, können mit zur Entstehung der Parodontitis beitragen.

Das Säure-Basen-Gleichgewicht im Mundraum spielt ebenso eine große Rolle. Ein saures Speichelmilieu greift den Schutzfilm über dem Zahnfleisch, der Mundschleimhaut und den Zähnen an, der die Mundhöhle vor Kariesbakterien und anderen schädlichen Keimen schützt. Chronische Vata-Belastungen tragen ihren Teil dazu bei, weil sie austrocknen und die Speichelsekretion vermindern.

Auch emotionale Reaktionen können, abhängig von der Art der Emotion, die Zusammensetzung der Speichelflüssigkeit unmittelbar verändern. Bei Versuchspersonen, die akut in Wut und Aggression versetzt wurden, enthielt der sofort untersuchte Speichel giftige Substanzen.

Besonders wichtig zur Vorbeugung und Behandlung von Parodontitis ist es daher, dass Sie Stress abbauen, ausreichend schlafen, regelmäßig essen und auf einen geordneten Tagesablauf (S. 147) achten. Darüber hinaus sollten Sie Ihre Verdauungskraft stärken und Stoffwechselschlacken und -gifte beseitigen, denn Krankheiten des Mundraums, nicht nur Parodontitis, hängen eng mit Ama zusammen.

Gandusha

Eine regelmäßige Mundspülung beruhigt die Entzündung und wirkt reinigend. Spülen Sie zweimal täglich mindestens zwei bis drei Minuten Ihren Mund mit Sesamöl, und saugen Sie dabei das Öl zwischen den Zähnen hin und her (S. 39).

Zahnfleischmassagen

Ebenfalls sehr zu empfehlen ist die sanfte Massage des Zahnfleisches mit Sesamöl.

Mundhygiene

Wichtig bei der Behandlung der Parodontitis ist, die Zähne nach jeder Mahlzeit zu reinigen und sich in regelmäßigen Abständen Zahnstein und andere Ablagerungen vom Zahnarzt mechanisch entfernen zu lassen. In manchen Praxen gibt es dafür schon eigene »Mundhygieniker«; fragen Sie bei Ihrem Zahnarzt nach.

Kavala

Das Kavala ist eine weitere Ölbehandlung der Mundhöhle, die verschiedene Wirkungen im Mund- und Kopfbereich entfaltet. Sie stärkt und aktiviert die Mundspeicheldrüsen sowie das Zahnfleisch und kräftigt den Zahnhalteapparat. Über die Geschmackspapillen der Zunge stärkt und harmonisiert das Kavala das Verdauungssystem. Besonders bei einer ausgeprägten Parodontitis sollten Sie diese Anwendung täglich durchführen: Nehmen Sie so viel gereiftes Sesamöl in den Mund, dass er

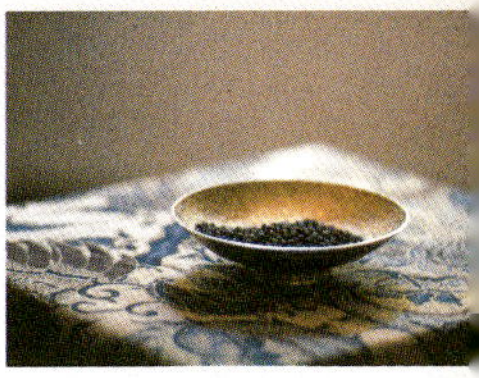

vollkommen gefüllt und die Wangen aufgeblasen sind. Das Öl behalten Sie dann so lange im Mund, bis die Augen zu tränen beginnen. Dies ist in der Regel nach fünf bis zehn Minuten der Fall, kann aber individuell variieren.
Wenn Sie an ausgeprägter Parodontitis oder chronischer Zahnfleischentzündung leiden, sollten Sie Ihre Lebenssituation umfassend verändern und versuchen, Ihren allgemeinen Gesundheitszustand zu verbessern. Die Anwendungen des Pancha Karma (S. 32) sind hier besonders geeignete Therapiemaßnahmen, da sie grundlegende Heilmechanismen in Gang setzen und die Körpergewebe von Ablagerungen und Giftstoffen befreien.

KARIES

In den modernen Industrieländern ist Karies eine der häufigsten Erkrankungen überhaupt. Schätzungsweise 98 Prozent der Erwachsenen sind davon betroffen. Ayurveda sieht eine Ursache in zu viel Ama, das vor allem durch mangelnde Mundhygiene, Nahrungsreste zwischen den Zähnen und ungesunde und einseitige Ernährung entsteht und zu Ablagerungen und Zahnstein führt. Das schwächt die Schutzfaktoren im Mund und bildet so den Nährboden für die Karieserreger. Eine weitere wichtige Ursache für die Entstehung von Karies ist Stress, also negative Vata-Einflüsse (S. 13).

Mundhygiene

Wichtig ist, die Zähne nach jeder Mahlzeit zu reinigen und sich, wenn nötig, in regelmäßigen Abständen Zahnstein und andere Ablagerungen vom Zahnarzt entfernen zu lassen.

Stress abbauen

Die Zahngesundheit ist stets auch Ausdruck der Gesamtverfassung. Stressfaktoren abzubauen und Vata ins Gleichgewicht zu bringen, sind deshalb langfristig wichtige Maßnahmen, um Karies und anderen Erkrankungen im Mundraum vorzubeugen. Sehr gute Hilfen, um mit Stress und psychischen Belastungen besser zurechtzukommen, sind die Empfehlungen für einen geordneten Tagesablauf (S. 147) sowie regelmäßige Meditation (S. 47) oder auch Yoga-Übungen (S. 42).

Speichel stimulieren

Die Menge und die Zusammensetzung des Speichels hat einen großen Einfluss auf die Gesundheit unserer Zähne und des Mundraums. Zur Stimulierung des Speichelflusses und zum Schutz vor Karieserregern sollten Sie ausreichend Flüssigkeit zu sich nehmen. Auch hier ist das Trinken von heißem Wasser (S. 74) sehr empfehlenswert.

Gandusha

Eine regelmäßige Mundspülung ist bei der Behandlung von Karies ebenso angezeigt wie bei Parodontitis. Spülen Sie zweimal täglich mindestens zwei bis drei Minuten Ihren Mund mit Sesamöl aus, und saugen Sie dabei das Öl zwischen den Zähnen hin und her (S. 39).

SEHSCHWÄCHE: KURZ- UND WEITSICHTIGKEIT

Die wichtigste Voraussetzung zur Verbesserung Ihrer Sehkraft ist, dass Sie sich täglich ein wenig Zeit für Ihre Augen nehmen. Führen Sie die nachfolgenden Übungen in Ruhe aus. Sie sollten sie ausgeglichen und entspannt und zu eingeplanten Tageszeiten wiederholen. Sie werden belohnt – nicht nur durch besseres Sehen, sondern auch durch ein allgemein gesteigertes Wohlbefinden. Es kann sogar sein, dass andere Beschwerden, wie etwa Nackenverspannungen, Kopfdruck, Nervosität oder Schlafstörungen, durch diese Übungen verschwinden.
Bitte beachten Sie: Fehlsichtigkeit kann auch andere Ursachen haben als einfache Kurz- oder Weitsichtigkeit. Lassen Sie sich daher im Zweifelsfall bitte von einem Facharzt untersuchen.

Übung 1: Auflegen der Handflächen

Diese Übung ist wie Meditation für die Augen. Sie entspannt und schenkt Ihrem Sehorgan neue Frische. Gleichzeitig beruhigt sie das Nervensystem.
Die Augenmuskeln, die durch die Fehlsichtigkeit angespannt sind, entspannen sich. Deshalb kann die Sehkraft nach der Übung für wenige Minuten scheinbar vermindert sein. Dies ist jedoch kein Anlass zur Beunruhigung, denn bei regelmäßiger Durchführung kehrt sich dieser Effekt um, und Sie sehen unmittelbar danach merklich besser. Allgemein stellt sich durch diese »Dunkelerholung« der Augen eine Kräftigung der Sehkraft und ein gesteigertes Wohlbefinden im Bereich der Augen, im ganzen Kopf und besonders im Nacken ein. Nach ayurvedischer Auffassung fließt bei der Übung *prana*, die sehkraftstärkende Energie, über die Hände ein.
Wenn Sie wiederholt an Nasennebenhöhlenentzündungen leiden, merken Sie bei dieser Übung wahrscheinlich eine lindernde Wirkung, denn die Wärme Ihrer Hände, die den oberen Rand der Nasennebenhöhlen berüh-

ren, wirkt über die Reflexzonen der Haut heilend auf sie ein. Ein erstes Anzeichen für eine Besserung ist, dass Sie freier durch die Nase atmen können.
Noch ein Hinweis: Achten Sie beim Üben auf einen entspannten Nacken. Bei Sehstörungen bestehen häufig Verspannungen im Bereich der Nackenmuskulatur, die in Koordination zu Blickbewegungen und den Augenmuskeln stehen. Abhilfe schafft hier ein sanftes, entspannendes Abhyanga, eine Massage von Nacken und oberem Rücken, wahlweise mit Sesamöl oder einem ayurvedischen Nervenöl (S. 176). Nach der Massage legen Sie ein feuchtheißes Tuch als Kompresse auf und trocknen sich anschließend ab. Zudem sollten Sie Schultern und Nacken durch leichte, natürliche Bewegungen lockern, die wohltuend und entspannend sein sollten. Seien Sie dabei jedoch vorsichtig, denn die Halswirbelsäule ist äußerst empfindlich, besonders wenn Sie an Verspannungen im Hals- und Nackenbereich leiden.
So wird's gemacht
Setzen Sie sich bequem und aufrecht hin, und stützen Sie die Ellbogen auf. Falls nötig, können Ihnen als erhöhte Unterlage Bücher dienen. Dann legen Sie die leicht gewölbten Handteller sanft auf die geschlossenen Augen. Der untere Handballen ruht auf dem Wangenknochen. Blicken Sie entspannt in das Dunkel, die Augenlider können dabei leicht geöffnet bleiben. Diese Übung können Sie während des Tages beliebig oft durchführen, sollte aber zweimal täglich fünf bis zehn Minuten wiederholt werden.

Übung 2: Zur Entspannung und Regeneration der Augen

Diese Übungen, die wie Yoga-Übungen für die Augen sind, können Sie im Anschluss an die erste, aber auch unabhängig von ihr täglich ohne Anstrengung jeweils zehn bis fünfzehn Sekunden durchführen.
1. Blick in die Sonne
Licht ist Nahrung für die Sehzellen. Sitzen Sie dabei bequem mit *geschlossenen* Augen, und lassen Sie das wohltuende Sonnenlicht zehn bis fünfzehn Sekunden einwirken.
2. Farben beobachten
Massieren Sie so lange mit dem Zeigefinger kreisend leicht beide Augäpfel, bis Sie vor Ihrem inneren Auge alle Regenbogenfarben sehen, und beobachten Sie sie, bis sie verschwinden. Das entkrampft die Augenmuskeln und erfrischt die Sehkraft.
3. Augen rollen
Setzen Sie sich entspannt hin, und rollen Sie Ihre Augen einige Male in Richtung des Uhrzeigersinns und dann entgegengesetzt. Anschließend blicken Sie für einige Sekunden nach oben, nach unten, nach links und nach rechts. Während der Augenbewegungen halten Sie den Kopf möglichst gerade und den Nacken entspannt. Wichtig ist bei dieser Übung, dass Sie mit Gefühl und Aufmerksamkeit vorgehen. Sie sollten wahrnehmen, wie sich Ihre Augenmuskeln durch die sanften Bewegungen entspannen. Rollen Sie Ihre Augen deshalb einfühlsam und langsam.
4. Fokussieren
Sitzen Sie wieder bequem, und richten Sie zunächst Ihren Blick auf den ausgestreckten Zeigefinger. Anschließend blicken Sie auf einen Punkt in der Ferne. Danach fokussieren Sie wieder Ihren Zeigefinger. Diese Übung, einige Male nacheinander im Wechsel durchgeführt, stärkt die Akkommodationskraft (Anpassungsfähigkeit) des Auges und die Flexibilität der Augenlinse.
5. Erste Leseübung
Lesen Sie einige Zeilen eines Textes in für Sie angenehmer Entfernung, und steigern Sie Tag für Tag die Entfernung, aber nur so weit, dass Sie weiterhin ohne Anstrengung lesen können.
6. Zweite Leseübung
Wie bei der ersten Leseübung, doch nun vermindern Sie langsam Tag für Tag den Abstand, aber ebenfalls nur so weit, wie Sie mühelos und ohne Anstrengung lesen können.
7. Entspannen der Augenmuskeln
Entspannen Sie Ihren Blick, sodass Sie anfangen, leicht zu schielen. Schielen Sie zunächst auf die Nasenspitze und dann auf die Nasenwurzel.
8. Blinkern
Blinzeln Sie etwa zehn Sekunden lang schnell mit den Lidern. Das entspannt und reinigt zugleich die Bindehaut der Augen.
9. Augen waschen
Besonders gut für Ihre Augen ist eine Spülung mit der Augenbadewanne (gibt es in Apotheken). Dazu reinigen Sie vorher die Mundhöhle mit klarem Wasser und geben dann etwas mit Wasser vermischten Speichel für das Augenbad (15 Sekunden je Auge) in die Wanne. Die im Speichel enthaltenen Enzyme haben eine heilende Wirkung auf die Augen, insbesondere bei grauem Star.

Urlaub für die Augen

Augen brauchen Sonne, Luft und Licht. Ständiger Aufenthalt in geschlossenen Räumen, aber auch Überanstrengung

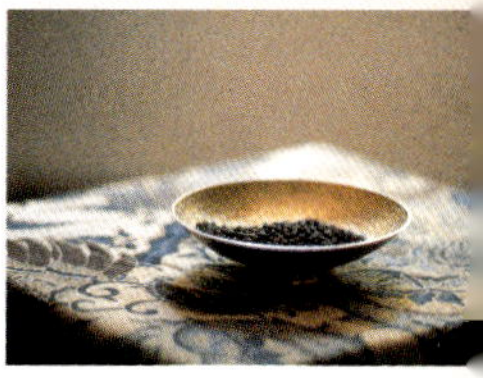

durch Lesen, Schreiben oder Arbeiten am Computer können die Sehkraft schwächen. Gönnen Sie Ihren Augen deshalb mehrmals täglich etwas Zeit zur Erholung: Ab und an ein Blick in die Ferne oder beim Spazierengehen ein Blick nach oben in einen bewölkten oder strahlend blauen Himmel. Das diffuse Licht eines bewölkten Himmels wirkt angenehm und beruhigend, ein klarer blauer Himmel erheitert und hellt die Stimmung auf. Beides führt Ihren Augen nährendes Licht zu und steigert die Vitalität des Sehsinns. Für Ihre Augen, die durch künstliches Licht, kurze Sehabstände bei Büroarbeiten und langes »Starren« auf einen Punkt stark gefordert sind, ist das wie Urlaub.

Abends Mandelöl oder Ghee

Zur Beruhigung angestrengter Augen, etwa nach langem Arbeiten am Computer, und zur Stärkung der Sehkraft träufeln Sie täglich vor dem Schlafengehen einen Tropfen süßes, reines Mandelöl in beide Augen. Sind Ihre Augen gerötet und etwas entzündet, verwenden Sie Ghee, das in diesem Fall kühlender und entspannender wirkt als Mandelöl.

Agni stärken

Das Auge und der Sehsinn werden nach ayurvedischer Auffassung von dem Element Feuer bestimmt. Ein gesundes Verdauungsfeuer, Agni, ist daher wesentlich an der Aufrechterhaltung der Sehkraft beteiligt. Bringen Sie deshalb, wenn nötig, Ihr Verdauungssystem wieder in Ordnung (S. 114), und stärken Sie Verdauung und Stoffwechsel mit Gewürzmischungen und Kräutern.

Noch ein Tipp: Essen Sie, wenn möglich, mit den Händen. Die Hände nehmen die Energie, *prana*, der Speisen auf, bereiten das Verdauungssystem auf seine Aufgabe vor und stärken so die Verdauungskraft, Agni. Mit den Händen zu essen wird Ihnen zunächst ungewöhnlich erscheinen, doch Sie werden überrascht sein, wie viel intensiver die Speisen dadurch schmecken. Nach der Mahlzeit reinigen Sie die Finger mit reinem Wasser und streichen anschließend mit dem Mittel- und Zeigefinger über die geschlossenen Augenlider. Durch die sanfte Massage mit den gereinigten, aber noch leicht gefetteten Fingern stellt sich kurz darauf und bei regelmäßiger Durchführung ein erfrischendes, stärkendes Gefühl und eine Besserung der Sehkraft ein.

Nasya

Eine der wirkungsvollsten Therapien des *Maharishi Ayur-Veda* für Erkrankungen im Kopfbereich, aber auch bei Sehstörungen ist das Nasya (S. 40). Es ist auch sehr wirksam bei chronischen Nasennebenhöhlenbeschwerden, die oft mit Augenerkrankungen einhergehen.

BINDEHAUTENTZÜNDUNG

Eine Bindehautentzündung ist wie alle Entzündungen eine Störung von Pitta. Typische Anzeichen sind Augenbrennen, -jucken und gerötete Augäpfel, verursacht durch Zugluft oder Überanstrengung der Augen. Bei Menschen, die unter Heuschnupfen leiden, tritt sie häufig als allergische Reaktion auf den Pollenflug auf. Bindehautentzündungen können aber auch durch Fehlsichtigkeit verursacht sein, bei der die Augen ständig überanstrengt sind. Daher ist es wichtig, dass Sie die Ursache Ihrer geröteten und brennenden Augen zunächst vom Augenarzt abklären lassen.

Ghee

Angenehm kühlend und neutralisierend wirkt Ghee, von dem Sie jeweils einen Tropfen in den inneren Augenwinkel einbringen und anschließend etwas davon auf Ihre Augenlider streichen. Statt Ghee können Sie auch Aloe-vera-Gel – allerdings nur auf den Augenlidern – verwenden. Die Wirkung ist die gleiche.

Bei allergischer Bindehautentzündung

Einer allergisch verursachten Reizung der Bindehäute liegt eine Ama-Störung zugrunde. Deshalb sollten Sie die Empfehlungen zur Reduktion von Ama (S. 73) besonders beachten.
Nicht nur zur Behandlung, sondern auch zur Vorbeugung ist die regelmäßige Einnahme von *Amrit Kalash* (S. 26) sehr wirkungsvoll. Dieses Rasayana stärkt unter anderem das Immunsystem und lindert daher die allergischen Reaktionen Ihres Körpers.

RAUE STIMME NACH ÜBERANSTRENGUNG

Wenn Sie beruflich viel und lange sprechen müssen oder auch singen, werden Ihnen diese, zugegebenermaßen kleineren, aber doch unangenehmen Beschwerden bestens bekannt sein: Der gesamte Mundraum ist trocken, die Zunge angespannt und die Stimmbänder sind gereizt und ausgetrocknet. Eine raue Stimme ist eine typische Störung durch zu viel Vata.

Erst mal heißes Wasser

Heißes Wasser, zubereitet wie auf Seite 74 beschrieben und oftmals über den Tag in kleinen Schlucken getrunken, bringt eine erste Erleichterung der Beschwerden.

»Streicheleinheiten« für den Rachen: Süßholz

Sehr wohltuend ist eine Inhalation mit einer Abkochung aus:
1 EL gemahlene Süßholzwurzel
1 EL Kamillenblüten
1 EL Fenchelsamen
1 EL Thymian
Ebenfalls gut eignet sich die reine Süßholzabkochung: Einen Teelöffel gemahlene Süßholzwurzel in 100 ml Wasser auf 25 ml herunterkochen und zwei- bis dreimal täglich frisch zubereitet trinken.
Als Alternative trinken Sie eine Tasse heiße Milch mit einem Teelöffel Kurkuma (Gelbwurzel). Praktisch für unterwegs: Kauen Sie ein Stück Süßholzwurzel, bis das trockene Gefühl im Mund und die Reizung verschwunden sind.

Warmes Sesamöl

Wirkungsvoll bei rauer Stimme ist ein Halswickel: Dazu reiben Sie den Hals von unten nach oben sanft mit warmem, gereiftem Sesamöl (S. 36) ein, dem Sie auch zwei bis vier Tropfen ayurvedisches Minzöl (S. 176) zugeben können. Danach machen Sie einen feuchtheißen, angenehm temperierten Umschlag mit einem weichen Handtuch. Einige Zeit wirken lassen, abtrocknen und ein paar Minuten nachruhen.

Bonbons für den Hals

Lutschen Sie ayurvedische Halspastillen (S. 176).

SCHWACHE STIMME

Eine schwache Stimme ist häufig die Folge von nervöser Erschöpfung, Überbeanspruchung der körperlichen und geistigen Kräfte und einem Mangel an *bala*, an Vitalität.

Amrit Kalash

Für Männer wie Frauen empfiehlt sich die Einnahme von Rasayanas, insbesondere von *Amrit Kalash* (S. 26).

Kraft schöpfen

Um Ihre körperliche und geistige Leistungsfähigkeit wieder zu regenerieren, sollten Sie unbedingt für ausreichend Ruhe und Schlaf sorgen. Ein morgendlicher Spaziergang und einer am Abend helfen Ihnen zudem, neue Kraft zu schöpfen.

Ölmassage

Als wirkungsvolle Hilfe, um sich bei einer schwachen Stimme wieder ins Gleichgewicht zu bringen und zu kräftigen, hat sich die Ölmassage (S. 36) erwiesen.

Suryanamaskar und Sport

Kräftigen Sie Ihren Organismus durch regelmäßigen Sport, Ihrer Konstitution entsprechend (S. 158), und durch die ayurvedische Gymnastik, den Sonnengruß (S. 40).

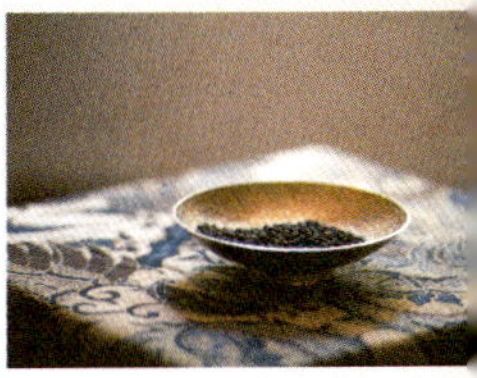

HALS-NASEN-OHREN

INFEKTIONSANFÄLLIGKEIT – ABWEHRSCHWÄCHE

Die Vorgänge unseres Abwehrsystems lassen sich in dem ganzheitlichen Geist-Körper-Konzept des Ayurveda sehr vielschichtig analysieren. Nach ayurvedischer Auffassung ist ein gesundes Abwehrsystem die Folge geistiger Ausgewogenheit, gesunder Verdauungskraft (Agni), ungestörter Bildung von Ojas und gesunden Körpergeweben, besonders jener, die an der Bildung von Abwehrzellen unmittelbar beteiligt sind. Das komplexe Regelsystem der drei Doshas steuert all diese Funktionen. Die Doshas sind sowohl für die Konstitution und Anlage eines Menschen als auch für Störungen und Krankheiten verantwortlich. Innerhalb einer Krankheit nehmen Teilfunktionen der Doshas, die Subdoshas, eine Schlüsselrolle ein, denn sie kennzeichnen Ort, Verlauf und Ursache der Beschwerden (S. 14). Da die Subdoshas grundlegende geistig-körperliche Regelprinzipien sind, ist eine Behandlung, die hier ansetzt, äußerst erfolgreich.
Zur Stärkung der körpereigenen Abwehrkräfte ist es deshalb unabdingbar, die drei Doshas wieder in ein ausgewogenes Gleichgewicht zu bringen. Dies ist erstes Ziel bei der Behandlung einer Erkältungskrankheit, wie Sie auch im Anschluss sehen werden.

FIEBERHAFTER INFEKT

Erkältungskrankheiten verlaufen individuell verschieden, so auch der fieberhafte Infekt. Dies kann man besonders gut am Krankheitsverlauf bei Kindern beobachten. Kräftige, vollblütige Kinder mit hitzigem Temperament, stets warmen Füßen, die sie nachts, weil ihnen zu warm ist, unter der Decke herausstrecken, sind typisch für eine Pitta-Konstitution. Sie reagieren bei Infektionskrankheiten meist sehr heftig. Bei ihnen steigt das Fieber rasch an und erreicht dabei Werte bis zu vierzig Grad. Die kleinen Kranken leiden dabei unter großem Durst. Ihre Haut brennt, und trotz der sonst bei Erkältungskrankheiten üblichen Appetitschwäche sind sie hungrig. Hier handelt es sich um typisches Pitta-Fieber, das kühlender Kompressen auf der Stirn und anderer Pitta ausgleichender Maßnahmen bedarf.
Ganz anders dagegen Kinder von zarter Vata-Statur. Diese sind meist schlank und lebhaft, gleichzeitig aber eher sensibel und ruhebedürftig. Sie neigen zu Blässe, und ihr Appetit wechselt je nach Stimmung. Das Fieber steigt bei diesen Kindern oft nur mäßig an, etwa bis auf 38,5 Grad, und hat ganz andere Symptome wie das Pitta-Fieber. Bei einer heftigen Erkältung schmerzen diesen Patienten oft die Glieder. Der Puls geht sehr schnell, und ihre Haut ist unangenehm trocken und berührungsempfindlich. Meist fühlen sich Vata-Kinder trotz des Fiebers jedoch relativ wohl. Sie sind eher ruhig und verlangen weniger zu essen. Häufig frieren sie trotz ihrer hohen Temperatur, wollen daher auch gut zugedeckt werden und einfach nur schlafen.
Das typische Kapha-Kind hat es da schwerer. Es neigt ohnehin aufgrund seiner Konstitution zu Erkrankungen der Schleimhäute, Vergrößerung der Mandeln und Lymphknotenschwellungen. Bedingt durch das Fieber dampft sein ganzer Körper, vor allem der Kopf. Natürlich schwitzen auch Vata- und besonders Pitta-Kinder entsprechend dem Fiebergrad und dem Krankheitsstadium. Bei Kapha-Kindern ist die Haut jedoch oft klebrig und schweißfeucht. Dies ist vor allem dann der Fall, wenn Anzeichen für Ama vorhanden sind, wie eine dick belegte Zunge, Körper- und Mundgeruch und grün-gelber Schleim, der zäh aus der Nase läuft oder beim Husten abgesondert wird. Kapha-Kinder zeigen bei einer Erkältung wenig Appetit, brauchen viel Wärme und haben sehr mit der typischen dumpfen Schwere von Körper und Geist zu kämpfen, die jeder schon bei dieser Art von Grippe kennen gelernt hat.
Übrigens: Kapha-Menschen, nicht nur Kinder, sollten bei Fieber und Infektionskrankheiten, wenn möglich, nicht tagsüber schlafen, denn das vermehrt Ama und verzögert die Heilung.
Die soeben beschriebenen klassischen Ausprägungen von Erkältungskrankheiten werden sich natürlich in der Praxis durch die Kombination der Doshas, etwa bei Mischtypen, ergänzen oder verwischen. Dennoch ist es hilfreich, Verständnis für die unterschiedlichen Reaktionen bei fieberhaften Erkältungen zu entwickeln, die von der Natur des Patienten und den verschiedenen Ursachen der Erkrankung abhängen.
Eine fieberhafte Erkältung kann, vereinfachend eingeteilt, in drei Phasen verlaufen: Das erste Stadium zu Beginn der Erkrankung ist oft gekennzeichnet durch trockene Hitze, noch ohne größere Auswirkungen auf die Schleimhäute und andere Organe. Nach Zugluft, kaltem Wind oder psychischer Belastung kann rasch Fieber einsetzen. Ayurveda erklärt diesen Zustand damit, dass der stürmische Wind von

Vata in die Flamme von Agni bläst, dessen entfachte Hitze über die Körperkanäle vom Körperinneren zur Peripherie, der Haut, gelangt.
Im zweiten Stadium einer fiebrigen Erkältung kommt dann Kapha zu Hilfe, um durch Schweißabsonderung lindernde Kühlung zu verschaffen. Mit dem Schweiß werden gleichzeitig Gifte und Stoffwechselschlacken aus dem Körper ausgeschieden. Diese Heilreaktion des Körpers fördert Ayurveda ebenso wie unsere Volksmedizin durch schweißtreibende Mittel und Anwendungen.
Beim dritten Krankheitsstadium, falls es dazu kommen sollte, manifestiert sich die Erkältung in einer Mittelohr- oder Mandelentzündung, einer Bronchitis oder an anderen Infektionsorten.
Selbstverständlich verläuft nicht jeder fieberhafte Infekt so gleichmäßig, aber die Bedeutung der verschiedenen Krankheitssymptome ist so eher verständlich.
Bitte denken Sie daran: Fieber ist eine sinnvolle Reaktion unseres Körpers, die dazu dient, Krankheitserreger zu vernichten und Giftstoffe, die Ursache und Folge einer fieberhaften Erkrankung sind, über den Stoffwechsel zu verbrennen und auszuscheiden. Sie sollten deshalb Fieber nicht unnatürlich bekämpfen, sondern Ihren Körper durch geeignete Anwendungen und Heilmittel sinnvoll unterstützen und begleiten. Es gibt allerdings eine Ausnahme, bei der fiebersenkende Medikamente eingesetzt werden müssen: bei Fieberkrämpfen, die bei Kindern zwar selten, aber doch hin und wieder vorkommen. Ayurveda kennt in diesem Fall, wie prinzipiell bei allen Krankheiten, zwar Mittel und Möglichkeiten zur Behandlung, doch können diese nur von einem erfahrenen ayurvedischen Arzt angewendet werden.
Die nachstehenden Therapiemaßnahmen für Erkältungskrankheiten können Sie dagegen in jedem Fall durchführen, auch wenn Ihnen Ihr Arzt zusätzliche Medikamente verordnet hat. Das gilt auch dann, wenn bei Ihnen zugleich eine homöopathische oder andere naturmedizinische Behandlung durchgeführt wird, denn die folgenden Empfehlungen unterstützen diese und beschleunigen den Heilungsprozess. Ihr großer Wert liegt gerade darin, dass sie die natürlichen Heilvorgänge fördern.

Ein paar Worte zum Essen

Ob Sie selbst erkrankt sind oder Ihr Kind, grundsätzlich gilt, dass Sie dem Körper keine schweren und belastenden Speisen zumuten sollten. Wenn kein Hunger oder Appetit vorhanden ist, dann nehmen Sie nur warme Getränke oder flüssige Nahrung zu sich, wie Suppen mit etwas Gemüse, die nur leicht gewürzt sein sollten. Am besten ist eine dünne Reissuppe. Sie kühlt, löscht den Durst, leitet die Giftstoffe aus dem Körper und nährt, ohne den Magen zu belasten. Ansonsten können Sie kühlendes Gemüse, wie beispielsweise Gurken (aber bitte keine Essiggurken), Kürbis, Spinat, und Getreide, wie Gerste und dünnen Dal, (S. 168) essen.
Allgemein gilt: Vermeiden Sie unbedingt tierisches Eiweiß, also Fleisch, Wurst, aber auch Käse und Sauermilchprodukte. Diese Nahrungsmittel bilden, besonders bei einer geschwächten Verdauungskraft, Fäulnis- und Gärprodukte im Darm, fördern also erneut oder zusätzlich die Bildung von Giftstoffen im Körper. Essen Sie bei Fieber auch keinen Honig, denn wie schon erwähnt, sollte er nicht erhitzt verwendet werden, da sich dabei seine Eigenschaften ungünstig verändern. Nach Auffassung des Ayurveda passiert dies auch bei hohen Körpertemperaturen, wie sie bei fieberhaften Erkrankungen bestehen.
Menschen mit Pitta-Eigenschaften können großen Hunger haben, dem sie unter Berücksichtigung der eben genannten Empfehlungen nachgeben dürfen. Kapha-Typen können dagegen bei Erkältungskrankheiten gut fasten, denn das lindert ihre Beschwerden, und sie werden schneller gesund. Denken Sie jedoch daran, ausreichend heiße Getränke zu sich zu nehmen.

Gewürzabkochung

Vor allem das Agni von Kapha-Patienten braucht besondere Unterstützung durch Gewürzabkochungen. Die hier beschriebene wirkt schweißtreibend, schlaffördernd, entgiftet damit den Körper und senkt das Fieber.
Geben Sie jeweils einen halben Teelöffel Ingwerpulver, Cumin- (oder -samen) und Korianderpulver (oder -samen) in 200 ml Wasser, das Sie auf etwa 50 ml herunterkochen. Anschließend seihen Sie die Gewürzmischung ab und trinken diese in kleinen Schlucken zwei- bis dreimal täglich frisch zubereitet.
Wenn Sie sich die Gewürzabkochung abends zubereiten, dann trinken Sie nur die Hälfte und den Rest am nächsten Morgen. Sie werden sich am nächsten Morgen weit besser fühlen.
Kindern schmeckt dieses scharf-würzige Getränk besser, wenn Sie es mit

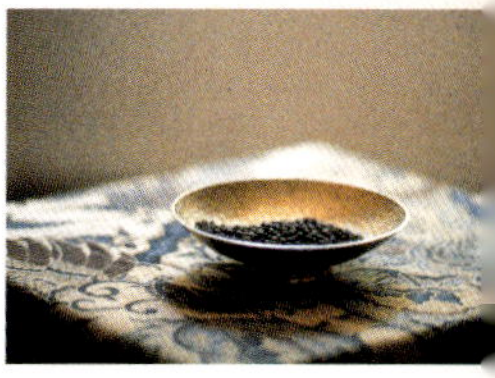

etwas Süßholzwurzel süßen, die Sie nach dem Abkochen zugeben und etwas ziehen lassen. Alternativ können Sie auch Rohrohrzucker verwenden.
Übrigens: Diese Gewürzkombination eignet sich auch hervorragend zur Vorbeugung und beim Beginn einer Erkältung, wenn Sie die ersten Anzeichen wie Müdigkeit und Abgeschlagenheit verspüren. Trinken Sie dann umgehend eine Tasse, zubereitet wie oben beschrieben, und legen Sie sich ins Bett.

Warme Getränke
Trinken Sie viel Heißes, nicht nur zur Behandlung, sondern auch zur Vorbeugung, wenn gerade eine Erkältungswelle umgeht oder jemand in Ihrer Familie oder aus dem Freundeskreis bereits erkrankt ist. Auch bei Fieber ist es gut, heiß zu trinken. Denn nehmen Sie kalte Getränke zu sich, muss Ihr Körper zusätzliche Aufwärmarbeit leisten, also wieder Hitze produzieren, was ihn jetzt stark belastet. Heiße Getränke senken dagegen die Körpertemperatur, indem sie das gesundheitsfördernde Schwitzen unterstützen und den Körper von Krankheitserregern und Giftstoffen befreien. Dazu eignet sich besonders heißes Wasser (S. 74), das Sie in kleinen Schlucken häufig trinken. Sie können zusätzlich einer Tasse Wasser zwei bis vier Tropfen ayurvedisches Minzöl (S. 176) zufügen und über den Tag verteilt trinken. Das befreit die Nase, erleichtert das Atmen, belebt und stärkt die Selbstheilungskräfte und die Verdauung. Übrigens: Bei starken Pitta-Erscheinungen empfindet der Patient die Getränke als angenehmer, wenn sie warm, nicht zu heiß, getrunken werden.

Dreifache Schärfe
Dieser Gewürztrunk ist besonders geeignet für Kapha-Patienten, denn er heizt den inneren Ofen an und wirkt dem für diesen Typ charakteristischen trägen Stoffwechsel entgegen, ist aber für den westlichen Menschen oft zu scharf. Er wird aus den drei klassischen ayurvedischen Gewürzen, den Tri-Katu, das bedeutet übersetzt »dreifache Schärfe« (S. 57), hergestellt.
Geben Sie jeweils eine Prise bis einen halben Teelöffel Ingwerpulver, schwarzen Peffer und Langkornpfeffer in eine große Tasse mit heißem Wasser, und trinken Sie diese in kleinen Schlucken aus. Tri-Katu erwärmt bei Frösteln und nimmt die Schwere und Dumpfheit, die das Fieber verursacht.
Bitte beachten Sie: Bei einem empfindlichen Magen, etwaigen Magengeschwüren oder -entzündungen sollten Sie sehr vorsichtig mit diesem »scharfen« Heilgetränk sein und unter Umständen darauf verzichten.

Ajuwan-Tee
Milder als die Zubereitung aus Tri-Katu ist der Ajuwan-Tee, für den Sie einen Teelöffel Ajuwan-Samen mit einer Tasse heißem Wasser überbrühen, fünf Minuten ziehen lassen und mehrmals täglich eine Tasse trinken. Dieser Tee belebt, wirkt schweißtreibend und reinigt von innen.

Korianderaufguss
Wenn Ihnen eher nach einem kühlenden Heilgetränk zumute ist, welches das Fieber senkt und sanft den Stoffwechsel anregt, dann probieren Sie den Korianderaufguss.
Geben Sie dazu ein bis zwei Teelöffel Korianderpulver in ein Glas Wasser und lassen es über Nacht stehen. Am nächsten Morgen rühren Sie die Mischung um, gießen sie durch ein Sieb und trinken dies.

Pitta-Tee
Ein einfach zuzubereitendes Getränk zum Abmildern der Fieberhitze ist Pitta-Tee (S. 176), von dem Sie mehrmals täglich eine Tasse trinken.

Lindenblütentee
Zur Anregung der Schweißbildung ist natürlich der altbekannte Lindenblütentee auch im Ayurveda ein bewährtes und hilfreiches Mittel. Überbrühen Sie dazu einen Teelöffel Lindenblütentee mit einer Tasse heißem Wasser, und trinken Sie diese in kleinen Schlucken aus.

Augenschmerzen
Besonders bei schweren fieberhaften Erkältungen schmerzen oft die Augen. Sie sind angeschwollen und gerötet. Kühle Kompressen mit Milch bringen eine schnelle Linderung: Tränken Sie ein sauberes Tuch in raumtemperierter Milch, wringen Sie es aus, und legen Sie es feucht für einige Minuten auf Ihre Augen.

Brusteinreibung
Eine Brusteinreibung mit gereiftem Sesamöl (S. 36) löst den Schleim auch bei Husten, Bronchitis und Asthma.
Sesamöl empfiehlt sich dann, wenn Sie unterkühlt sind und im Fieber stark frösteln. Bei sehr hohem Fieber sollten Sie deshalb gegebenenfalls auf diese Anwendung verzichten, da sie unter Umständen zu erwärmend wirkt. Wenn das akute Fieber abgeklungen ist, können Sie die Einreibung wieder

mit Sesamöl durchführen. Dieses wirkt jetzt sehr wohltuend und unterstützt die Heilung.

Kopfdampfbad

Eine Inhalation mit schleimlösenden und entzündungshemmenden Zusätzen gilt nicht nur in unserer Volksmedizin, sondern auch im Ayurveda als bewährte Behandlung von Erkältungskrankheiten. Ein Topf mit heißem Wasser dient als Dampfquelle. Bedecken Sie Ihren Kopf mit einem Handtuch, und beugen Sie ihn über den Dampf. Die Dampftemperatur können Sie durch seitliches »Lüften« des Handtuchs regulieren. Sie sollte angenehm warm und wohltuend, also nicht übertrieben heiß sein.

Wichtig ist bei dem Kopfdampfbad, dass Sie sich zuvor ein feuchtes Tuch um die Augen binden. Ayurveda legt großen Wert darauf, dass die Augen vor zu starker Wärmeeinwirkung geschützt werden.

Folgende Zusätze können Sie für die Inhalation verwenden:

Fünf bis zehn Tropfen Eukalyptusöl

Fünf bis zehn Tropfen ayurvedisches Minzöl (S. 176)

Abkochung aus Lavendelblüten, Thymiankraut und Kamillenblüten: Geben Sie dazu eine Hand voll Kräuter zu gleichen Teilen gemischt in einen Topf mit heißem Wasser und kochen es auf die Hälfte herunter.

Warmes Fußbad

Bei kalten Füßen, Frösteln, einem allgemeinen Bedürfnis nach Wärme und bei Druck im Kopf hilft ein warmes Fußbad mit Thymiankraut als Zusatz.

Ghee an die Fußsohlen

Eine Einreibung der Fußsohlen mit Ghee beruhigt, stärkt und sorgt für einen erholsamen Schlaf. Bei starkem Fieber und großer Hitze können Sie auch die Brust damit einreiben.

Lutschtabletten

Bei Halsschmerzen, Schluckbeschwerden, rauer Stimme und Husten besorgen Sie sich ayurvedische Halspastillen (S. 176), die Sie je nach Bedarf über den Tag verteilt lutschen.

HUSTEN

Gewürztee mit Alant

Die folgende Teemischung lindert den Hustenreiz und regt die Schweißbildung an: Geben Sie einen Teelöffel Alantwurzel und jeweils einen halben Teelöffel Langkornpfeffer, Zimt und Kardamom in eine Teekanne, und überbrühen Sie die Gewürze mit heißem Wasser. Fünf Minuten ziehen lassen, abseihen und schluckweise, bei Bedarf mehrmals täglich, trinken.

Gewürztee mit Süßholz

Dieser Tee ist besonders geeignet bei schmerzhaftem Husten und zum Lösen von fest sitzendem Schleim, auch an den Nasennebenhöhlen.

Geben Sie dazu jeweils einen viertel Teelöffel Nelken, Ingwerpulver, Kardamom und einen Teelöffel Süßholzwurzel (alternativ können Sie auch Eibischwurzel verwenden) in eine große Tasse, übergießen die Zutaten mit heißem Wasser, lassen diese fünf Minuten ziehen, seihen es durch ein Sieb ab und trinken es schluckweise.

Für hustende Kinder

Bereiten Sie Ihrem vom Husten geplagten Kind einen Tee aus Anissamen. Dafür überbrühen Sie ganze Anissamen mit einer Tasse heißem Wasser und geben ihn dem kleinen Patienten schluckweise zu trinken. Anis ist mild, beruhigt den Hustenreiz, erwärmt und löst den Schleim. Kinder mögen übrigens auch ayurvedische Hustensäfte (S. 176) sehr gerne.

INFEKTANFÄLLIGKEIT, LYMPHKNOTENSCHWELLUNGEN UND POLYPEN BEI KINDERN

Vergrößerte Mandeln, Schleimhautschwellungen im Nasen-Rachen-Raum und die Bildung von Polypen in der Nase sind typische Kapha-Störungen im Kindesalter. Kinder neigen besonders zur Ansammlung von Kapha, da sie sich in der Lebensphase befinden, die von Kapha dominiert wird (S. 13). Häufig entwickeln sich, da der Abfluss von Schleim und Sekreten aus der Nase durch die Polypen behindert wird, akute und wiederkehrende Mittelohrentzündungen, die Kind und Eltern schwer zu schaffen machen. Weitere Begleiterscheinungen sind oft nächtliches Schwitzen am Kopf, nasale Sprache, Appetitstörungen und schlechter Schlaf. Die Gabe von Antibiotika bringt die akuten Beschwerden zwar schnell zum Abklingen, schwächt aber langfristig die Widerstandsfähigkeit und Abwehrkraft der Kleinen. Durch die folgenden Empfehlungen, die sich in der Praxis sehr bewährt haben, können Sie Ihrem Kind auf natürliche und sanfte Weise helfen und die ärztliche Behandlung unterstützen.

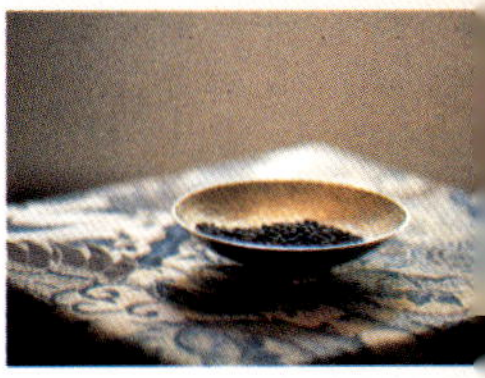

Leichte Kost entlastet

Manche Kinder haben wenig Appetit und mögen vor allem kein schweres und belastendes Essen. Unterstützen Sie diese natürliche Abneigung. Sie dient der Entlastung des Stoffwechsels und des Lymphsystems. Lassen Sie ruhig eine Mahlzeit ausfallen, und kochen Sie Ihrem Kind leichte Gerichte wie Suppen oder eine kleine Portion Nudeln.

Statt schwerem Vollkornbrot sollten die Patienten abgelagertes Brot, Knäckebrot oder Toast zu sich nehmen. Käse, Joghurt und andere Sauermilchprodukte sind ungünstig, da sie, besonders als Abendmahlzeit, Kapha vermehren.

Achten Sie darauf, dass Ihr Kind jetzt nicht zu viel Süßes (Schokolade und andere Süßigkeiten), Saures (Essig, Joghurt und Quark) und Salziges (Chips, Salzstangen oder stark gesalzene Speisen) isst, denn diese drei Geschmacksrichtungen vermehren Kapha ebenso.

Lassi und Gewürzmilch

Um den oft vorhandenen Appetit auf etwas Saures zu stillen, bereiten Sie Ihrem Kind ein Lassi (S. 167) zu. Es versorgt den Körper mit wichtigen Vitaminen und Mineralstoffen, stärkt die Darmflora und fördert täglichen Stuhlgang. Wenn Sie Ihrem Kind das Lassi mit Honig versüßen, stärken Sie zugleich sein Immunsystem und reduzieren Kapha.

Es kann sich auch günstig auswirken, Milch und Milchprodukte vorübergehend zu reduzieren. Wenn Ihr Kind aber echtes Verlangen danach hat, sollten Sie Milch leicht erwärmen (nicht über 40 Grad) und mit Honig, Gewürzen wie Ingwer, Zimt oder Kardamom mischen. Gegebenenfalls verdünnen Sie diese auch mit Wasser. Das macht die Milch leichter verdaulich, und sie erhöht nicht Kapha.

Zitronen-Honig-Wasser

Erfrischend und belebend ist Zitronen-Honig-Wasser, das sich auch ideal als Durstlöscher im Sommer eignet. Fast allen Kindern schmeckt dieses Getränk sehr gut. Überdies unterstützt es den natürlichen Heilungsprozess.

Geben Sie den Saft einer halben Zitrone und einen Teelöffel qualitativ hochwertigen Bienenhonig in ein Glas Wasser. Ihr Kind kann davon mehrmals täglich ein Glas trinken.

Anistee

Ein frisch zubereiteter Tee aus Anissamen löst den Schleim, beruhigt und regt den Stoffwechsel an. Überbrühen Sie dazu einen Teelöffel Anissamen mit einer Tasse heißem Wasser, die Ihr Kind in kleinen Schlucken austrinken sollte.

Heißes Wasser

Viele Kinder trinken auch gerne heißes Wasser (S. 74).

Amrit Kalash

Vorbeugend und heilend wirkt *Amrit Kalash* (S. 26), denn es stärkt das Immunsystem und verringert so die Anfälligkeit für Erkältungskrankheiten. Je nach Alter des Kindes geben Sie täglich ein bis zwei Tabletten oder einen Teelöffel der Paste.

Noch eins: Überprüfen Sie, ob Ihr Kind einen gesunden Schlafplatz hat, siehe Seite 126.

NASENNEBENHÖHLEN-ERKRANKUNGEN

Die Nasennebenhöhlen, Kiefer-Stirn-Keilbeinhöhle und Siebbeinzellen, sind schleimhautaktive Hohlorgane mit verschiedenartigen Funktionen. Sie erfüllen einerseits immunologische Aufgaben, indem sie über ihre Schleimhäute Antikörper, Abwehrzellen und Schutzsekret absondern. Andererseits dienen sie im gesunden Zustand als Resonanzboden für die Stimme. Aus ayurvedischer Sicht haben die Nasennebenhöhlen jedoch noch weitere Aufgaben: Sie ermöglichen eine erweiterte und verfeinerte Sinneswahrnehmung – bei Schnupfen und Erkältungen fühlt man sich deshalb meist dumpf und wie »betäubt«. Zudem beeinflussen die Nasennebenhöhlen durch ihre anatomische Nachbarschaft andere Kopforgane und entfalten unter bestimmten Bedingungen Fernwirkungen auf die inneren Organe. Entsprechend verdienen die Nasennebenhöhlen für unsere körperliche und seelische Gesundheit große Beachtung.

Die Schleimhautaktivierung, Sekret- und Schleimabsonderung ist eine Kapha-Funktion der Nasennebenhöhlen. Zum einen kann dies ein »Ventil« für Kapha-Überschuss oder Ama-Ansammlungen, zum anderen eine Schutzreaktion auf übermäßige innere und äußere Anregung von Vata sein. Demnach können sowohl kalter Wind wie auch psychisches Ungleichgewicht, beides Vata-Einflüsse, die Nasensekretion anregen.

Eine wichtige Ursache für akute und chronische Entzündungen sowie für andere Erkrankungen der Nasennebenhöhlen ist vor allem im Bereich der Psyche zu suchen. Neuere Forschungsergebnisse belegen: Psychische Belastungen beeinflussen unmittelbar unser Abwehrsystem. Besonders die Kieferhöhle ist ein immunologisch aktives Organ, das äußerst gefühlssensibel reagiert. Ist ein Mensch bedrückt und depressiv gestimmt, so kann sich dies in Form einer Entzündung manifestieren. Das geflügelte Wort »Ich habe die Nase voll« ist Ausdruck dieses emotionalen Einflusses. Auch lokale Beeinträchtigungen, wie Behinderung der Nasenatmung und der Belüftung der Höhlen durch geschwollene Schleimhäute, Polypen oder Fehlstellungen der Nasenscheidewand, können Erkrankungen der Nasennebenhöhlen zur Folge haben. Was die Ernährung angeht, so kann man Krankheitsursachen in der Bildung von zu viel Ama und zu schwerem Essen suchen.

Für die Behandlung ist zunächst wichtig, ein Verständnis für die Zusammenhänge zwischen der Gesundheit der Nasennebenhöhlen und der Psyche, der Ernährung und der Verdauung zu entwickeln. Da die Schleimhäute des Nasen-Rachen-Raums, der Bronchien, der Mundhöhle und des Verdauungssystems entwicklungsbiologisch gesehen aus dem gleichen Gewebe hervorgegangen sind, reagieren sie in vielen Situationen simultan. Sollten Sie beispielsweise unter Husten leiden und dagegen Hustensaft einnehmen, so setzt dieser durch die Stimulation der Magenschleimhaut die Schleimlösung an den Luftwegen in Gang. Dieser Prozess macht deutlich, dass Nahrung und Verdauungsfunktion einen direkten Einfluss auf die Schleimhäute der Nasennebenhöhlen und der oberen Luftwege haben. Dies sollten Sie bei der Behandlung dieser Organe mitberücksichtigen.

Bitte beachten Sie, dass Nasennebenhöhlenbeschwerden durch Polypen oder deformierte Nasenscheidewände mitverursacht sein können. Im Zweifelsfall sollten Sie einen Facharzt zurate ziehen.

Ordnen des Tagesablaufs

Ein irisches Sprichwort sagt: »Nimm dir Zeit, um froh zu sein, das ist Musik für die Seele.« Ständiger Zeitdruck ist einer der häufigsten Gründe für körperliche und nervliche Überlastung und damit für eine Schwächung des Immunsystems. Wenn Ihnen also alles zu viel geworden ist, dann sollten Sie Ihre Tagesplanung neu gestalten. Gönnen Sie sich mehr Zeit für sich, für die Familie, die Freunde und die schönen Dinge des Lebens. Musik, öfter ein Spaziergang in unberührter Natur und vor allem Heiterkeit und Lachen trotz möglicher Sorgen im Alltag öffnen die Pforten zur Heilung.

Ama und Kapha reduzieren

In der Praxis bewährt und sehr effektiv sind die Maßnahmen zur Reduzierung von Ama (S. 73). Die wichtigsten Regeln dazu stelle ich Ihnen hier noch einmal vor:

Beschränken Sie sich auf drei Mahlzeiten am Tag. Vermeiden Sie Zwischenmahlzeiten, und essen Sie abends nur leichte Speisen ohne tierisches Eiweiß, also kein Käse, Joghurt, Quark, Fleisch, Wurst oder Eier. Bevorzugen Sie stattdessen Gemüse- oder Getreidesuppen, älteres oder getoastetes Brot, leicht verdaulichen Reis, wie beispielsweise Basmatireis oder Nudeln. Sollten Sie nur wenig Hunger haben, nehmen Sie Obst- oder Gemüsesäfte zu sich. Die Hauptmahlzeit des Tages sollte mittags sein.

Bevorzugen Sie allgemein Kapha reduzierendes Essen (S. 71), wenn Sie von Körpergewicht und -verfassung ein Kapha-Typ sind. Bei einer typischen Vata-Konstitution essen Sie leicht verdauliche Vata beruhigende Kost (S. 72). Sollten Sie bei dieser Unterscheidung unsicher sein, genügt es, wenn Sie die Empfehlungen zur Ama-Reduzierung befolgen und auf die Bedürfnisse achten, die Ihnen Ihr Körper signalisiert. Vertrauen Sie auf Ihre innere Intelligenz, die Ihnen, besonders was die Ernährung angeht, die entscheidenden Informationen übermittelt.

Heißes Wasser

Führen Sie bis zur Besserung Ihrer Beschwerden die Heißwasser-Trinkkur (S. 74) durch.

Nasenreflexöl

Ayurvedisches Nasenreflexöl (S. 176) aktiviert den Schleimhautstoffwechsel, fördert die Sekretion, öffnet die Srotas, die Schleimhautkanäle, und stärkt die lokale Abwehrkraft. Reiben Sie das Öl fünf- bis zehnmal täglich in beide Nasenöffnungen ein.

Früh schlafen

Gehen Sie zeitig zu Bett, wenn möglich noch vor zehn Uhr abends. Ruhe und Erholung sind mit die wichtigsten Voraussetzungen für Widerstandsfähigkeit und Immunität.

Gewürztee

Die folgende Teemischung ist auch hilfreich bei einer akuten Entzündung

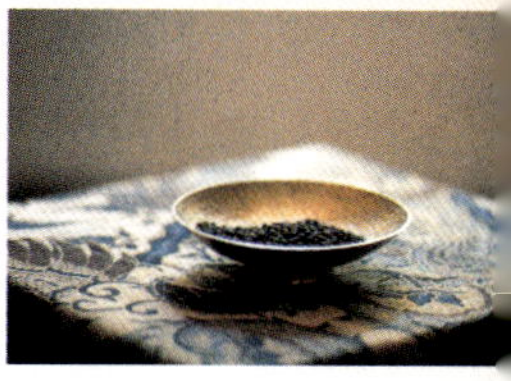

der Nasennebenhöhlen: Überbrühen Sie jeweils einen Teelöffel Nelken, Anis und Süßholz und jeweils einen halben Teelöffel Ingwerpulver und Kardamom mit heißem Wasser, lassen dies fünf Minuten ziehen, seihen es ab und trinken mehrmals täglich eine Tasse.

Kopfdampfbad

Sehr wohltuend ist ein Kopfdampfbad (S. 96) mit folgenden Zusätzen, die Sie wahlweise verwenden können: einige Tropfen ayurvedisches Minzöl (S. 176), eine Abkochung aus Thymian, Kamille und Lavendel oder einige Tropfen Eukalyptusöl.

Nach dem Kopfdampfbad tränken Sie eine Kompresse mit dem Dampfbadwasser (dazu ein kleines Handtuch eintauchen) und legen sie auf den Nacken. Sie verspüren unmittelbar eine wohltuende Öffnung der Nasennebenhöhlen, und die Verspannungen im Nacken lösen sich befreiend auf. Das wirkt sich auch wieder reflektorisch auf die Schleimhäute der oberen Luftwege aus. Durch diesen Prozess löst sich Ama, das sich in der Regel zuerst im Nacken und am oberen Rücken ablagert.

Kapha-Tee

Um den fest sitzenden Schleim zu lösen, ist Kapha-Tee (S. 176), mehrmals täglich eine Tasse, ein sehr wirksames und einfaches Hilfsmittel.

Ansteigendes Fußbad

Achten Sie auf warme Füße, und machen Sie einmal täglich ein ansteigendes Fußbad. Die Wärme hilft *apana-Vata* (S. 14) zu öffnen, das seinen Sitz im unteren Bauchraum hat und am häufigsten vatabedingte Nasennebenhöhlenerkrankungen verursacht.

Pancha Karma

Eine sehr wirkungsvolle Therapiemaßnahme sind auch die Anwendungen des Pancha Karma (S. 32), insbesondere in Verbindung mit Nasya (S. 40), das auch für sich allein eine intensiv heilende Wirkung hat.

Tipps zur Vorbeugung

Nehmen Sie zur allgemeinen Stärkung Ihrer Abwehrkräfte und zur Steigerung von Vitalität und allgemeinem körperlich-geistigem Wohlbefinden *Amrit Kalash* (S. 26) oder andere spezielle Männer- oder Frauen-Rasayanas zur Stärkung des Abwehrsystems ein.

Vermeiden Sie feuchtkalte Räume und kalte Fußböden. Vor allem Schlafzimmer und Arbeitsplatz sollten angenehm temperiert sein.

Ungünstig auf die Luftwege und die Nasennebenhöhlen wirken sich auch Klimaanlagen sowie Schimmel an den Wänden und Umweltschadstoffe in der Raumluft aus. Achten Sie also auf ein gesundes Raum- und Wohnklima sowie auf einen gesunden Schlafplatz (S. 126).

Verzichten Sie auf ein Nickerchen tagsüber. Ruhen Sie sich nur aus, aber schlafen Sie nicht, denn dies vermehrt Ama und führt zur Schwellung der Schleimhäute.

HERZ-KREISLAUF

DAS HERZ – SITZ DER SEELE

Aus ayurvedischer Sicht gehen die Impulse des Lebens vom Herzen aus. Liebe, Mitgefühl und menschliche Wärme sind Eigenschaften, die wir dem Herzen zuordnen. Nicht umsonst heißt es: »Dieser Mensch hat kein Herz.« Er ist »hartherzig« oder »herzlich.« Das Herz kann »überfließen«, ein Essen kann »herzhaft« sein. Die Liste von Redewendungen mit dem Begriff »Herz« lässt sich endlos fortsetzen. Kein anderes Organ unseres Körpers ist mit so viel Bildern und Symbolik befrachtet und hat so reichhaltig Eingang in die Poesie gefunden. Ein orientalischer Gruß zeigt auf eindrucksvolle Weise, wie Herz und Verstand im Idealfall zusammenwirken: Der Grüßende verneigt sich vor seinem Gegenüber, führt dabei seine linke Hand (sie kommt von »Herzen«) zur Stirn, legt sie dann auf die Brust (das Herz) und öffnet sie schließlich dem anderen in einer Geste des Gebens. Dies besagt, dass Gedanken erst zum Herzen geführt und dort geprüft werden sollen, bevor man sie ausspricht.

Das Herz als Hort der Seele ist zugleich Hauptsitz von Ojas, jener Substanz, die alle Gewebe nährt und stärkt. Entsprechend gelten im Ayurveda Herzkrankheiten als Folge eines Mangels an Ojas. Nach Auffassung des Ayurveda spielen das Bewusstsein eines Menschen, seine Charaktereigenschaften und seine Geisteshaltung eine bedeutende Rolle für die Bildung und die Qualität von Ojas: Freundlichkeit, Liebe, menschliche Wärme, Mitgefühl, Wahrhaftigkeit, Mut, Ehrfurcht und Respekt vor den Mitmenschen, Anstand, Geduld und Ausdauer, aber auch Einfachheit und eine ausgewogene Lebensweise mit einem vernünftigen Maß an Ruhe und Aktivität stärken Ojas. Ayurveda hat diese Wesenszüge *Achara Rasayana* genannt, was so viel bedeutet wie »Heilmittel des Verhaltens«.

»Wer solche Eigenschaften verkörpert, sollte als jemand betrachtet werden, der regelmäßig Rasayanas nimmt.« (Aus der *Caraka Samhita*)

Mit anderen Worten: Ein Mensch, dessen Charakter von diesen Attributen geprägt ist, fördert Ojas und damit seine Gesundheit und sein Wohlbefinden. Aber auch Ausgewogenheit in privaten Beziehungen sowie im Beruf und eine ausgewogene Sexualität fördern Ojas. Alkohol, denaturierte und damit wertlose Lebensmittel, Ärger und Probleme schwächen es dagegen. Weitere natürliche Stärkungsmittel für die feinstoffliche Energie Ojas sind alle Nahrungsmittel mit Eigenschaften, die Ayurveda als *sattva* bezeichnet. Dazu gehören vor allem frisches Gemüse und Blattsalate, Getreideprodukte, Nüsse, süße, reife Früchte und die drei natürlich vorkommenden Rasayanas Milch, Honig und Ghee, die verjüngen und Gesundheit und Langlebigkeit fördern. Bezeichnenderweise sind dies alles Nahrungsmittel, die besonders reichhaltig sind an herzschützenden Mineralstoffen wie Magnesium, Kalzium und Kalium. Magnesiummangel ist eine häufige Begleiterscheinung nervöser Herzbeschwerden und Herz-Rhythmus-Störungen. In ausreichender Menge wirkt Magnesium als wichtiger Schutzfaktor bei Herzinfarkt. Durch den Genuss sattvischer Nahrungsmittel kann der Bedarf an diesen herzstärkenden Mineralien gedeckt werden. Das ist besonders wichtig für diejenigen, die unter starker geistiger oder körperlicher Belastung stehen. Stress und Anspannung wie auch Nikotin- und Alkoholgenuss sind »Magnesiumräuber«.

Rasayanas (S. 26) sind eine weitere wichtige Komponente bei der ayurvedischen Behandlung von Herzerkrankungen. Besonders wertvoll ist *Amrit Kalash* (S. 26), das umfassende Heilwirkungen hat, wie aus einer Untersuchung über ayurvedische Präparate hervorgeht. Folgt man dieser Analyse, so erweist sich *Amrit Kalash* als wertvolles Mittel zur Vorbeugung und ergänzenden Behandlung von Herz-Kreislauf-Störungen. *Amrit Kalash* besitzt die Fähigkeit, freie Sauerstoffradikale zu binden und damit wirkungslos zu machen. Sauerstoffradikale sind aggressive Molekülreste, welche die Zellen im Körper schädigen. Das kann zu Arteriosklerose und anderen Gefäßkrankheiten bis hin zum Herzinfarkt führen. Zudem hemmt dieses Rasayana das Verklumpen der Blutplättchen, was Blutgerinnsel in den Gefäßen und nachfolgend Thrombosen und Herz- und Gefäßkrankheiten verursacht. Übrigens enthalten auch frische Gemüse und Früchte so genannte Antioxidanzien, die freie Sauerstoffradikale vernichten. Ebenso verringert eine vegetarische Ernährung ohne tierische Fette, wie Ayurveda sie empfiehlt, das Risiko von Herz- und Gefäßkrankheiten.

Bevor wir zur Behandlung der einzelnen Herzbeschwerden kommen, noch ein paar Worte zur Wirkung der drei Doshas und ihrer Subdoshas auf das Herz. Besonders am Beispiel des Herzens wird verständlich, wie die Doshas ihre unterschiedlichen Funktionen in

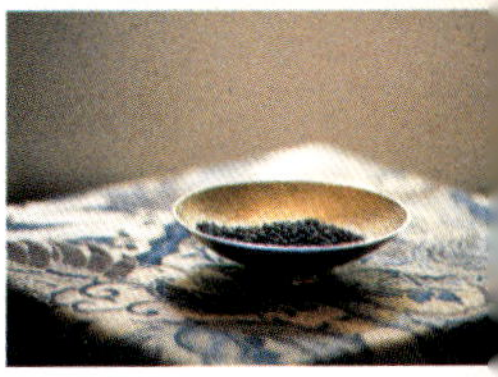

den Organen unseres Körpers erfüllen. Die Gefühlsseite des Herzens unterliegt nach Auffassung des Ayurveda dem energetischen Prinzip *Sadhaka*, einem Subdosha von Pitta. *Sadhaka*-Pitta erzeugt Zufriedenheit, die vom Herzen kommt. Es verleiht Herzlichkeit, menschliche Wärme, Mitgefühl und Liebe. Ebenso werden ihm Mut, Entschlusskraft, ein gutes Gedächtnis und Großzügigkeit zugeordnet. Ist *Sadhaka* ausgewogen und im Gleichgewicht, ist uns »leicht ums Herz«. Um das *Sadhaka*-Prinzip zu unterstützen, empfiehlt Ayurveda, sich seine »Herzenswünsche« zu erfüllen. Auch die Rasayanas (S. 26), vor allem *Amrit Kalash* (S. 26) oder auch Rosinenwasser (S. 102) stärken *Sadhaka*. Besonders wer aus Kummer und unerfüllten Sehnsüchten an seelischen »Herzschmerzen« leidet, sollte diese Heilmittel anwenden. Ebenso hilfreich sind frisch gepresster Orangensaft, Karotten und Granatäpfel oder frisches Basilikum als Tee oder Gewürz.

Während *Sadhaka-Pitta* vorwiegend die Gefühlsseite des Herzens repräsentiert, regelt *Viana*-Vata die Bewegungsmuster des Herzens. Dieses dem Herz-Kreislauf-System zugeordnete Subdosha von Vata steuert den Herzrhythmus, die Erregungsleitung und die Pumpbewegungen, indem es rhythmisch den Herzmuskel aktiviert. Das macht verständlich, dass Vata-Störungen, wie Stress, Aufregung, Sorgen, unregelmäßige Lebensweise und Schlafentzug, zu einer übermäßigen Erregung von *Viana*-Vata führen können. Typische Erscheinungen sind Herzklopfen, Herz-Rhythmus-Störungen oder anfallsweise Herzrasen. Allopathische Medikamente, die durch ihre chemischen Wirkstoffe Herzfrequenz und -rhythmus beeinflussen, wirken in erster Linie auf *Viana*.

Auch durch Gasansammlungen im Darm und Krämpfen im Dick- oder Dünndarm, also *Apana*-Vata-Störungen, die reflektorisch auf das Herz-Kreislauf-System übergreifen, kann es zu nervösen Herzbeschwerden kommen. Zur Stärkung von *Viana*-Vata und damit zur Vorbeugung und Behandlung nervöser Herzbeschwerden ist es vor allem wichtig, dass Sie einen geregelten Tagesablauf pflegen (S. 147), ausreichend schlafen und Ihren inneren Rhythmus beachten. Regelmäßiges Meditieren (S. 47) und Yoga-Übungen (S. 42) sind dabei eine wertvolle Hilfe. Zudem sollten Sie täglich die morgendliche Sesamölmassage (S. 36) und Vata ausgleichende Maßnahmen anwenden. Auch Galganthonig und -tee (S. 103) sind gut zur Stärkung von *Viana*-Vata geeignet, ebenso Prana Yama (S. 46). Diese Atemübung nährt die Herznerven, indem sie *prana*, die in Nervensystem, Sinnesorganen, Lungen und Herz lokalisierte Energie, stärkt. Wenn Sie Prana Yama nach dem Morgenspaziergang machen, ist es besonders wirkungsvoll, denn am frühen Morgen ist Prana intensiv in der Natur vorhanden. Setzen Sie sich bei Ihrem Spaziergang zwischendurch auch mal auf eine Bank, und lassen Sie die Schönheit der Natur auf sich wirken. Das beruhigt und stärkt die Nervenenergie Ihres Herzens.

Dem Herzmuskel schließlich, seiner Größe und Kraft, ordnet Ayurveda *Avalambaka*, ein Subdosha von Kapha zu. Ein vergrößertes Herzvolumen und ein kräftiger Herzmuskel sind als natürliche Trainingsfolge häufig bei Sportlern zu finden, ebenso bei Menschen mit Bluthochdruck, bei denen das Herz durch den erhöhten Widerstand in den Arterien Mehrarbeit leisten muss. Um *Avalambaka* gesund zu halten, sollten Sie regelmäßig Sport entsprechend Ihrem Konstitutionstypus (S. 158) betreiben und ausgewogene und nahrhafte Speisen essen. Auch Suryanamaskar (S. 40) stärkt das Herz.

Sadhaka-Pitta: Gefühlsseite des Herzens

Viana-Vata: Erregungsleitung, Herzaktivität

Avalambaka-Kapha: Muskelmasse des Herzens

EMPFEHLUNGEN ZUR VORBEUGUNG VON HERZKRANKHEITEN

Ojas stärken

Oberstes Gebot der ayurvedischen Herztherapie ist die Stärkung von Ojas, denn Herzkrankheiten sind aus ayurvedischer Sicht Mangelerscheinungen von Ojas. Wie Sie diese feinstoffliche Energie wirksam unterstützen können, erfahren Sie auf Seite 67.

Magnesium

Ein wichtiges Herzschutzmittel ist Magnesium. Berücksichtigen Sie dies bei der Zusammenstellung Ihrer Ernährung, und essen Sie regelmäßig sattvische Nahrungsmittel (S. 100), die besonders reich an diesem herzschützenden Mineralstoff sind.

Amrit Kalash

Auch Rasayanas (S. 26) spielen eine wichtige Rolle bei der ayurvedischen Behandlung von Herzerkrankungen. Vor allem das *Amrit Kalash* sei hier erwähnt (S. 26). Zum Schutz von Herz und Kreislauf sollten Sie es, besonders wenn Sie ohnehin ein schwaches Herz haben oder sich in extremen Stresssituationen befinden, über einen längeren Zeitraum hinweg einnehmen.

TM und Yoga

Wie aus den Studien (S. 103) hervorgeht, können Transzendentale Meditation (TM) und regelmäßig durchgeführte Yoga-Stellungen wesentlich zur Besserung von Erkrankungen des Herzens, vor allem der Herzkranzgefäße, beitragen. Ein weiteres Argument für alle diejenigen, die sich vorgenommen haben, regelmäßig von der tiefen Ruhe und Entspannung zu profitieren, die TM und Yoga mit sich bringen.

Olivenöl

In den Mittelmeerländern gilt das Olivenöl schon seit Jahrtausenden als Lebenselixier. Umfangreiche wissenschaftliche Studien bestätigen seinen guten Ruf: Das Öl aus den Früchten des in der Antike als heilig verehrten Olivenbaums, besonders die erste Pressung, das Olio virginia, senkt schon in kleinen Mengen den Blutdruck und verdünnt das Blut. Zudem wirkt es der Bildung des Blutfetts LDL-Cholesterin, das sich an den Gefäßwänden ablagert und Arteriosklerose verursachen kann, entgegen. Olivenöl ist also ein Herzschutzmittel par excellence, das Sie regelmäßig im Salat, zum Kochen und Braten verwenden sollten.

Rosinenwasser

Ein süßes Getränk zur Stärkung von *Sadhaka*-Pitta, einfach zuzubereiten, ist Rosinenwasser. Dazu weichen Sie eine Hand voll gewaschene Rosinen über Nacht in Wasser ein und trinken am nächsten Tag den überstehenden Saft. Wer möchte, kann auch die Rosinen essen.

Ghee

Erwärmtes Butterfett gilt im Ayurveda als eines der drei natürlich vorkommenden Rasayanas, dem gesunderhaltende, verjüngende Wirkung zugeschrieben wird. Mit Recht, denn wie eine wissenschaftliche Untersuchung zeigt, senkt Ghee den Cholesterinspiegel im Blut und trägt damit zur Verhinderung von Herzerkrankungen, besonders von Arteriosklerose, bei.

Galgant-Tee

Besonders Menschen, die an nervösen Herzbeschwerden oder Angina pectoris leiden, sei dieses heilkräftige Gewürz »ans Herz gelegt«. Wie Sie den Galgant anwenden, lesen Sie auf Seite 103.

»Nahrung« fürs Herz

Rosinenwasser, frisch gepresster Orangensaft, Karotten und Granatäpfel sättigen *Sadhaka*-Pitta.

Beschwerden, die scheinbar vom Herzen ausgehen, können auch durch Muskelverspannungen und Wirbelblockaden verursacht sein, besonders wenn sie atem- oder bewegungsabhängig sind. Lassen Sie sich gegebenenfalls von einem Arzt untersuchen und diese Störungen behandeln. Sie können die Beschwerden durch ayurvedisches Minzöl, lokal aufgetragen, oder auch durch ayurvedisches Nervenöl, entlang dem Rücken und der Brustwirbelsäule einmassiert, lindern. Danach legen Sie ein feuchtheißes Tuch auf, trocknen sich ab und ruhen sich aus.

NERVÖSE HERZ-BESCHWERDEN

Nervöse Herzbeschwerden wie Herzrasen, Herzrhythmusstörungen oder Herzklopfen treten vorwiegend in Ruhephasen, etwa am Wochenende oder im Urlaub, auf. Die subjektiven Empfindungen sind sehr vielfältig, angefangen von einem leichten Stechen und Druckgefühl in der Brust, über Angstzustände und Herzstolpern bis hin zu anfallartigem Herzrasen oder -klopfen.

Bitte beachten Sie: Sollten die genannten Beschwerden bei Ihnen immer wieder auftreten, konsultieren Sie bitte einen Facharzt, denn scheinbar nervösen Herzbeschwerden können auch – meist harmlose – organische Ursachen wie eine bestimmte Herzklappenveränderung, der Mitralklappenprolaps, zugrunde liegen.

Wichtigste Voraussetzung zur Behandlung nervöser Herzbeschwerden ist, sich mehr Zeit für sich selbst zu nehmen. Menschen mit nervösem Herzen neigen dazu, im täglichen »Sorgenwald« verloren zu gehen. Schalten Sie deshalb öfter ab, und gönnen Sie sich beizeiten Urlaub und Erholung. Gehen Sie vor allem morgens viel spazieren, und öffnen Sie sich dabei wieder den Schönheiten der Natur, ihren Farben, Geräuschen und Düften. Wer an nervösen Herzbeschwerden leidet, sollte besonders nach Ausgewogenheit streben. Dies gilt nicht nur für die Ernährung, sondern auch für persönliche Beziehungen und im Beruf. Sorgen Sie zu-

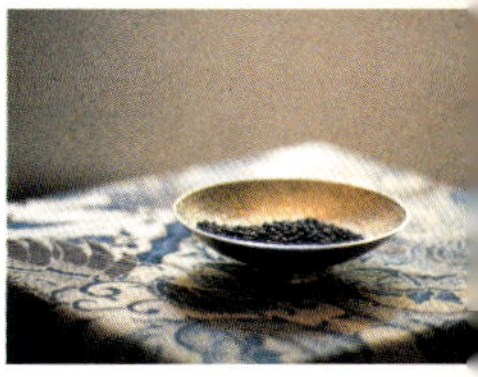

dem für einen geregelten Tagesablauf und ausreichend Schlaf (S. 149).

Im Rhythmus bleiben

Besonders bei Herzrhythmusstörungen ist es wichtig, dass Sie wieder im wahrsten Sinn des Wortes in den Rhythmus kommen. Berücksichtigen Sie die natürlichen Ruhe- und Aktivitätsphasen Ihres Körpers, und zwingen Sie ihn nicht zu »Kraftakten« oder nächtelangem »Durchhalten«. Lesen Sie hierzu auch die Empfehlungen zu Tages- und Jahreszeiten im Kapitel »Ayurvedische Uhr« (S. 145).

Ausreichend Magnesium

Bei nervlichen Belastungen, körperlichem und seelischem Stress steigt der Bedarf an Magnesium. Entsprechend häufig sind nervöse Herzbeschwerden mit Magnesiummangel verbunden. Durch verstärkte Zufuhr dieses Mineralstoffs können Sie diese Beschwerden lindern. Nahrungsmittel, die besonders viel Magnesium enthalten, sind alle grünen Gemüse, Blattsalate, Milch, Getreide, Beerenfrüchte und Nüsse. Schenken Sie diesen Lebensmitteln bei der Zusammenstellung Ihres Speiseplans große Beachtung. Durch eine ausgewogene, nach den Empfehlungen des Ayurveda ausgerichtete Ernährung, die alle Nährstoffe in ausreichender Menge enthält, können Sie einem Mangel an Magnesium wirkungsvoll vorbeugen. Magnesium ist ein wichtiger Schutzfaktor bei Herz- und Gefäßerkrankungen, der in ausreichender Menge auch das Risiko von Herzinfarkten erheblich reduzieren kann.

Galgant

Dieses heilkräftige Gewürz findet seit alters her medizinische Verwendung. Arabische Heilkundige brachten den Galgant, der wegen seiner ingwerähnlichen Eigenschaften auch als »europäischer Ingwer« bezeichnet wird, im 8. Jahrhundert aus dem asiatischen Kulturkreis nach Europa. Hildegard von Bingen, die berühmte Heilerin des Mittelalters, beschrieb den Galgant erstmals als Herztonikum. Auch im Ayurveda schreibt man ihm vielfältige Heilwirkungen zu. So weist ihn die *Materia Medica*, ein Kompendium ayurvedischer Heilpflanzen, als besonders wertvolles Heilgewürz aus. Die zu Heilzwecken verwendeten Wurzeln und Früchte enthalten unter anderem ätherische Öle, Kampfer, Bioflavinoide und Scharfstoffe. Galgant wirkt verdauungsstärkend, entblähend, herzstärkend, krampflösend und allgemein stärkend bei Erschöpfungszuständen. Bei nervösen Herzbeschwerden und Angina Pectoris ist der Galgant ein wertvolles und bewährtes Heilmittel.
Nachfolgend einige Rezepte für Zubereitungen mit Galgant:
Lösen Sie eine Messerspitze Galgant in einer Tasse heißem Wasser auf, und trinken Sie sie schluckweise aus.
Bei akuten Beschwerden nehmen Sie einen Teelöffel Galganthonig ein, für den Sie in drei Teelöffel Bienenhonig einen Teelöffel Galgantpulver einrühren.

Amrit Kalash

Dieses Rasayana (S. 26) stärkt unmittelbar die Nerven und dient regelmäßig über mehrere Wochen eingenommen der Vorbeugung und Heilung nervöser Herzbeschwerden. Nehmen Sie in Belastungssituationen oder bei akuten Beschwerden mehrmals täglich *Amrit Kalash* (S. 26), am wirkungsvollsten ist hier die Paste, mit etwas warmer Milch verdünnt ein.

Vata regulieren

Wie bei allen anderen Vata-Störungen, sollten Sie auch bei nervösen Herzbeschwerden Vata reduzierende Maßnahmen ergreifen. Dazu eignen sich Vata-Tee (S. 176), Vata-Aromaöl (S. 51) in einer Duftlampe oder auf die Schläfen verrieben, die Gandharva-Veda-Musik (S. 50) und natürlich alle anderen Maßnahmen zur Entspannung und Regeneration.

Prana Yama

Diese Atemübung (S. 46) lindert nervöse Herzbeschwerden, da sie *prana* fördert. Diese Energie ist in Nervensystem, Sinnesorganen, Lungen und Herz lokalisiert.

ERKRANKUNGEN DER HERZKRANZGEFÄSSE – ARTERIOSKLEROSE

Die westliche Medizin war bisher der Auffassung, dass Gefäßablagerungen, die sich einmal an den herzversorgenden Arterienwänden festgesetzt haben, nicht mehr beseitigt werden können. Für Schlagzeilen sorgte daher eine 1988 veröffentlichte Studie des Herzspezialisten Dean Ornish aus San Francisco. Er konnte nachweisen, dass bei vierzig Patienten, deren Herzkranzgefäße bereits in einem fortgeschrittenen Stadium verhärtet waren, die Ablagerungen tatsächlich wieder abgebaut wurden. Ihr Herz wurde allmählich wieder mit mehr Sauerstoff versorgt, und die Beschwerden besserten sich zusehends oder verschwanden völlig. Man möchte nun annehmen, dass der Herzfachmann aus Kalifornien seine Patienten – wie allgemein üblich – mit gefäßerweiternden Medikamenten oder operativen Eingriffen am Herzen behandelt hatte. Weit gefehlt: Ornish verordnete ihnen lediglich einfache Yoga-Stellungen, regelmäßige Meditation und streng cholesterinarme und vegetarische Ernährung. Gestützt werden diese Ergebnisse auch durch Langzeitstudien an TM-Praktizierenden. Eine Fünf-Jahres-Studie, die an knapp 2000 Mitgliedern einer Versicherungsgesellschaft in den USA durchgeführt wurde, ergab bei den regelmäßig Meditierenden ein um 87 Prozent geringeres Auftreten von Herzerkrankungen – ein wichtiges Indiz dafür, wie regelmäßige Entspannung und Ruhe Herzkrankheiten vorbeugen und verhindern können.

TM und Yoga
Mehrere aktuell veröffentlichte Studien belegen, dass Transzendentale Meditation (S. 47) und Yoga-Übungen (S. 42) das Risiko für Herzinfarkt und Schlaganfall signifikant verringern. Eine vom Nationalen Gesundheitsdienst der USA geförderte Untersuchung zeigte: Wer 2-mal täglich 20 Min. nach TM meditiert, senkt wirksam hohen Blutdruck und beugt der Arteriosklerose vor – und zwar deutlich besser, als durch herkömmliche Methoden wie Diät oder körperliche Aktivität. Auch regelmäßiges Yoga hat eine schützende Wirkung. Die tiefe Ruhe während der TM und die körperliche Erneuerung durch Yoga-Asanas bauen Stress wirksam ab und schützen die Blutgefäße.

Olivenöl
In den Mittelmeerländern gilt das Olivenöl schon seit Jahrtausenden als Lebenselixier. Besonders die erste Pressung, das Olio virginia, senkt schon in kleinen Mengen den Blutdruck und verdünnt das Blut. Zudem wirkt es der Bildung des Blutfetts LDL-Cholesterin entgegen. Dieses lagert sich an den Gefäßwänden ab und kann Arteriosklerose verursachen.

Ghee
Butterreinfett, Ghee, hat aus ayurvedischer Sicht vielfältige Heilwirkungen. Als natürliches Rasayana wirkt es allgemein gesunderhaltend und verjüngend. Ghee senkt in kleinen Mengen den Cholesterinspiegel im Blut und trägt damit zur Verhinderung von Herzerkrankungen, besonders von Arteriosklerose, bei.

Galgant-Tee
Besonders Menschen, die an Angina Pectoris leiden, sei dieses heilkräftige Gewürz »ans Herz gelegt«. Wie Sie den Galgant anwenden, lesen Sie auf Seite 103.

Abbau von Ama
Hauptursache aus der Sicht des Ayurveda für Arteriosklerose ist Ama. Berücksichtigen Sie daher die Maßnahmen zur Ama-Reduzierung, wie sie auf Seite 73 beschrieben sind.

KREISLAUFSTÖRUNGEN

Vor allem jüngere Frauen leiden häufig an einem schwachen Kreislauf, der sich unter anderem durch Schwindelanfälle, Schwarzwerden vor den Augen, kalte Hände und Füße und Schweißausbrüche bemerkbar macht. Die kritischste Zeit ist morgens, wenn der Kreislauf nach der Nacht noch nicht richtig »in Schwung« gekommen ist. Neben den nachstehenden Empfehlungen sollten Sie auf regelmäßige Bewegung (S. 158) und einen geregelten Tagesablauf achten (S. 147).

Minzöl
Gegen Kreislaufstörungen, vor allem bei einem niedrigen Blutdruck, geben Sie drei bis fünf Tropfen ayurvedisches Minzöl (S. 176) in ein Glas Wasser und trinken dieses schluckweise aus. Anschließend reiben Sie einige Tropfen davon an beiden Schläfen und am Nacken ein. Sehr gut ist es auch, wenn Sie mehrmals am Tag an dem Fläschchen riechen und die kreislaufanregenden Dämpfe des Öls einatmen.

Beine hochlegen
Bei akuter Kreislaufschwäche lagern Sie die Beine hoch. Legen Sie sich dazu auf den Boden, und lehnen Sie Ihre Beine an die Wand, oder platzieren Sie einige große Kissen unter Ihre Füße. Der Kopf sollte auf jeden Fall tiefer liegen als die Füße.

Suryanamaskar
Bei den ersten Anzeichen von Kreislaufschwäche wie Schwindel mit Flimmern vor den Augen und vor allem zur Vorbeugung ist diese kreislaufanregende Körperübung (S. 40) ausgezeichnet. Nach drei bis fünf »Durchgängen« werden Sie sich gestärkt, stabilisiert und erfrischt fühlen. Üben Sie regelmäßig, um Kreislaufschwäche und einem geringen Muskeltonus vorzubeugen.

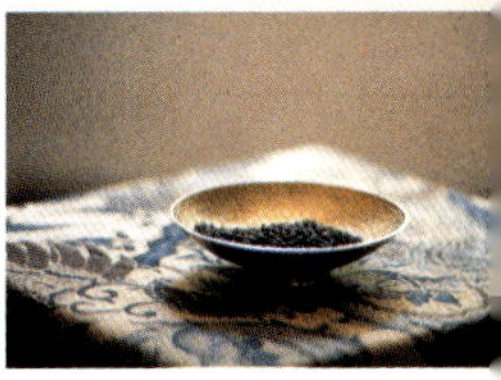

MÜDIGKEIT AM MORGEN

Kennen Sie das? Sie wachen morgens auf und fühlen sich trotz gutem Schlaf müde. Durch einfache ayurvedische Rezepte können Sie die Qualität des Schlafs verbessern, um morgens frischer zu erwachen.

Abends Fenchel

Ein einfaches Mittel ist Fencheltee:

1 TL ganze Fenchelsamen

1/2 TL Ingwerpulver oder 1 TL Ingwersaft oder eine Ingwerscheibe

1/2 TL Kardamom

Fenchel, Ingwer und Kardamom aufbrühen und abends vor dem Schlafengehen trinken.

»Himmlische« Träume

Für einen effektiven und erholsamen Schlaf lassen Sie in einer Duftlampe nachts einige Tropfen Vata-Aromaöl (S. 51) im Schlafzimmer verströmen. Sehr wirkungsvoll ist auch, abends vor dem Zubettgehen zehn bis fünfzehn Minuten Ghandhava-Veda-Musik (S. 50) anzuhören. Das bringt Ihnen zuverlässig einen ruhigen Schlaf, aus dem Sie morgens erfrischt aufwachen.

Vor Mitternacht schlafen

Gehen Sie frühzeitig, vor zehn Uhr abends, schlafen, und sorgen Sie für einen gesunden Schlafplatz (S. 126). Darüber hinaus sollten Sie den Empfehlungen für den Tagesablauf (S. 147) Beachtung schenken.

Ayurvedische Wachmacher

Vermeiden Sie langfristig, Ihre Müdigkeit morgens durch Stimulanzien wie Bohnenkaffee oder schwarzen Tee zu beheben. Damit steigern Sie nur künstlich Ihre Leistungsfähigkeit und beschleunigen den Alterungsprozess. Bessere Alternativen gegen die Müdigkeit am Morgen sind die folgenden Getränke:

Milch mit ayurvedischem Mandelmix (S. 176), Kapha-Tee (S. 176), ein Glas Wasser mit einem Schuss Zitronensaft und einem Teelöffel Honig, Ingwertee und ayurvedischer Kaffee (S. 176).

Während des Vormittags sollten Sie zusätzlich noch mehrfach heißes Wasser, zubereitet wie auf Seite 74 beschrieben, in kleinen Mengen trinken.

Nach einem schweren Mittagessen, besonders bei einer Kapha-Situation oder bei Menschen mit einer Kapha-Natur kann eine Tasse Kaffee oder Espresso allerdings die Verdauungstätigkeit unterstützen. Übrigens: Ayurvedischer Kaffee wirkt ähnlich, enthält jedoch kein Koffein. Als Begleitwirkstoff, Anupanam (S. 24), in ayurvedischen Präparaten hat Kaffee in kleinen Mengen eine zusätzliche Heilwirkung und unterstützt die Eigenwirkung des Medikaments.

Abhyanga mit Sesamöl

Gute Dienste gegen die morgendliche Müdigkeit leistet eine Sesamölmassage. Wie Sie eine solche Ölmassage machen, ist auf Seite 36 beschrieben.

Darüber hinaus können Sie morgens einige Minuten ayurvedische Gymnastik, Suryanamaskar (S. 40), betreiben.

HAUT UND HAARE

Die Dermatologie, die Lehre von der Haut, wurde im *Maharishi Ayur-Veda* gemäß den Lehren des ursprünglichen Ayurveda wieder aufgegriffen und auf die heutigen Verhältnisse übertragen. Kosmetik, Hautpflege, Vorsorge und Behandlung verschiedener Hautkrankheiten werden umfassend und ganzheitlich angegangen. Zur Anwendung kommen zahlreiche pflanzliche und mineralische Präparate, die aus dem reichen Erfahrungsschatz des Ayurveda stammen, zum Teil über Generationen überliefert und von Dermatologen geprüft sind. Diese Dermatologen sind sowohl in der westlichen Medizin ausgebildet als auch anerkannte Vertreter des Ayurveda. Um die ayurvedische Dermatologie und Kosmetologie auch im Westen anwenden zu können, wurden die Eigenheiten des Hauttyps des westlichen Menschen berücksichtigt und in dermatologischen Kliniken Schwerpunkte und Besonderheiten der hier auftretenden Hauterkrankungen erforscht. Die daraus entstandene moderne ayurvedische Dermatologie und Kosmetologie ist eine Synthese der traditionellen und bewährten ayurvedischen Anwendungen und der modernen Medizin. Sie geht nach ganzheitlichen Gesichtspunkten vor, da sie den gesamten Organismus in die Behandlung mit einbezieht. Entsprechend betrachtet die ayurvedische Kosmetologie die Haut als ein vielfältiges Organ, das von geistigen, körperlichen und seelischen Veränderungen beeinflusst wird, die alle bei der Behandlung von Hautkrankheiten und zur Erhaltung von Schönheit mit berücksichtigt werden müssen. Zum Teil erscheinen die so entwickelten Behandlungsweisen in unseren Augen etwas ungewöhnlich: Beispielsweise wird die Haut mit Lassi begossen oder beim Udvarthana, einer Reibemassage zur Belebung des Stoffwechsels und zum Entfernen von Hautschüppchen, mit Breizubereitungen aus Getreide oder Pflanzen behandelt. Diese Behandlungsweisen spielen auch im Pancha Karma (S. 32) eine große Rolle. Zudem verordnet die ayurvedische Dermatologie spezielle Ernährungsformen für verschiedene Hautkrankheiten, ausgerichtet an der jeweiligen Konstitution und der aktuellen Störung der Haut. Auch auf Lebensweise und Schlaf wird in Bezug auf Heilung und Gesunderhaltung der Haut großer Wert gelegt. Darüber hinaus gibt es eine Fülle von pflanzlichen und mineralischen Präparaten, die innerlich und äußerlich anzuwenden sind und zum Teil auch bei erblich mitbedingten Hautproblemen, wie beispielsweise bei der Schuppenflechte, mit Erfolg eingesetzt werden können.

WISSENSWERTES ÜBER UNSERE HAUT

Bei eingehender Beschäftigung wird man der Funktionen und Besonderheiten der Haut gewahr und versteht, weshalb Ayurveda der Pflege und Behandlung dieses Organs eine so große Aufmerksamkeit widmet.

Die Haut ist unser größtes Tast- und Gefühlsorgan: Unzählige Nervenendigungen durchziehen die gesamte Körperoberfläche und erlauben uns eine intensive Kommunikation mit der Umwelt. Berühren und Tasten stellen feinste Wahrnehmungsmöglichkeiten des menschlichen Organismus dar. Über die Haut tauschen wir Gefühle, Zärtlichkeit und Zuwendung aus. Entsprechend verrät sie auch unsere Emotionen: Wir werden blass vor Schreck, rot vor Scham, könnten »aus der Haut fahren« oder fühlen uns »in unserer Haut« nicht mehr wohl. Bei Musik, die »unter die Haut geht«, bekommen wir Gänsehaut und bei Grusel schaudert uns. Aber nicht nur unsere Gefühle, auch die Funktion der inneren Organe tritt an der Haut in Erscheinung. Krankheiten und Störungen zeigen sich an den ihnen zugeordneten Hautbereichen (Head-Zonen). An diesen Stellen kann die Haut dann empfindlicher oder stumpfer sein, sich teigig, warm oder kalt anfühlen und zum Teil schmerzen. Entsprechend lassen sich die inneren Organe durch Anwendungen an den entsprechenden Hautarealen heilend beeinflussen.

In gewissem Sinn ist die Haut auch die »Apotheke« unseres Körpers. Wissenschaftliche Untersuchungen zeigen, dass die Haut Hormone, Abwehrstoffe und andere wichtige Substanzen bildet. Massagen können diese verstärkt freisetzen. Daneben besitzt die Haut die Fähigkeit, Licht aufzunehmen und so das für den Körper wichtige Vitamin D herzustellen. Wärmeregulation, Schweißabsonderung und Ausscheidung von Stoffen aus dem Körperinneren sind weitere Leistungen dieses Organs, das aufgrund dieser Eigenschaften oft als zweite Niere des Körpers bezeichnet wird. Aus ayurvedischer Sicht besteht auch ein enger Zusammenhang zu den Funktionen der Leber. Die Haut hat also viele, zum Teil lebenswichtige Aufgaben, deren Aufrechterhaltung von ihrer Pflege und ihrem Schutz abhängig ist.

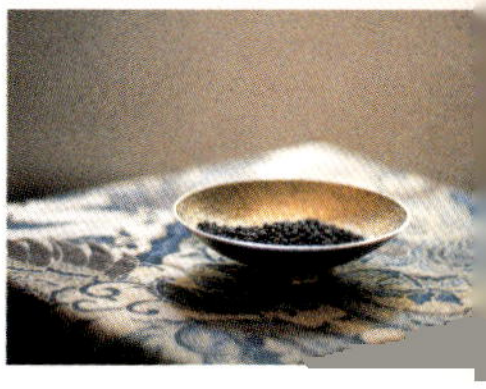

KOSMETIK UND AYURVEDA

In den Urtexten des Ayurveda sind drei Voraussetzungen für Schönheit, Jugendlichkeit und gesunde Haut genannt: Eine ausgewogene, gesunde Ernährung entsprechend der Jahreszeit, den Doshas, dem Lebensalter und der Aktivität des Betreffenden, ein erholsamer Schlaf und die regelmäßige Pflege von Körper und Geist.

Tipps für eine gesunde und schöne Haut sowie zur Vorbeugung von Hautkrankheiten

Berücksichtigen Sie die Empfehlungen zur Ernährung (S. 68) und zur Lebensführung (S. 147).
Ernähren Sie sich entsprechend Ihrer Doshas (S. 68), und bevorzugen Sie frische, vollwertige Speisen. Vor allem Sprossen, alle grünen Gemüse und Blattsalate, aber auch Kokosnüsse und Getreide wie Weizen und Dinkel fördern Schönheit und Gesundheit von Haut und Haaren.
Treiben Sie regelmäßig Sport, gemäß Ihrer Konstitution (S. 158), und Yoga-Asanas (S. 42), und nehmen Sie sich Zeit für Meditation (S. 47).
Und, nicht zuletzt, schlafen Sie ausreichend, denn: Wissenschaftler fanden heraus, dass sich die Hautzellen im Schlaf beinahe doppelt so schnell erneuern wie tagsüber. Die Hirnanhangdrüse, das Hormonsteuerorgan des Körpers, setzt nachts verstärkt Hormone frei, die die Haut regenerieren. Besonders in der Tiefschlafphase, zwischen zwei und drei Uhr morgens, werden viele so genannte »Hautmutterzellen« gebildet, die nach etwa vier Wochen an der Hautoberfläche erscheinen. Diese Hochzeit der Zellneubildung beginnt übrigens, nunmehr auch wissenschaftlich bestätigt, genau zu Anfang der Vata-Phase der Nacht (S. 150). Vata ist auch jenes Dosha, das in engem Zuammenhang mit der Haut als Gefühls- und Wahrnehmungsorgan steht.
Durch zu wenig Schlaf wird die Zellerneuerung der Haut gestört. Sie verliert dadurch Feuchtigkeit, wird rau und altert schneller. Wenn man bedenkt, dass täglich etwa zwei Milliarden Hautzellen abgestoßen und ebenso viele gebildet werden müssen, versteht man die Bedeutung von Schlaf für gesunde, jugendliche und schöne Haut. Ebenso wird hier wieder verständlich, weshalb Ayurveda seit Jahrtausenden einer ausreichenden Nachtruhe so große Bedeutung beimisst.
Ayurveda kennt eine Vielzahl Rezepte für natürliche Gesichtsmasken, die den individuellen Bedürfnissen der verschiedenen Hauttypen gerecht werden. Nachfolgend einige einfache Rezepte, die Sie mit wenigen Vorkenntnissen über die Eigenschaften Ihrer Haut anwenden können.

Ayurvedische Fruchtmasken

Um Ihre Haut richtig pflegen zu können, sollten Sie natürlich über Ihren derzeitigen Hauttyp Bescheid wissen. Dazu waschen Sie Ihr Gesicht gründlich mit warmem Wasser und trocknen es mit einem frischen Handtuch ab. Lassen Sie Ihr Gesicht dann für etwa zwei Stunden völlig unbehandelt. Tragen Sie keine Cremes oder Gesichtswasser auf und gehen Sie in dieser Zeit auch nicht aus dem Haus. Es soll die Ruheaktivität Ihres Hautstoffwechsels bestimmt werden. Reize wie Sonne, Wind oder Staub aktivieren die Sekretion von Hautsubstanz und verfälschen so unter Umständen das Bild.
Jetzt legen Sie ein Papiertuch, beispielsweise ein Kleenex, auf Ihr Gesicht, sodass es völlig bedeckt ist, und nehmen es nach einer Minute wieder ab. Lage und Intensität der Fettabdrücke Ihrer Gesichtshaut auf dem Papier geben Ihnen Aufschluss über Ihren Hauttyp:
Fettige Haut: Abdrücke von Stirn, Wangen und Kinn
Mischhaut: Abdrücke von Stirn und Nase
Trockene Haut: keine Abdrücke
Eine weitere Möglichkeit zur Bestimmung des momentanen Hauttyps ist das Waschen des Gesichts mit Seife. Lassen Sie das Gesicht anschließend zwanzig bis dreißig Minuten unbehandelt. Sind nach dieser Zeitspanne Irritationen, beispielsweise Rötungen, zu erkennen, haben Sie eine trockene Haut, ansonsten ist die Haut normal.
Bitte beachten Sie: Testen Sie die Masken, bevor Sie diese auf dem Gesicht auftragen, am Unter- oder Oberarm auf ihre Verträglichkeit. Vor allem bei der Maske für fettige Haut müssen Sie vorsichtig sein, denn die Kiwischale kann starke Hautallergien auslösen. Achten Sie deshalb bei der Zubereitung darauf, dass die Kiwi vollkommen geschält ist, bevor Sie sie pürieren. Waschen Sie sich außerdem vor dem Auftragen der Maske die Hände gründlich mit warmem Wasser. Sollten Sie Kiwis generell nicht vertragen, verwenden Sie alternativ Äpfel.
Die Masken können Sie ein- bis zweimal wöchentlich auftragen. Danach sollten Sie Ihr Gesicht nicht mehr mit Seife reinigen. Waschen Sie vor dem Auftragen Ihr Gesicht mit warmem

Wasser, und trocknen Sie es mit einem frischen Handtuch ab. Bei trockener Haut empfiehlt sich vor dem Auftragen der Maske eine Gesichtsmassage mit Olivenöl oder Ghee, das Sie mit einem Papiertuch wieder abnehmen.

Fruchtmaske für fettige Haut
Pürieren Sie eine halbe Kiwi oder einen halben Apfel und drei Bananen in einem Mixer, und tragen Sie diese Mischung von der Kinnmitte aus auf Gesicht, Hals und Dekolleté auf. Sparen Sie dabei die Augen aus, und decken Sie sie während der zwanzig Minuten, die die Maske einwirken sollte, mit in Mandelöl getränkten Wattepads ab.

Fruchtmaske für Mischhaut
Hierfür pürieren Sie drei Bananen mit fünfzig Gramm gekochten Mungbohnen in einem Mixer und tragen die Mischung von der Kinnmitte aus auf Gesicht, Hals und Dekolleté auf. Sparen Sie auch hier die Augen aus, und decken Sie sie während der zehn Minuten, die die Maske einwirken sollte, mit in Mandelöl getränkten Wattepads ab.

Fruchtmaske für trockene Haut
Pürieren Sie drei Bananen mit hundert Milliliter frischer Milch in einem Mixer, und tragen Sie die Mischung von der Kinnmitte aus auf Gesicht, Hals und Dekolleté auf. Sparen Sie dabei die Augen auch wieder aus, und decken Sie sie während der zwanzig Minuten, die die Maske einwirken sollte, mit in Mandelöl getränkten Wattepads ab.

Fruchtmaske für normale Haut
Pürieren Sie zwei Bananen und einen geschälten Apfel oder einen halben Apfel und eine kleine Karotte (biologisch angebaut) in einem Mixer, und tragen Sie die Mischung von der Kinnmitte aus auf Gesicht, Hals und Dekolleté auf. Sparen Sie dabei die Augen wieder aus, und decken Sie sie während der zehn Minuten, die die Maske einwirken sollte, mit in Mandelöl getränkten Wattepads ab.
Bei sehr empfindlicher Haut mit erweiterten Äderchen und Rötungen bereiten Sie die Maske ausschließlich aus Bananen zu. Pürieren Sie dazu drei Bananen in einem Mixer, und tragen Sie diese von der Kinnmitte aus auf Gesicht, Hals und Dekolleté auf. Sparen Sie dabei die Augen wieder aus, und decken Sie sie während der zehn Minuten, die die Maske einwirken sollte, mit in Mandelöl getränkten Wattepads ab.

HAARE

Im Ayurveda gelten sie als »Krone der Persönlichkeit« – entsprechend pflegt man sie. Auch hierzulande sind volle, kräftige und geschmeidige Haare eine Zierde, deren Erhaltung man sich mit großer Aufmerksamkeit widmet.
Eine Ölmassage, je nach Konstitutionstyp mit Sesam- oder Kokosöl oder mit speziellen ayurvedischen Haarölen nährt und kräftigt das Haar, fördert die Durchblutung der Kopfhaut und stimuliert das Haarwachstum. Bei den Ölanwendungen des Pancha Karma (S. 32), welche die Haare mit einbeziehen, lässt sich das oft schon nach wenigen Tagen beobachten: Sie wachsen schneller, werden geschmeidiger und bekommen einen schönen Glanz.
Zur täglichen Pflege können Sie verfeinerte ayurvedische Haarpflegemittel mit mineralischen oder pflanzlichen Zusätzen je nach Haartyp und entsprechend Ihres Doshas verwenden.
Vata-betonte Menschen haben meist zartes, dünnes und empfindliches Haar. Es ist oft trocken und spröde, lässt sich leicht entwurzeln und verliert rasch seinen Glanz, wenn Vata aus dem Gleichgewicht gerät.
Menschen mit Pitta-Eigenschaften haben dickeres und geschmeidiges Haar, es ist meist rötlich oder blond, mit einem schönen Glanz. Unter Umständen fällt es jedoch frühzeitig aus und neigt zum Grauwerden.
Kapha-Typen erfreuen sich von Natur aus gesunder, kräftiger und glänzender Haare mit festen Wurzeln und öliger Geschmeidigkeit. Einziger Minuspunkt: Kapha-Haare neigen zu Fettigkeit und Schuppen.
Haare, Nägel und Zähne sind nach Auffassung des Ayurveda aus dem gleichen Gewebe, dem Asthi-Dhatu (S. 15) hervorgegangen und stehen in enger Beziehung zu seinem Stoffwechsel und Ernährungszustand. Entsprechend sind eine gesunde Lebens- und Ernährungsweise ausschlaggebend für die Gesundheit von Haaren, Nägeln und Zähnen.

Sattvische Kost
Sollten Sie unter Haarproblemen leiden, bevorzugen Sie sattvische Lebensmittel (S. 100): Milch und leicht verdauliche Milchprodukte, frische und vorwiegend pflanzliche und naturbelassene Lebensmittel, Obst, Gemüse, Getreide, frisch zubereitete Säfte sowie Ghee und Nüsse.

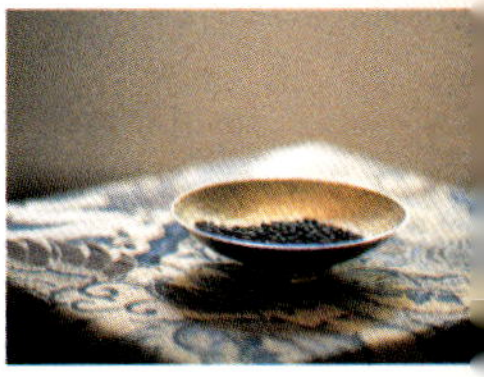

Gegen Schuppen
Bei Kopfschuppen lassen Sie Ihr Massageöl, das Sie für die Pflege des Körpers anwenden, eine Viertelstunde lang auf der Kopfhaut einwirken – die Schuppen lösen sich durch das Öl hervorragend ab. Anschließend waschen Sie die Haare mit einem biologischen Shampoo. Wenn Sie das Öl über Nacht einwirken lassen, verstärkt sich dieser Effekt. Auf die gleiche Weise können Sie auch Milchschorf bei Kindern, eine typische Erscheinung von Kapha, bei der Talg- und Fettsubstanzen über die Kopfhaut ausgeschieden werden, behandeln. Nehmen Sie dazu Sesam- oder ein anderes pflanzliches Öl.

NARBEN

Narben können den freien Fluss von Information im Körper und damit die Kommunikation auf feinstofflicher Ebene, wie Ayurveda sie versteht, hemmen. Das ist vor allem dann der Fall, wenn sie auf den so genannten *Marma*-Punkten liegen. Unter Umständen können Narben dann Störungen im geistig-körperlichen Gleichgewicht hervorrufen und Mitursache für Schmerzen und Funktionsstörungen an entfernt liegenden Organen sein.
Sushruta, Hauptverfasser der ayurvedischen Grundlagentexte (S. 10), beschrieb die *marmas* als besonders verletzliche Punkte. Er befasste sich vor allem mit den Folgen, die zu erwarten sind, wenn einer dieser Punkte verletzt ist.
Nach Auffassung des *Maharishi Ayur-Veda* sind *marmas* Verbindungspunkte von Bewusstsein und Körper. Sie sollten nicht verletzt und auch bei Operationen, wenn irgend möglich, geschützt werden. Deutsche Ärzte entdeckten zu Beginn dieses Jahrhunderts, dass Narben Störfelder darstellen. Sie fanden heraus, dass sich ein Schmerz oder eine körperliche Störung in Sekundenschnelle auflösen kann, wenn man einen örtlichen Betäubungsstoff in eine damit in Beziehung stehende Narbe einspritzt. Dieses Verfahren wird heute bei einer weitverbreiteten Methode der Schmerz- und Heilbehandlung, der so genannten Neuraltherapie, angewendet.
Wenngleich diese Methode sehr erfolgreich ist, greift Ayurveda auf sanftere Methoden zur Auflösung von Blockaden durch Narben zurück. Da diese oft auf *Marma*-Punkten liegen, möchte man eine erneute Verletzung, auch wenn es sich nur um einen Stich durch eine Injektionsnadel handelt, möglichst vermeiden.
Zur Überbrückung des gehemmten Informationsflusses eignet sich sehr gut das Öl »Himmlische Ruhe I« (S. 176), das Sie ein- oder mehrmals täglich sanft auf der Narbe verreiben. Über einen längeren Zeitraum angewendet, ist dies eine gute Möglichkeit, sich selbst zu behandeln und die Narbe zu »entstören«. Um einen anhaltenden Erfolg zu erreichen, ist jedoch wichtig, Körper und Geist grundsätzlich zu stärken. Ayurveda spricht in diesem Zusammenhang von *bala* und meint damit die Vitalität eines Menschen, seine körperliche Gesundheit. Lässt diese nach, gerät er aus dem seelischen und körperlichen Gleichgewicht und verliert an Stabilität und Gefühl für seinen Körper. Er wird zunehmend empfänglich für Störeinwirkungen von außen. Überschreiten diese eine gewisse Schwelle, reicht der Energiefluss im Körper nicht mehr aus, um eine Narbe in der Haut oder in tiefer gelegenen Organen zu überbrücken. Regelmäßige ayurvedische Ölmassagen (S. 36) schaffen hier Abhilfe, denn sie stärken einerseits *bala*, die Vitalität, und bilden andererseits einen überbrückenden Ölfilm auf der Haut, der den Energiefluss aufrechterhält.

HERPES SIMPLEX

Diese häufig wiederkehrende Viruserkrankung ist gekennzeichnet durch kleine, in Gruppen stehende Bläschen an Lippen oder Nasenöffnungen, aber auch an anderen Körperstellen. Herpesbläschen gehen oft einher mit Erkältungskrankheiten oder kündigen eine körperliche und geistige Schwäche an.

Vorbeugung
Achten Sie auf eine allgemein gesunde Lebens- und Ernährungsweise. Empfehlenswert zur Vorbeugung von Herpes simplex ist auch *Amrit Kalash* (S. 26), denn es stärkt das Immunsystem und beugt damit Infektionskrankheiten vor.

Rosenblütensaft
Ein wirksames Heilmittel gegen Herpes ist Rosenblütensaft oder alternativ naturreines Rosenöl, mehrmals täglich auf den Bläschen eingerieben. Das kühlt, nimmt den brennenden Schmerz und unterstützt die Abheilung.

Zitronensaft
Eine andere Möglichkeit zur örtlichen Behandlung von Herpes ist eine Einreibung mit frischem Zitronensaft, eins zu

eins gemischt mit Glyzerin und mehrmals täglich aufgetragen.

Aloe vera
Diese universelle Heilpflanze findet auch bei der Behandlung von Herpes simplex Einsatz. Verrühren Sie Aloe-vera-Gel mit etwas Gelbwurzelpulver (Kurkuma), und tragen Sie diese Paste mehrmals täglich auf die Bläschen auf. Sie trocknet die Bläschen aus, desinfiziert und fördert ihre Abheilung.

Ghee
Ebenfalls hilfreich bei Herpes ist Ghee, einen Teelöffel mit einem halben Teelöffel Gelbwurzelpulver zu einer Paste verrührt und dünn aufgetragen. Das wirkt kühlend, besonders bei trockener und spröder Haut, desinfiziert und unterstützt die Wundheilung.

AKNE

Ebenso wie die westliche Medizin unterscheidet auch der Ayurveda, je nach Ursache und Erscheinungsform, mehrere Arten von Akne, beispielsweise die juvenile Akne in der Pubertät oder Akne, die über den gesamten Körper verbreitet ist. Die Unterscheidung in Vata-, Pitta- oder Kapha-Akne-Typ erleichtert die individuelle Therapie und ist auch für den Laien verständlich: Bei entzündlichen, geröteten Aknepusteln dominiert Pitta. Die typische Vata-Akne-Haut ist trocken und rau; fettige Haut mit Talgansammlungen (Mitessern) zeigt Kapha an.
Vata-Akne: Tritt eher selten auf und verschlimmert sich durch kaltes und trockenes Wetter, Stress und eine unregelmäßige Lebensweise.
Pitta-Akne: Verschlimmert sich durch Hitze und Pitta anregende Faktoren, wie scharfe Gewürze.
Kapha-Akne: Verschlimmert sich durch Kälte, feuchtes Wetter, Käse und schweres, fettes Essen sowie durch Süßigkeiten.

Einige Worte vorweg
Wer unter Akne leidet, sollte fette, scharfe und süße Speisen meiden. Achten Sie auf ausreichende Bewegung an der frischen Luft, auf eine geregelte Lebensweise (S. 147), und trinken Sie auch regelmäßig heißes Wasser (S. 74).

Sandelholzseife
Waschen Sie Ihr Gesicht acht- bis neunmal täglich mit Seifenwasser; Ayurveda verwendet hierzu alkalische Sandelholzseife. Entwickeln Sie dazu in einer Schüssel mit kaltem Wasser und der Sandelholzseife Schaum, und waschen Sie sich damit. Der Schaum adstringiert, reinigt die Haut, kühlt und nimmt den entzündlichen Reizzustand der Haut und der Aknepusteln.

Triphalawasser
Geben Sie fünf bis zehn Gramm Triphalapulver (S. 56) in einen halben Liter frisches Wasser und kochen Sie diese Menge auf die Hälfte herunter. Damit machen Sie ein Gesichtsdampfbad und legen anschließend feuchtwarme Kompressen mit dem Kochwasser auf die betroffenen Hautstellen. Das öffnet die Poren, reinigt, wirkt keimtötend und regt den Hautstoffwechsel an.

Gesichtswäsche mit Triphala
Kochen Sie fünf bis zehn Gramm Triphalapulver (S. 56) in fünfzig Milliliter Wasser auf, und waschen Sie damit zehnmal täglich das Gesicht und die betroffenen Hautstellen. Diese Anwendung reinigt intensiv und leitet Giftstoffe aus. Sie ist vor allem für kapha- und pittatypische Aknehaut geeignet.

Gelbwurzel-Ghee
Vermischen Sie Gelbwurzelpulver und Ghee zu einer Paste, die Sie auf die betroffenen Hautstellen auftragen. Nach einer Einwirkzeit von zehn Minuten können Sie die Paste wieder abwaschen. Sie wirkt keimtötend und entzündungshemmend. Alternativ können Sie Gelbwurzel- und Sandelholzpulver, jeweils einen halben Teelöffel, mit Wasser zu einer Paste verrühren und wie beschrieben anwenden.

Zwiebelumschlag
Manchmal vergrößern sich Aknepusteln abszessartig. Um sie zum »Reifen« zu bringen, können Sie eine in etwas Ghee gedünstete Zwiebel als Umschlag auflegen. Die Zwiebel zieht den Eiter heraus, und Ghee wirkt kühlend. Auch spezielle ayurvedische Dampfpackungen für die verschiedenen Akneformen haben eine wohltuende und heilende Wirkung bei dieser Hauterkrankung. Sollten Sie sehr trockene Vata-Haut haben, massieren Sie vor dem Gesichtsdampfbad kaltgepresstes Oliven- oder Mandelöl sanft in die Haut ein.
Übrigens: Sie können sich auch vom Arzt ayurvedische »Anti-Akne«-Präparate, je nach dem Hauttyp, den er bei Ihnen feststellt, verordnen lassen. Pasten und Masken sowie ayurvedi-

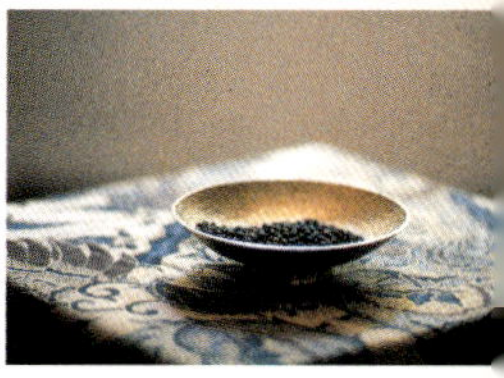

sche Gesichtscremes oder Hautpflegemittel, mit speziellen Heilkräutern versetzt und nach Haut- und Konstitutionstyp ausgewählt, bessern die Akne.

NEURODERMITIS

Diese Hauterkrankung hat in den letzten Jahrzehnten vor allem bei Kindern und Säuglingen drastisch zugenommen. Charakteristisch für Neurodermitis ist eine juckende, trockene und oft gerötete Haut, zum Teil mit klebriger Absonderung. Bedingt durch den starken Juckreiz kratzen sich die Patienten oft blutig. Neurodermitis tritt in rasch wechselnden Formen auf: Die Haut eines Kindes, die zu Hause noch entzündlich gerötet scheint, ist unter Umständen nach einem Spaziergang wie verwandelt, fast wieder normal, gesund und schön. Auch mediterranes oder Nordseeklima lindern die Beschwerden bei Neurodermitis. Manche Patienten vertragen Sonne und Sommer, andere reagieren negativ auf die winterliche strahlungsarme Zeit. Auch psychische Einflüsse können das Hautbild erheblich beeinflussen.
Bei vielen Neurodermitispatienten gehen die Beschwerden einher mit einer Unverträglichkeit von bestimmten Nahrungsmitteln. Besonders Milch, Nüsse und Vollkornprodukte lösen Neurodermitisschübe aus. Inzwischen gibt es eindeutige Hinweise darauf, dass die wesentliche Ursache dieser Erkrankung im Magen-Darm-Trakt zu suchen ist. Bei Stuhlanalysen von Erkrankten fand sich ein verschobenes Gleichgewicht der Bakterienflora im Darm. Vor allem Laktobazillen und Bifidobakterien, natürlich vorkommende Keime im Darm, die auch bei der Milcheiweißverdauung eine wichtige Rolle spielen, waren häufig verringert. Besiedeln zusätzlich Pilze den Darm, beispielsweise der Hefepilz *Candida albicans*, erweist sich die Erkrankung oft als hartnäckig und muss entsprechend umfassend und gezielt behandelt werden.
Die ayurvedische Therapie von Neurodermitis hat folgende Ansatzpunkte: Zum einen ist es wichtig, die Doshas wieder ins Gleichgewicht zu bringen. Vor allem die Vata-Störungen, die der Erkrankung ursächlich zugrunde liegen und nachfolgend zu Pitta- oder Kapha-Ungleichgewicht führen, müssen hierbei berücksichtigt werden. Zum anderen sollte die Verdauungskraft gestärkt und Ama beseitigt werden.
Für Kinder und Erwachsene gibt es verschiedene ayurvedische Kräuterpräparate, die vom Arzt individuell ausgewählt und verordnet werden müssen. Zudem kennt Ayurveda verschiedene äußerliche Anwendungen wie Salben, Pasten und andere Hautpflegemittel. Doch auch Sie selbst können unter Berücksichtigung der folgenden Empfehlungen erheblich zur Besserung und Heilung dieser Hautkrankheit beitragen.

Neurodermitis bei Kindern

Achten Sie darauf, dass Ihr Kind keine Nahrungsmittel mit chemischen Zusätzen und Konservierungsstoffen, Hefeprodukte (fördern die Hefepilze im Darm), Süßigkeiten, Schokolade und auch keine scharfen Gewürze bekommt. Natürlich sollten Sie auch die Nahrungsmittel vermeiden, welche die Beschwerden erfahrungsgemäß verschlimmern. Geben Sie Ihrem Kind diese Nahrungsmittel so lange nicht zu essen, bis eine Besserung durch die Behandlung eintritt, und integrieren Sie diese auch danach nur ganz allmählich in den Speiseplan. Aus ayurvedischer Sicht ist es jedoch weder nötig noch ratsam, bei Kindern eine strenge Ausschlussdiät einzuhalten, denn dabei besteht die Gefahr der Fehlernährung. Bei einer unterstützenden Behandlung durch den erfahrenen Arzt heilt die Haut erfahrungsgemäß auch dann, wenn die Kinder sich nicht so strikt an die Ernährungsempfehlungen gehalten haben. Vor allem: »Füttern« Sie Ihr Kind nicht, es holt sich, was es braucht. Lassen Sie getrost eine Mahlzeit ausfallen, wenn es keinen Appetit hat.
Sorgen Sie zu Hause für ein angenehmes, heiteres familiäres Klima, das Ihrem Kind ein Gefühl der Geborgenheit gibt. Die seelische Komponente der Neurodermitis ist nicht nur wissenschaftlich belegt, sie kann auch leicht am Patienten beobachtet werden. Natürlich ist auch eine übertriebene Fürsorge nicht angebracht. Verhalten Sie sich Ihrem kranken Kind gegenüber so natürlich wie möglich, pflegen Sie es, wenn es Pflege braucht, und helfen Sie ihm, die schwierigen Phasen nächtlicher »Juckreizattacken« zu überstehen. Dies ist oft für die Eltern belastender als für das Kind. Meist ist es sehr beruhigend für den kleinen Patienten, wenn er nachts bei den Eltern im Schlafzimmer bleiben kann. Diese Nähe und eine liebevolle Hand in der Nacht hilft ihm, wieder einzuschlafen, wenn es durch den Juckreiz aufwacht.
Waschen Sie die Kleidung Ihres Kindes mit natürlichen, wenig aggressiven Waschmitteln. Die chemischen Rückstände im Stoff können die Haut reizen und einen akuten Schub auslösen. Für

die Bettwäsche gibt es so genannte »Allergikerstoffe«, die aus Kunstfasern bestehen und die Haut erfahrungsgemäß nicht reizen, was hin und wieder durch Baumwolle oder Leinen passieren kann. Kunstfaser hat jedoch den Nachteil, dass sie nicht so saugfähig ist, die natürliche Atmung der Haut im Schlaf behindert und sich elektrostatisch auflädt. Seidenstoffe, die diese Nachteile nicht besitzen, sind zwar teuer, aber dennoch eine ausgezeichnete Alternative.

Tipps zur Unterstützung der örtlichen Behandlung

Kinder trinken gerne Lassi, vor allem wenn es mit Kokossaft, Kokosflocken oder süßen, reifen Früchten zubereitet ist. Das kommt der Behandlung der Neurodermitis sehr entgegen, denn Lassi unterstützt die Gesundung der Darmflora. Wenn es Ihrem Kind schmeckt, können Sie auch etwas Anis-, Kurkuma- oder Kuminpulver unterrühren. Diese Gewürze unterstützen den positiven Effekt der Laktobazillen im Lassi auf die Darmflora.

Äußerlich empfiehlt sich die Einreibung mit pflanzlichen Ölen. Sie pflegen die Haut und lindern, passend ausgewählt, den Juckreiz. Damit unterstützen Sie andere äußere Anwendungen, beispielsweise ärztlich verordnete Salben und Öl- oder Kleiebäder.

Jojobaöl: Bei juckender Haut mit Kapha-Erscheinungen wie Schuppen und klebrigen Absonderungen. Jojobaöl adstringiert leicht und beruhigt die Entzündung.

Avocadoöl: Wie die Frucht hat auch das Öl betont Kapha-Qualitäten. Verwenden Sie es bei trockener, rauer Haut als Gegengewicht zu Vata.

Mandelöl: Bei unruhigen, nervösen Kindern mit trockener Haut.

Sesamöl: Bei trockener Haut oder bei typischen Kapha-Erscheinungen, wenn der Stoffwechsel träge ist und aktiviert werden soll. Nicht geeignet ist Sesamöl bei roter und entzündeter (Pitta-) Haut. Besser ist in diesem Fall Kokosöl, es kühlt und beruhigt die Haut.

Ghee: Das erwärmte Butterfett zieht gut in die Haut ein, pflegt und nährt sie. Allerdings ist Ghee nicht so fettend wie Öle, nimmt dafür jedoch das Brennen und die Entzündung.

Zudem können Sie spezielle *Maharishi Ayur-Veda*-Hautöle (S. 176), die mit Aloe-vera-Gel oder Kräutermischungen versetzt sind, anwenden.

Abends empfiehlt sich ein juckreizstillendes Kräuterbad, um den nächtlichen »Kratzattacken« vorzubeugen. Dazu mischen Sie jeweils eine Hand voll Kamille und Schafgarbe, überbrühen diese mit heißem Wasser und lassen sie fünf bis zehn Minuten ziehen. Dann abseihen und dem Badewasser zugeben. Zuvor ölen Sie Ihr Kind mit einem der genannten Öle ein.

Neurodermitis bei Erwachsenen

Aus ärztlicher Beobachtung fällt auf: Eine große Zahl der erwachsenen Neurodermitispatienten ernährt sich unregelmäßig, steht unter emotionalem oder beruflichem Druck und kommt zu spät ins Bett. Die ayurvedischen Regeln zum Tagesablauf (S. 147), zur Ernährung (S. 66) und zur Lebensführung bewirken bereits häufig eine erhebliche Besserung des Hautbildes. Achten Sie deshalb besonders auf regelmäßige Mahlzeiten, gehen Sie früh schlafen, und führen Sie die Heißwasser-Trinkkur (S. 74) durch. Sie lindert den Juckreiz, fördert die Ausscheidung der Körpergifte über die Niere und den Darm, entlastet die Leber und reguliert die Verdauung.

Triphalaabkochung

Diese Abkochung reduziert Ama und führt leicht ab. Deshalb sollten Sie sie auch nur über eine begrenzte Zeit anwenden. Kochen Sie drei Triphalatabletten (S. 56) und zwei Teelöffel Süßholzwurzelpulver in vier Tassen Wasser auf ein Viertel der Menge herunter, und trinken Sie diese Zubereitung täglich vor dem Schlafengehen.

Reisfasten

Dreitägiges Reisfasten (S. 75) kühlt, entgiftet, verbessert oft schon rasch das Hautbild und ist besonders während eines akuten Schubs zu empfehlen.

Ajuwansamen

Verrühren Sie drei Gramm gemahlenen Ajuwansamen mit einem Teelöffel Rohrohrzucker und etwas Wasser zu einem Brei, und nehmen Sie dies morgens und abends eine viertel Stunde vor dem Essen ein. Diese Zubereitung wirkt sofort juckreizstillend.

Ayurvedisches Hausmittel

Zerdrücken Sie rohe Kartoffeln zu einem Brei, und legen Sie diesen auf die juckenden Hautpartien auf.

SONNENBRAND

Aloe-vera-Gel

Äußerlich aufgetragen kühlt Aloe-vera-Gel die sonnengeschädigte Haut, unterstützt die Neubildung der Hautzellen und beschleunigt so die Abheilung. Innerlich lindert Aloe-vera-Saft (aus

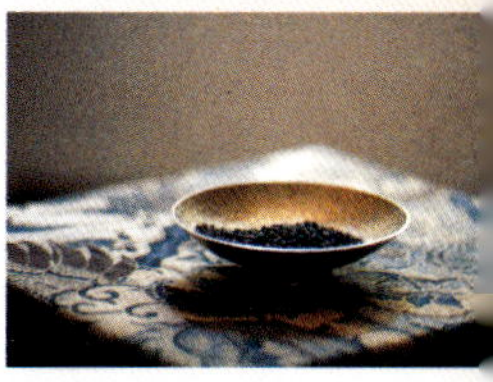

Naturkostläden), ein bis drei Gläser täglich, die Beschwerden durch die sonnenverbrannte Haut und fördert die Abheilung.

Sandelholzpaste
Verrühren Sie etwas Sandelholzpulver mit Wasser zu einem Brei, und tragen Sie diesen auf die verbrannten Hautstellen auf. Sandelholz beruhigt die entzündete Haut und nimmt das Brennen.

Rosenwasser
Reinigen Sie einige Rosenblätter, legen Sie sie über Nacht in Wasser, und benetzen Sie mit dem überstehenden Wasser Ihre Haut.
Bei ausgedehntem Sonnenbrand, wenn Sie sich benommen und fiebrig fühlen, hilft ein Glas süßes Lassi (S. 167) mit Kokosnuss und einer Prise Salz. Es erfrischt und belebt, kühlt und gibt neue Kraft.

VERBRENNUNGEN

Aloe-vera-Gel
Bei leichten Verbrennungen sollten Sie möglichst unmittelbar danach dünn Aloe-vera-Gel auf die betroffene Hautstelle auftragen. Aloe vera kühlt, unterstützt die Regeneration der Hautzellen und lindert den Schmerz. Alternativ können Sie auch Ghee oder Kokosöl verwenden.
Bitte beachten Sie: Offene oder großflächige Verbrennungen gehören in jedem Fall in ärztliche Behandlung.

MAGEN-DARM

»Der Mensch lebt nicht von dem, was er isst, sondern von dem, was er verdaut.«
(Aus der *Caraka Samhita*)

Ein gutes Verdauungsfeuer ist Grundvoraussetzung für Gesundheit und Wohlbefinden. Anhaltende Verdauungsstörungen schwächen Gesundheit und Vitalität und sind nach Auffassung des Ayurveda Ursache vieler Krankheiten. Wie gut Sie Speisen vertragen und wie sehr Sie von den darin enthaltenen Nährstoffen profitieren, hängt sehr davon ab, wie gut Ihr Verdauungs- und Stoffwechselsystem die Nahrung aufnehmen und verwerten kann. Denn auch die besten Nahrungsmittel, vollwertig und gehaltvoll, nützen Ihrem Körper nicht in dem gewünschten Ausmaß, wenn er sie nicht verdauen kann. Der Stärkung der Verdauungskraft, Agni (S. 66), kommt deshalb große Bedeutung im Ayurveda zu. Die einzelnen Doshas wirken sich unterschiedlich auf Agni aus:

Vata-Menschen tendieren zu einer unregelmäßigen und störanfälligen Verdauung. Bei ihnen stellen sich nach den Mahlzeiten häufig Blähungen, aber auch Konzentrationsschwäche und gedämpfte Stimmung ein.

Pitta-Typen erfreuen sich unter den drei Konstitutionen der stärksten Verdauungskraft. Sie verarbeiten die aufgenommene Nahrung sehr schnell und haben meist schon bald danach wieder Hunger. In Verbindung mit emotionalen Belastungen neigen Pitta-Menschen jedoch zur Überaktivierung ihres Verdauungsfeuers und entwickeln unter Umständen Magenschleimhautentzündungen oder -geschwüre.

Menschen, bei denen Kapha dominiert, zeichnen sich durch träge und langsame Stoffwechsel- und Verdauungsfunktionen aus. Sie neigen zu Völlegefühl und Müdigkeit nach den Mahlzeiten und können sehr gut längere Zeit ohne Essen auskommen, da bei ihnen die Nahrung relativ lange im Magen verweilt.

Falsche Essgewohnheiten schwächen die Verdauungskraft am meisten: Zwischendurch, zu viel und zu schnelles Essen sind die Hauptsünden. Sie bringen die Doshas aus dem Gleichgewicht, und die aufgenommene Nahrung kann nicht vollständig verarbeitet werden. Blähungen durch Gärungsprozesse und die Ansammlung von Stoffwechselschlacken sind die unangenehmen Folgen.

Zur Regulierung und Stärkung der Verdauungskraft kennt Ayurveda eine Palette von Zubereitungen, die so genannten *pachanas*. Einige dieser »Verdauungsregler« möchte ich Ihnen vorstellen.

Bitte beachten Sie: Pachanas sollten bei chronischen Beschwerden über einen längeren Zeitraum hinweg (zwei bis vier Wochen oder länger) eingenommen werden. Im Zweifelsfall oder bei Unverträglichkeit befragen Sie einen im *Maharishi Ayur-Veda* ausgebildeten Arzt.

- Zur Entgiftung, gegen Blähungen, bei Dysbiose und Darmpilzbefall: Fünf Scheiben Ingwerwurzel, einen Teelöffel Kreuzkümmelsamen und vier Gläser Wasser auf ein Viertel der ursprünglichen Menge herunterkochen und vor dem Essen heiß trinken.
- Bei Appetitschwäche: Beträufeln Sie eine Scheibe Ingwer mit einer Prise Salz und etwas Zitronensaft und essen Sie dies jeweils eine Viertelstunde vor den Mahlzeiten.
- Kochen Sie fünf Scheiben Ingwerwurzel mit einem Esslöffel Rohrzucker dreißig Minuten lang in einem Liter Wasser und trinken Sie die so auf die Hälfte heruntergekochte Menge schluckweise noch warm. Dieses *pachana* hilft nicht nur bei Verdauungsstörungen, sondern auch bei Erkältungen, denn es befreit von Krankheitserregern und Giftstoffen.
- Bei Appetitschwäche, zur Anregung des Stoffwechsels und zur Entgiftung: Einen Teelöffel Ingwerpulver mit zwei Teelöffel reinem Ghee und etwas Rohrohrzucker verrühren und vier- bis fünfmal täglich einnehmen.
- Einen Teelöffel frischen Ingwersaft (Ingwerscheibe schaben und durch ein Leinentuch pressen oder die Scheiben in einer Knoblauchpresse auspressen) mit fünf Teelöffel frischem Zitronensaft, einem Teelöffel Rohrohrzucker und einem viertel Teelöffel Asaföetida (S. 58) mischen und innerhalb dreißig Minuten bis zu zwei Stunden jeweils viermal einen halben Teelöffel davon einnehmen.
- Bei Übelkeit, Brechreiz, Magen-Darm-Infektion, Appetitlosigkeit und Blähungen: Mischen Sie zehn Tropfen frischen Zitronensaft mit einem bis zwei Esslöffel Ingwersaft, einem Teelöffel Honig und einer Prise Steinsalz und trinken Sie die Zubereitung jeweils vor den Mahlzeiten. Besonders bei ausgeprägten Ama-Zuständen ist dieses *pachana* zu empfehlen.
- Bei typischen Anzeichen von übermäßigem Pitta wie Hitze, Brennen, rote Augen und Hautrötungen nehmen Sie vor jeder Mahlzeit einen Esslöffel Ghee, gegebenenfalls in etwas Milch, ein.

Neben der regelmäßigen Einnahme der *pachanas* sollten Sie auch die folgenden Empfehlungen und natürlich die *Ahara*, die ayurvedischen Essensregeln (S. 67) berücksichtigen.

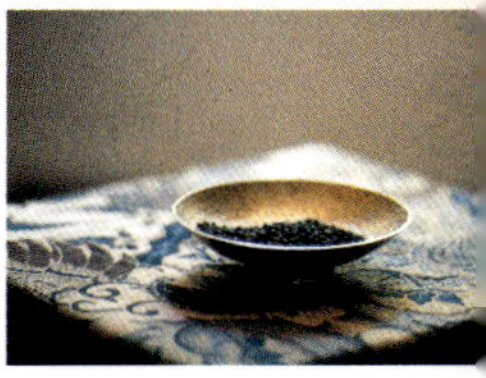

Essen Sie immer in Ruhe, und achten Sie darauf, dass der Magen nur zu drei Viertel mit Nahrung gefüllt ist.

Bei einer generell schwachen Verdauung sollten Sie warme Speisen bevorzugen, denn sie sind bekömmlicher als kalte und ungekochte. Verzichten Sie auch auf einen Nachtisch nach dem Essen.

Verwenden Sie häufig Ingwer zum Würzen und als verdauungsfördernden »Aperitif« vor dem Essen. Vata-Typen essen eine halbe Stunde vor der Mahlzeit frisch gehackten Ingwer mit etwas Salz. Pitta-Menschen gleichen ihre Verdauung durch schwachen Ingwertee, mit etwas Rohrzucker gesüßt, aus. Kapha-Typen sollten dagegen einen Teelöffel bis einen Esslöffel Ingwersaft mit Honig gesüßt trinken.

Verwenden Sie zur Förderung der Verdauung auch andere Gewürze wie Kreuzkümmel, Gelbwurzel, Asaföetida, Bockshornklee, frischen Meerrettich und Küchenkräuter, schwarzen Pfeffer, Kardamom, Zimt, Nelken und Senfkörner.

VERSTOPFUNG

Vata ausgleichen

Da Vata seinen Hauptsitz im Dickdarm hat, machen sich Ungleichgewichte dieses Doshas häufig durch Stuhlunregelmäßigkeiten bemerkbar. Trockener Stuhl, Verstopfung und unregelmäßiger Stuhlgang sind Begleiterscheinungen von Vata-Störungen. Auf Reisen, nach besonderen Stressbelastungen oder unter pyschischen Spannungszuständen stellen sich leicht Unregelmäßigkeiten des Stuhlgangs ein. Natürlich können auch tief sitzende seelische Probleme Ursache hartnäckiger Verstopfung sein. Deshalb ist es wichtig, Vata zu regulieren, beispielsweise durch Vata regulierende Kost (S. 68), Vata-Tee (S. 176), Vata-Churna (S. 24) und den anderen genannten Maßnahmen.

Weitere Tipps gegen Verstopfung

Beachten Sie die ayurvedischen Ernährungsempfehlungen (S. 67), und achten Sie vor allem bei Verstopfung auf regelmäßige Mahlzeiten.

Führen Sie die Heißwasser-Trinkkur (S. 74) durch, denn sie erweist sich vor allem bei unregelmäßigem Stuhlgang und Verstopfung als sehr wirksam.

Essen Sie morgens (nicht abends) eingeweichte Trockenfrüchte, beispielsweise Datteln, Rosinen, Feigen und Pflaumen.

Eine Tasse warme Milch mit einem Teelöffel Ghee und Gewürzen zur Verdauungsförderung, abends vor dem Schlafengehen getrunken, leistet gute Dienste bei einer trägen Verdauung.

Ebenfalls sehr bewährt bei Verstopfung ist *Amrit Kalash*, die Paste (S. 26), die Sie mit etwas Milch am Abend einnehmen.

Zudem sollten Sie Ihrer Konstitution und Lebensweise angemessenen Sport (S. 158) betreiben, Ruhe und Aktivität in ein ausgewogenes Verhältnis bringen und vor allem die Empfehlungen zum regelmäßigen Tagesablauf im Einklang mit den natürlichen Rhythmen (S. 147) sowie zur Morgenroutine (S. 147) befolgen.

AKUTE MAGEN-DARM-STÖRUNGEN

Nachfolgend einige bewährte ayurvedische Hausmittel und einfache Rezepte für verschiedene Magen-Darm-Erkrankungen.

DURCHFALL, ÜBELKEIT, BRECHREIZ

Minzöl

Bei allen akuten Magen-Darm-Störungen erweist sich ayurvedisches Minzöl (S. 176) als sehr wirkungsvoll. Es reguliert die Verdauungstätigkeit, löst Darmkrämpfe, nimmt Übelkeit und aktiviert die Selbstheilungsmechanismen. Geben Sie ein bis drei Tropfen auf eine Tasse heißes Wasser, und trinken Sie dies schluckweise.

Ayurvedisches Hausmittel

Dieses ayurvedische Hausmittel ist rasch wirksam. Es hilft auch bei Schwangerschaftserbrechen und Übelkeit.

Mischen Sie fünf Teelöffel Ingwersaft (frisch gewonnen aus geriebener Ingwerwurzel, durch ein Leinentuch gepresst), einen Teelöffel Zitronensaft, einen Teelöffel Rohrohrzucker oder Honig und einen viertel Teelöffel Asaföetida (S. 58), und nehmen Sie von dieser Mixtur innerhalb von ein bis zwei Stunden viermal einen halben bis einen Teelöffel ein.

Joghurt – ein natürliches Darmregulans

Joghurt wird im Ayurveda, besonders in Form von Lassi (S. 167), der mit Wasser verdünnten und gewürzten Zubereitung, als verdauungsregulierendes Nahrungsmittel sehr geschätzt.

Im Mittelmeerraum wird Joghurt ebenfalls seit Jahrhunderten gegen Durchfall und zur Heilung anderer Darmbeschwerden verwendet.
Joghurt sollte nicht abends gegessen werden, dann ist er unter Umständen schon schwer verdaulich. Als Lassi ist er dagegen stuhlfördernd, erfrischend, darmregulierend und leicht verdaulich. Bei Durchfall unterstützt Lassi die Selbstheilungskräfte, wirkt Darmkeimen, die den Durchfall verursachen, entgegen und heilt auf diese Weise. Lassi hat also sowohl stuhlfördernde als auch stuhlregulierende und durchfallheilende Wirkung.
Joghurt muss richtig zubereitet und auch zur passenden Tageszeit gegessen werden. Einerseits ist er ein wertvolles Nahrungsmittel, hat aber, vor allem wenn er abgestanden, schon flüssig oder mit künstlichen Zusätzen versetzt ist, die Tendenz, Ama zu erzeugen und die Srotas (S. 15) zu blockieren. Sie sollten generell Bioghurt mit rechtsdrehenden und milchsäurevergärenden Bakterienkulturen verwenden.

Joghurt-Rezept gegen Durchfall

Verrühren Sie eine halbe Tasse frischen Bioghurt oder selbst gemachten Joghurt und eine halbe Tasse Wasser zusammen mit einem halben Teelöffel frisch gepresstem Ingwersaft sowie einem viertel Teelöffel Muskatnusspulver, und trinken Sie diese Mixtur schluckweise. Auch für Kinder ist dieses Rezept geeignet, Sie sollten dann jedoch weniger Ingwer und Muskat verwenden und mit Honig süßen.

Heilsaft im Granatapfel

Granatapfel enthält Bitterstoffe und Adstringenzien, stärkt die darmspezifische Immunabwehr, wirkt Darmschleimhautentzündungen entgegen und hilft auch gegen Durchfall. Kauen Sie das Granatapfelseptum, und saugen Sie den Saft aus.

Bei Übelkeit mit Erbrechen durch verdorbene Lebensmittel oder Arzneien

Geben Sie einen Tropfen ayurvedisches Minzöl (S. 176) in etwas Wasser oder Fencheltee, und behalten Sie es einige Zeit im Mund. Kleine Mengen davon können Sie auch herunterschlucken. Auch das Riechen am Minzöl, von dem man einige Tropfen auf ein Taschentuch gegeben hat, hilft. Es reguliert über die Geruchsrezeptoren das vegetative Nervensystem und nimmt Übelkeit und Brechreiz.
Für kleine Kinder ist die innere Anwendung des ayurvedischen Minzöls zu scharf. Man kann jedoch zwei Tropfen davon in etwas Sesamöl verdünnen und die Magengegend des kleinen Patienten damit einreiben.

SODBRENNEN

Sodbrennen ist die Folge einer Überlastung des Verdaungssystems, wodurch sich saures, pittaartiges Ama bildet. Sie können es anhaltend bessern und heilen, wenn Sie die allgemeinen und speziellen ayurvedischen Ernährungsregeln (S. 67) beachten.
Eine rasche Linderung bringt auch leichtes Fasten mit Reis-Mung-Dal-Suppe (S. 75–76) und nachfolgendem Abführen mit Rizinusöl (fragen Sie jedoch vorher Ihren Arzt).

NERVÖSER REIZMAGEN

Entspannung

Regelmäßige Entspannung, ausreichender Schlaf und ausgewogene Mahlzeiten, die Sie in Ruhe einnehmen, sind die wichtigsten Voraussetzungen zur Heilung auf lange Sicht.

Fenchel

Schleimhautberuhigend wirkt ein Kaltauszug von Fenchelsamen oder -pulver. Dazu weichen Sie über Nacht einen Teelöffel Fenchelsamen oder einen halben Teelöffel gemahlenen Fenchel in einer großen Tasse Wasser ein und trinken dies täglich.

Bauch-Abhyanga

Eine Bauchmassage in Ruhe vor dem Schlafengehen durchgeführt, mit feuchtwarmen Wickeln (in Kamillenabsud getaucht), heilt und entspannt (S. 36).

Beruhigende Tees

Trinken Sie auch nervenberuhigende Tees, wie beispielsweise Vata-Tee (S. 176).

Hafer und Dinkel

Ebenso empfehlenswert ist ein Hafer- oder Dinkelbrei.

Sandelholzwasser

Ein wirksames Rezept zur Unterstützung all dieser Maßnahmen ist Sandelholzwasser. Dazu geben Sie einen halben Teelöffel Sandelholzpulver, einen Teelöffel Honig und einen Teelöffel Kandiszucker in eine Tasse raumtemperiertes Wasser und trinken schluckweise davon.

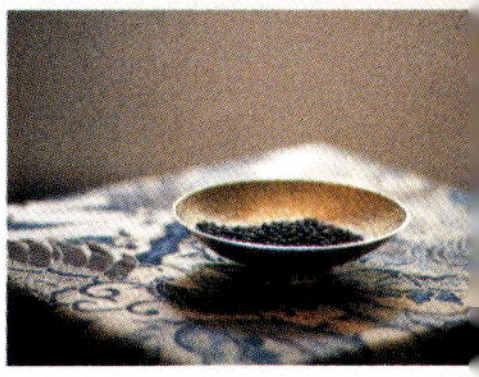

Verdauungstrunk
Nehmen Sie zwischen oder mit jedem Bissen einen kleinen Schluck von diesem Pachana: zwei Teelöffel frischen Ingwersaft, einen Teelöffel Honig, einen Teelöffel frischen Zitronensaft, eine Prise Salz (wenn möglich Steinsalz), oder kauen Sie jeweils ein kleines Stück Ingwerwurzel, in etwas Salz und Zitronensaft getränkt.

BLÄHUNGEN

Gewürze nach der Mahlzeit
Neigen Sie zu Blähungen, ist es besonders wichtig, dass Sie in Ruhe im Sitzen und mit Aufmerksamkeit essen. Aus der Gewürzapotheke bewähren sich Kardamom, Fenchel und Anis. Kaut man die Kerne oder Samen nach dem Essen, beugt man Blähungen vor, erfrischt den Atem und unterstützt das Verdauungsfeuer. Ein Tipp: Wenn Sie auswärts essen, nehmen Sie sich eine kleine Dose davon mit.

Tees gegen Blähungen
Auch Tees aus Ingwer, Fenchel- oder Anissamen beugen Blähungen vor und erleichtern. Überbrühen Sie dazu jeweils einen Teelöffel der Gewürze mit einer Tasse heißem Wasser und trinken Sie sie in kleinen Schlucken.

Vata-Churna
Einer der vielen Effekte des Vata-Churna (S. 24) ist seine entblähende Wirkung. Wenn Sie häufig von Blähungen geplagt sind, sollten Sie daher immer einen Vorrat an diesem universalen ayurvedischen Heilmittel im Haus haben.

Blähungskoliken
Gegen die schmerzhaften Koliken, die Blähungen hervorrufen können, ist das schluckweise Trinken von heißem Wasser, das Sie zuvor zehn Minuten lang abkochen und mit einem viertel Teelöffel Asaföetida auf eine Tasse versetzen, ein ausgezeichnetes Mittel.

Ayurvedisches Minzöl
Wegen seiner blähungshemmenden Heilpflanzenöle ist das ayurvedische Minzöl (S. 176) rasch wirksam, Zudem ist es einfach handzuhaben: Nehmen Sie mehrmals täglich zwei bis vier Tropfen auf eine Tasse heißes Wasser ein.

Bauch-Abhyanga
Eine Bauchmassage (S. 36) entspannt den Darm und beruhigt die Peristaltik.

Bitte beachten Sie: Übersäuerung des Magens, Magenschleimhautentzündung, Magen- und Zwölffingerdarmgeschwüre müssen ärztlich behandelt werden. Spezielle ayurvedische Kräuterpräparate, ärztlich verordnet, haben sich jedoch auch hier als sehr wirksam erwiesen.

GLÜCKLICH SCHLANK – MIT FREUDE ZUM IDEALGEWICHT

Die Bücher und Diätempfehlungen zum Thema Gewichtsabnahme füllen wahrscheinlich ganze Bibliotheken. Den Übergewichtigen tröstet das wenig – er hat meist schon diverse Fastenkuren, Diät- und Fitnessprogramme hinter sich, sich Mühe gegeben, tapfer Kalorien gezählt und aufopfernd den Appetit gezügelt. Doch der Mühe Lohn, eine schlankere Figur und das Gefühl, »sich und seine Essenswünsche doch besiegt zu haben«, hält allzu oft nur für kurze Zeit. Wenn nach den »kleinen Sünden« der Zeiger der Waage unerbittlich das alte Gewicht anzeigt, ist die Enttäuschung groß und neuer Anlass gegeben, sich kulinarisch zu trösten.
Ich werde Ihnen deshalb hier kein neues Fastenprogramm vorstellen. Im Gegenteil, ich möchte, dass Sie jede Mahlzeit uneingeschränkt genießen, sich wohl fühlen und zufrieden sind und dennoch oder gerade dadurch Ihr Normalgewicht erreichen. Ich werde Ihnen Tipps geben, wie Sie Nutzen und Information aus den Signalen gewinnen können, die Ihnen Ihr Körper in Schlüsselsituationen des Tages meldet. Diese Tipps, die einem umfassenden Konzept des *Maharishi Ayur-Veda* zur Behandlung von Gewichtsproblemen entnommen sind, haben sich in der Praxis außerordentlich gut bewährt. Sie nutzen nicht nur bei Über- oder Untergewicht, sondern haben gleichzeitig positive Nebenwirkungen: Sie fördern Energie und Leistungsfähigkeit, bringen stabilere innere Zufriedenheit, eine allgemein verbesserte Gesundheit, mehr Selbstvertrauen, Wohlbefinden und Glück. Im Grunde sind dies auch keine Begleiteffekte, sondern die ersten Voraussetzungen, die wir aus der Sicht des Ayurveda benötigen, um das Problem von Unter- oder Übergewicht zu lösen.
Wir wollen bei den nachfolgenden Ratschlägen natürlich nicht übersehen, dass Gewichtsstörungen auch organische Ursachen haben können oder die Folge von Medikamenteneinnahme sind. Abgesehen davon sind die

häufigsten Gründe jedoch Ernährungsgewohnheiten, die nicht die wahren Bedürfnisse von Körper, Geist und Seele befriedigen, psychische Unausgewogenheit und Unzufriedenheit, die zu falschem Essverhalten führen, und schließlich auch eine konstitutionelle Neigung, die wir bei der Kapha-Konstitution (S. 14) beschrieben haben. Obwohl Menschen mit dieser Anlage durchaus zu einer gewissen Leibesfülle neigen, sollte diese jedoch in einem gesunden Rahmen bleiben, ihrem Naturell entsprechen und Ausdruck von Gesundheit sein.

Noch ein Hinweis: Die nachfolgend beschriebene Methode ist so erfolgreich, weil sie so einfach ist! Darin liegt für manche Menschen bereits eine Schwierigkeit. Sie sind gewöhnt, dass nur Anstrengendes, Schwieriges und Aufwendiges zum Erfolg führt. Machen Sie es daher nicht komplizierter, als dargestellt. Es reicht, den einfachen Empfehlungen zu folgen, wichtig ist nicht, wie viel man tut, sondern das Richtige zu tun. Versuchen Sie ein erweitertes und vertieftes Verständnis der Mechanismen zu entwickeln, die Ihren Organismus steuern und die Bedürfnisse wecken. Befassen Sie sich auch aus diesem Grund intensiv mit den allgemeinen Grundregeln der Ernährung (S. 67). Vor allem das Konzept der drei Doshas (S. 11) ist hilfreich, sich und sein Verhalten besser zu verstehen, und erleichtert im Zweifelsfall die Auswahl der geeigneten Nahrungsmittel.

Kleine Schritte führen zum Erfolg

Ändern Sie nach und nach Ihre Ernährungsgewohnheiten. Eine bestimmte Ausgangssituation erlaubt den nächsten Schritt einer Veränderung. Zwei Schritte können schon zu viel sein und Spannung verursachen. Eine kleine Veränderung schafft jedoch bereits eine neue Ausgangssituation. Bringen wir etwas Positives in unser Leben, verändern wir dadurch bis zu einem gewissen Grad Grundstrukturen unseres Denkens und Verhaltens. Das schafft die neue Ausgangslage, aus der heraus die nächste Änderung sich anbietet oder möglich wird. Es ist nur wichtig anzufangen – und sei es auch nur, um damit zunächst eine kleine Verbesserung und etwas mehr Wohlbefinden zu erreichen. Beginnen Sie daher mit einer Empfehlung, die Ihnen leicht fällt oder die Sie besonders mögen.

Essen und Balance

Essen und Nahrungsaufnahme haben zwei Aspekte: Die Versorgung mit den nötigen Bausteinen des Lebens und die Aufrechterhaltung oder Wiederherstellung von körperlichem, geistigem und seelischem Gleichgewicht. Unsere Essenswünsche sind Ausdruck der Bedürfnisse des Organismus. Trauen Sie dieser inneren Intelligenz, lernen Sie jedoch auch Ihre wahren Bedürfnisse und Wünsche zu erkennen. Vermeiden Sie es grundsätzlich, gewohnheitsmäßig an den Kühlschrank zu gehen und das »Nächstbeste« herauszuholen. Wenn Sie etwas essen, womit Sie Ihre Körperzellen nicht zufrieden stellen, werden Sie weiter Lust auf Essen verspüren, auch wenn Ihr Magen schon voll ist. Andererseits kann Essen, wenn ein seelisches Grundbedürfnis nicht erfüllt ist, dieses nicht dauerhaft befriedigen. Deshalb ist es wichtig, sich seiner wahren Wünsche und Bedürfnisse bewusst zu werden und sich diese zu erfüllen und ungesunde Verhaltensmuster nicht durch Ersatzhandlungen zu strukturieren. Zu versuchen, Gewicht abzunehmen, wird Sie nicht ins Gleichgewicht bringen. Wenn jedoch Geist, Körper und Seele harmonisch und ausgeglichen sind, erreichen Sie Ihr Wunschgewicht wesentlich leichter. Bringen Sie daher Ihre Doshas in ihr persönliches Gleichgewicht.

Gleichgewicht und Glücklichsein

Jedes Dosha drückt eine andere Art von Glücklichsein aus. Bei vollkommener Ausgewogenheit sind die Glückseigenschaften von Vata: optimistisch, lustig, wach und fröhlich, von Pitta: mutig, tatenfroh und ritterlich, von Kapha: versöhnlich, freigebig, liebevoll und heiter.

Wenn wir ausgewogen essen, also alle Geschmacksempfindungen befriedigt, unsere Zellen mit allen Bausteinen des Lebens ausreichend versorgt sind und die Balance von Vata, Pitta und Kapha hergestellt ist, entsteht Wohlbefinden, Sättigung und Zufriedenheit. In diesem Gleichgewicht wählen und handeln wir auf uns selbst zurückbezogen und somit richtig. Wenn wir diese Selbstrückbezogenheit verlieren, greifen wir zu falschen, ungesunden Nahrungsmitteln und fördern das Ungleichgewicht. Auch essen ist also eine Frage von Maß und Gleichgewicht.

Hier die vier wichtigsten Regeln, die Ihnen helfen, ins Gleichgewicht zu kommen und mühelos Ihr Normalgewicht zu erreichen:

1. Essen Sie grundsätzlich mit Freude, mit Genuss, und erfüllen Sie die Bedürfnisse Ihres Körpers. Wenn Sie etwas essen, versuchen Sie bewusst, den

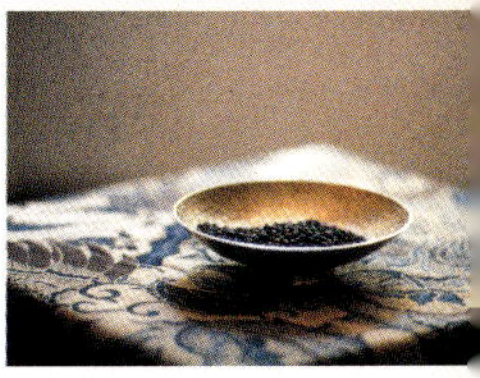

ganzen Geschmack wahrzunehmen. Bleiben Sie nicht oberflächlich, sondern genießen Sie die Fülle jedes Bissens.

2. Essen Sie regelmäßig. Es hat keinen Sinn – das haben Sie sicher erfahren –, mittags zu fasten, weil das schlechte Gewissen von der Tafel Schokolade am Vormittag noch quält, und dafür am Abend oder Nachmittag »zuzuschlagen«. Essen Sie grundsätzlich mittags eine ausgewogene und zufrieden stellende Hauptmahlzeit. Nehmen Sie sich dafür wirklich Zeit, und essen Sie abends dafür eine kleine und leichte, jedoch warme Mahlzeit.

3. Trinken Sie regelmäßig heißes Wasser (S. 74).

4. Sollte es Ihnen schwer fallen, auf Zwischenmahlzeiten zu verzichten, dann beginnen Sie zunächst damit, ein leichtes Abendessen zu sich zu nehmen und tierisches Eiweiß abends zu reduzieren oder wegzulassen. Tierisches Eiweiß ist besonders abends schwer verdaulich (S. 78).

Sie werden sich jetzt vielleicht fragen, welche Speisen darf ich essen und welche nicht. Dies würde jedoch wieder den herkömmlichen Diäten entsprechen. Es ist wichtig, nicht Entbehrung oder Fasten, sondern zufrieden stellend essen zu lernen. Legen Sie sich daher keine Beschränkungen auf. Achten Sie jedoch auf die natürlichen Bedürfnisse Ihres Körpers. Es kann sein, dass Sie ein bestimmtes Vitamin benötigen oder Appetit auf ein bestimmtes Nahrungsmittel spüren, jedoch nicht genau wissen, was Sie wirklich wollen. Halten Sie in einem solchen Moment für einen Augenblick inne, und lernen Sie herauszuspüren, welches Nahrungsmittel Sie wirklich zufrieden stellt.

»Heißhunger« auf Süßes

Sollte jenes typische Verlangen nach etwas Süßem kommen, weil Sie sich »ausgepowert« oder unzufrieden fühlen, dann halten Sie zuerst einen Augenblick inne. Versuchen Sie, solche Situationen zu erkennen, setzen Sie sich für einen Moment, und nehmen Sie dieses Gefühl wahr. Denn eins ist wichtig: zu lernen, seine wahren Bedürfnisse und Wünsche zu erkennen. Prüfen Sie das einmal am Beispiel der Schokolade. Schokolade schmeckt süß, der Kakaoanteil aber bitter. Sie verlangen den süßen Teil, um in erster Linie Ihr Vata zu beruhigen, würden aber den bitteren Kakao allein nicht wollen. Greifen Sie also nicht schnell zur Tafel Schokolade oder zu einer Praline, sondern trinken Sie als Erstes ein warmes Getränk. Jedoch keinen anregenden Kaffee, sondern am besten einige Schluck heißes Wasser (S. 74) oder Vata-Tee (S. 176). Sie werden unmittelbar die ausgleichende Wirkung der warmen Flüssigkeit auf Vata spüren.

Sollte der Grund Ihres Verlangens Erschöpfung, geistige Überarbeitung, angespanntes Denken oder Energielosigkeit sein, trinken Sie etwas warme Milch mit Gewürzen oder nehmen einen halben bis einen Teelöffel *Amrit Kalash* (S. 26) in etwas Milch ein. Diese stärkenden Rasayanas (S. 26) schenken neue Frische und Leistungsfähigkeit. Gönnen Sie sich darüber hinaus einige Minuten Pause zur Stabilisierung und Regeneration. Diese Empfehlung gilt für jene Menschen, die durch Stress und Überarbeitung unausgeglichen sind und unmotiviert zu Zwischenmahlzeit und Süßigkeit greifen. Sie ist natürlich nicht geeignet für Menschen, die in scheinbar vollkommener innerer Ausgewogenheit aus Lust und Freude am kulinarischen Genuss essen. Honigwasser (S. 120) befriedigt in diesem Fall und strukturiert neue Geschmacksmuster.

Tipps gegen schnelles Essen

Legen Sie Löffel oder Gabel zwischen jedem Bissen weg. Das nimmt sofort den automatisierten und programmierten Druck weg, sofort weiteressen zu müssen. Sollten Sie noch voller Unruhe und Ihr Kopf noch voller Gedanken von der Arbeit sein, halten Sie vor dem Essen einen Augenblick inne, schließen die Augen und lassen erst etwas Ruhe einkehren.

Nehmen Sie Dinge und Gedanken, die Sie beim Essen ablenken, ohne Bewertung und ohne sie ändern zu wollen, wahr. Wenden Sie Ihre Aufmerksamkeit dann wieder dem Essen zu, seinem Geschmack und Geruch. Genießen Sie die verschiedenen Geschmacksreize, und denken Sie daran, Löffel oder Gabel an den Teller zu legen, sobald Sie den Bissen zum Mund geführt haben.

Eine Grundregel: Setzen Sie sich nicht abgehetzt an den Tisch. Trinken Sie vielleicht zuerst einen Schluck warmen Tee oder etwas heißes Wasser. Schließen Sie dann die Augen für eine Minute, und überlassen Sie das geistige und körperliche Getriebe für einen Augenblick sich selbst, indem Sie unbeteiligt beobachten, wie es sich beruhigt und Sie einen Moment der Regeneration und Erfrischung erfahren.

ZUSÄTZLICHE TIPPS ZUM ABNEHMEN

Honigwasser
Trinken Sie drei Schlucke kaltes Wasser mit etwas Honig vor dem Essen und eine Tasse Honigwasser, einen Teelöffel auf eine Tasse, nach dem Essen.

»Schlankmacher«
Bevorzugen Sie Lassi, Karottensaft, flüssige Speisen, Salate, Mung-Dal-Gerichte, die eine anhaltende Sättigung geben, und Kapha ausgleichende Nahrungsmittel, beispielsweise Gerste als Grundnahrungsmittel und Energiespender.

»Sättigungsrezept«, das Gewicht reduziert
1 Tasse Gerste
1 Tasse Mungbohnen, gelb, geschält
1/4 Tasse Kichererbsen
1/4 Tasse Weizen
1 TL Ajuwan
1 TL Kumin
1/2 bis 1 TL Amjur (Mangopulver)
1/4 bis 1/2 TL Bockshornklee
1/4 TL Kurkuma
1 Prise Asaföetida
1 TL Triphalapulver
Steinsalz nach Geschmack
Sie mahlen alles zusammen, geben dazu nach Wunsch Blattgemüse, Brokkoli, Karotten, weißen oder roten Rettich und backen diese Mischung wie Waffeln im Waffeleisen oder in der Pfanne mit etwas Ghee heraus.

Triphalatabletten
Nehmen Sie zu jedem Essen jeweils ein bis zwei Triphalatabletten (S. 56) ein. Sie aktivieren den Stoffwechsel und fördern den Fettgewebeabbau. Man kann bis zu sechs Tabletten pro Tag insgesamt einnehmen.

Frühzeitig zu Abend essen
Versuchen Sie, wenn möglich, vor sechs Uhr abends zu essen. Danach sollten Sie bei starkem Essverlangen nur noch Milch, Gemüsewasser oder Mung-Dal-Wasser zu sich nehmen.

Täglich bewegen
Wichtig ist regelmäßige körperliche Aktivität. Üben Sie mehrmals täglich Suryanamaskar (S. 40), mindestens drei bis acht Durchgänge. Ebenso sind Bergwandern und Rad fahren günstige Sportarten zum Abnehmen.

Keinen Reis
Meiden Sie Reis. Puffreis können Sie jedoch, als kleinen Snack zusammen mit Gewürzen, in der Übergangsphase, bis Sie ohne Zwischenmahlzeiten auskommen, essen.

Pancha Karma
Die Anwendungen des Pancha Karma (S. 32) sind eine überaus wirksame Hilfe beim Abnehmen.

Appetit durch Stress
Wenn Stress oder auch Müdigkeit Anlass für den Griff zu Süßigkeiten oder eine Zwischenmahlzeit sind, helfen heißes Wasser (S. 74), Ingwertee oder ayurvedisches Minzöl (S. 176), zwei Tropfen in heißes Wasser gegeben. Auch Suryanamaskar (S. 40) und ein Spaziergang in frischer Luft leisten hier gute Dienste.

Fleisch reduzieren
Wenn Sie gewohnt sind, regelmäßig Fleisch und Wurst zu essen, sollten Sie allmählich auf leicht verdaulichere Speisen umsteigen. Fleisch, Wurst und Fisch enthalten, je nach Art der Zubereitung, erhebliche Mengen an appetitanregenden Salzen. In Verbindung mit anderen Speisen fördern sie die Gewichtszunahme. Verzichten Sie zunächst auf rotes Fleisch, und bevorzugen Sie Geflügel, Fisch oder Wild, das Sie nach und nach reduzieren. Eine abwechslungsreiche vegetarische Ernährung führt, abgesehen von den gesundheitlichen Vorteilen, schneller zur Gewichtsnormalisierung.

Seelenleben stabilisieren
Übergewicht kann auch aus einem anderen Blickwinkel betrachtet werden. Es ist häufig eine Art »Schutzschild« für empfindsame, verletzliche Seelen, die durch ihre Polster Angriffe und Verletzungen der Umwelt abpuffern. Kapha schützt Vata, deshalb ist es wichtig, innere Ausgeglichenheit und Stabilität anzustreben. Die Empfehlungen für die tägliche Routine (S. 147) und für besseren Umgang mit Stress (S. 124), vor allem Meditation (S. 47), haben hier eine besondere Bedeutung.

Garshan-Massagen
Um den Stoffwechsel anzuregen, können Sie täglich Trockenmassagen (S. 40) durchführen.

HEISSHUNGER UND UNTERZUCKER

Anfälle von Heißhunger, oft begleitet von Kopfschmerzen, Übelkeit, kaltem Schweiß und Kreislaufschwäche, werden gemeinhin mit Blutzuckerabfall in Verbindung gebracht. Um den Blutzuckerspiegel rasch zu erhöhen, wird

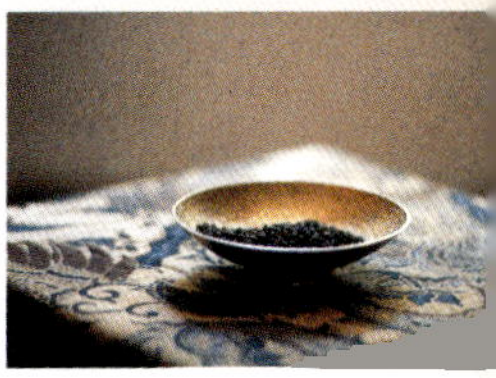

empfohlen, eine Kleinigkeit zu essen. Den meisten dieser Unterzuckerzuständen liegt nach Auffassung des *Maharishi Ayur-Veda* jedoch eine andere Ursache zugrunde. Eine Behandlung, die diese berücksichtigt, führt in kurzer Zeit zum Erfolg und beseitigt nicht nur die unangenehmen Symptome, sondern fördert ganz allgemein Wohlbefinden, Leistungsfähigkeit und Gesundheit.

Ursachen

Die sieben Dhatus (S. 14) werden nach Vorstellung des Ayurveda nacheinander ernährt, wobei der Stoffwechsel des vorausgegangenen Gewebes den des nächsten beinflusst. Durch verschiedene Stoffwechselprozesse wird die Nahrung umgewandelt. Tritt in einem dieser Gewebestoffwechsel eine Störung auf, kann es dort zur Ansammlung von Ama kommen. Dieses Gewebe ist dadurch weniger durchlässig für das darauf folgende. Es ist so, als ob der »Gewebefilter« blockiert wäre und das nachfolgende Dhatu nicht ausreichend ernährt würde. Dieses meldet dann durch Hungergefühl seinen Mangel an, was zu den typischen Symptomen von Heißhunger führt.
Zum besseren Verständnis ein Beispiel: In *meda*, dem Fettgewebe (S. 15), haben sich bei einem Patienten Stoffwechselgifte angereichert. Das Fettgewebe ist ein wichtiges Speichergewebe, in dem Stoffe eingelagert werden, die sonst den Organismus belasten, etwa Stoffwechselfehlprodukte oder fettlösliche Umweltgifte. Der Gewebefilter wird durch die Giftstoffe teilweise undurchlässig für bestimmte Nährstoffe, vor allem für Mineralien, Spurenelemente und andere knochen- und knorpelaufbauende Nährstoffe. Das führt zu einer Alarmsituation in *asthi*, dem nachfolgenden Gewebe, das auf diese Nährstoffe angewiesen ist. Dieser Mangel macht sich durch Heißhunger bemerkbar, der meist von Übelkeit, Kopfschmerzen und anderen Zeichen einer Giftbelastung begleitet ist. Das kommt daher, dass die schon durch leichtes »Fasten« zwischen den Mahlzeiten abgelagerten Substanzen aus dem Fettgewebe freigesetzt und in Zirkulation gebracht werden. Die so ins Blut gelangenden Substanzen erzeugen die unangenehmen Nebenwirkungen, die im Übrigen auch beim »richtigen« Fasten auftreten können. Werden hier jedoch die ayurvedischen Fastenregeln befolgt, treten diese Nebenerscheinungen nicht oder allenfalls in sehr abgeschwächter Form auf.
Es leuchtet ein, dass durch das Essen einer Zwischenmahlzeit zwar die Symptome einer Unterzuckerung, die Ursachen selbst jedoch nicht beseitigt werden. Lediglich der Freisetzungsmechanismus von Giftstoffen aus dem Fettgewebe wird dadurch unterbrochen. So verschwinden zunächst die Symptome, melden sich jedoch nach entsprechender Zeit zurück. Dies gibt Anlass zu erneutem Essen, was, da häufiges Essen Ama ansammelt, die Störung aufrechterhält, fortsetzt und langfristig verschlimmert.

Viel Flüssigkeit

Die einfache, zuverlässige und in der Praxis bewährte Lösung liegt darin, die Phasen der so genannten Unterzuckerung, der Heißhungerperioden, durch Flüssigkeiten und Flüssigspeisen zu überbrücken. Erstes und bestes Mittel ist zunächst wieder heißes Wasser (S. 74). Man muss es beim Auftreten der Hungerperiode notfalls sehr häufig trinken, alle fünf Minuten einige Schlucke. Auch heiße Tees, vor allem Vata beruhigende Kräutertees (S. 176), helfen sehr.
Zu Anfang empfehlen sich auch Karottensaft und Rote-Bete-Saft. Trinken Sie ein bis zwei Gläser, es folgt rasch eine Normalisierung und langfristig eine Heilung des Zustands. Diese Flüssignahrung passiert den Fettgewebefilter, hilft Ama abzubauen und so die verschiedenen Gewebearten wieder rein und gesund zu bekommen. Auch sollten Sie regelmäßig Flüssigkeitstage – einmal pro Woche bis zu einem Mal pro Monat – einlegen.

Regelmäßig bewegen

Treiben Sie gesunden Sport, denn regelmäßiger Aufenthalt in frischer Luft, Spaziergänge und Wandern im sauerstoffreichen Wald, aktivieren den Gewebestoffwechsel und unterstützen die Heilung.

Pancha Karma

Die Anwendungen des Pancha Karma sind die wirksamste Methode, um selbst tief sitzende Unreinheiten und Ablagerungen in den Geweben zu beseitigen und wieder ein normales Gleichgewicht im Organismus herzustellen.

Pachanas

Nehmen Sie auch einige Wochen regelmäßig verdauungsstärkende und stoffwechselaktivierende Gewürzzubereitungen, *pachanas* (S. 114), zu den Mahlzeiten ein, und trinken Sie regelmäßig Ingwertee.

Einige Worte zur Kartoffel

Die Kartoffel ist hierzulande ein sehr beliebtes Nahrungsmittel, hat aber aus der Sicht des Ayurveda leider die Eigenschaft, leicht Ama im Fettgewebe aufzubauen. Sie sollten Kartoffeln deshalb gut gekocht und gewürzt und nur als Gemüsebeilage zu sich nehmen. Bei Anzeichen von zu viel Ama (S. 67) ist es besser, wenn Sie den Genuss einschränken.

Weitere Tipps

Bei Müdigkeit und Trägheit sollten Sie Kapha-Tee (S. 176) trinken und auf ausgewogenes Essen achten. Einseitiges, schwer verdauliches Essen und kohlenhydratreiche Kost mit Kuchen, Süßigkeiten und Schokolade sind mit die Hauptursachen für Ama-Ablagerungen im Fettgewebe. Schokolade hat vor allem die Eigenschaft, die Srotas (S. 15) zu verstopfen.

UNTERGEWICHT – TIPPS ZUR GEWICHTS-ZUNAHME

Diese Empfehlungen richten sich an jene Menschen, die trotz scheinbarer organischer Gesundheit zu Untergewicht neigen, obwohl sie vielleicht gute Esser sind.

Bitte beachten Sie: Wir setzen natürlich voraus, dass ernsthafte Erkrankungen, beispielsweise akute Magen-Darm-Krankheiten, ausgeschlossen sind. Im Zweifelsfall konsultieren Sie bitte Ihren Arzt.

Zu schwaches Verdauungsfeuer

Die häufigste Ursache für Untergewicht ist ein schwaches Verdauungsfeuer als Folge langanhaltender unausgewogener und unregelmäßiger Ernährung. Einflüsse, die Agni schwächen, können auch emotionale Belastungen, Kummer und Sorgen sein. Ist die Verdauungskraft geschwächt (S. 66), bilden sich Stoffwechselgifte. Typische Anzeichen dafür sind Schweregefühl und Müdigkeit nach dem Essen, wenig Appetit, vor allem morgens, eine belegte Zunge, Mundgeruch, Übelkeit oder saures Aufstoßen.

Allgemeine Tipps

Vermeiden Sie unbedingt Zwischenmahlzeiten, denn der Körper nimmt erst dann zu, wenn die Nahrung vollständig verdaut und in den verschiedenen Geweben transformiert ist. Versuchen Sie nicht, durch viel Essen an Gewicht zuzunehmen. Dies führt nur kurzzeitig zum Erfolg. Ernähren Sie sich vielmehr ausgewogen und ausreichend. Nach den Mahlzeiten sollte eine wohltuende Sättigung und kein Völlegefühl eintreten.

Besonders wichtig ist regelmäßiger Stuhlgang. Auch hier spielt *Apana*-Vata (S. 14) wieder eine wichtige Rolle. Beachten Sie deshalb die Empfehlungen zur Stärkung dieses Subdoshas.

Obwohl Untergewicht ein Zeichen von Vata-Ungleichgewicht ist, können Sie zur Anregung des Appetits eine kleine Tasse Kapha-Tee (S. 176) trinken. Er nimmt die Schwere, die über dem Verdauungsfeuer liegt.

Heißes Wasser

Trinken Sie für einige Wochen regelmäßig heißes Wasser (S. 74).

Appetitanreger

Tees und die verschiedenen *pachanas* (S. 114) stärken die Verdauungskraft und regen den Appetit an.

Datteln zum Frühstück

Ein sehr bewährtes Rezept zur Gewichtszunahme, das, obwohl gehaltvoll und nährend, leicht verdaulich ist. Pro Person nehmen Sie:

täglich steigernd 5–10–15 große, ungezuckerte und naturbelassene Datteln, die Sie über Nacht einweichen. Am nächsten Morgen gießen Sie das Wasser ab, die Datteln bei kleiner Flamme zu einem Brei verrühren. Einen Teelöffel Ghee und einen halben Teelöffel Kardamom zugeben und zwei bis sechs Wochen lang als Frühstück essen. Als Getränk passen dazu Milch oder Tees.

Ölmassagen

Durch Ölmassagen (S. 36) nimmt man wegen der Freisetzung gewebeaufbauender Hormone an Körpergewicht zu, wie eine Untersuchung ergeben hat.

Zu starkes Verdauungsfeuer

Wer ein starkes Agni hat, nicht nur bei Pitta-Typen ist dies der Fall, kann unter Umständen viel essen, hat einen »Bärenhunger« und nimmt trotzdem nicht zu, weil die Umwandlung der Nahrung in den Geweben gestört ist.

Ghee

Nehmen Sie zwei Teelöffel Ghee in etwas Milch als »Zwischenmahlzeit« oder einen Teelöffel Ghee vor dem Essen ein, beides stillt das Verdauungsfeuer.

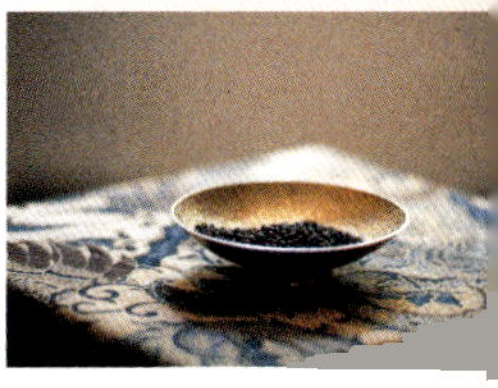

Agni-beruhigende Snacks

Essen Sie zwischendurch nach Belieben Nüsse, Feigen oder Datteln.

Labiles Verdauungsfeuer

Eine labile Verdauung ist Ausdruck von Vata-Einflüssen, wie übermäßigem Stress, Kummer und Sorgen. Hier können Phasen von großem Appetit mit Phasen großer Abneigung gegen alles Essbare wechseln. In diesem Fall ist es wichtig, Vata wieder auszugleichen (S. 69).
Welche Ursache bei Ihnen auch vorliegt, wichtig ist, Vata wieder ins Gleichgewicht zu bringen. Regelmäßige Essenszeiten und einige Minuten Ruhe nach dem Essen verbessern die Verdauung. Legen Sie sich also nach der Mahlzeit eine viertel bis halbe Stunde hin, oder legen Sie die Beine hoch. Eine allgemein schwache Verdauungskraft können Sie stärken, indem Sie sich nach dem Essen auf Ihre *linke* Körperseite legen. Sorgen Sie außerdem für ausreichend Schlaf, und gehen Sie früh ins Bett. Dadurch werden alle Organe gestärkt, der Körper optimal ernährt und Energie zurückgewonnen.

ZUCKERKRANKHEIT

Bei der Diabetes mellitus genannten Blutzuckerkrankheit lassen sich zwei unterschiedliche Entstehungs- und Verlaufsformen unterscheiden: der juvenile Diabetes, Typ I, und der Altersdiabetes oder so genannte Typ-II-Diabetes.
Gegenüber früherer medizinischer Auffassung sollten beim Typ II, dem meist im höheren Lebensalter entstandenen Diabetes, nicht mehrere Zwischenmahlzeiten über den Tag gegessen werden. Neuesten Untersuchungen zufolge verbessern sich die Blutzuckerwerte deutlich, wenn die Patienten auf Zwischenmahlzeiten verzichten und nur dreimal täglich essen.
Dies deckt sich vollkommen mit der ayurvedischen Sicht. Leichte Fälle können oft allein durch die folgenden Maßnahmen geheilt oder zumindest verbessert werden.
Bitte beachten Sie: Patienten, die an Diabetes mellitus erkrankt sind, sollten keine Rasayanas und entsprechend auch kein *Amrit Kalash* einnehmen.

Dreimal am Tag

Essen Sie nur dreimal am Tag, und nehmen Sie die Hauptmahlzeit mittags zu sich. Abends sollte nur leichte Kost ohne tierisches Eiweiß auf den Tisch kommen. Lesen Sie dazu auch die allgemeinen Ernährungsempfehlungen (S. 67).

Heißes Wasser

Die Heißwasser-Trinkkur (S. 74) zeigt vor allem bei der Behandlung von Zuckerkrankheit gute Wirkung.

Sattvische Kost

Zu den sattvischen Nahrungsmitteln gehören vor allem frisches Gemüse und Blattsalate, Getreideprodukte, Nüsse, süße, reife Früchte und die drei natürlichen Rasayanas (S. 26) Milch, Honig und Ghee, welche verjüngen und Gesundheit und Langlebigkeit fördern. (Honig erweist sich trotz seines Zuckergehalts in kleinen Mengen, regelmäßig eingenommen, als günstig.) Zudem sind sattvische Nahrungsmittel reich an Mineralstoffen wie Magnesium, Kalzium und Kalium. Achten Sie auch darauf, nur vollwertige Lebensmittel zu sich zu nehmen, also keine Konserven und denaturierte Speisen. Weitere Empfehlungen für eine gesunde und ausgewogene Ernährung im Sinne des Ayurveda finden Sie auf Seite 67.

NERVEN UND PSYCHE

GESUNDER SCHLAF – GESUNDE NERVEN

Kennen Sie die Geschichte vom Engelszug? Für seeligen und erholsamen Schlaf, so erzählte man sich früher, darf man den Engelszug nicht verpassen, der gegen zehn Uhr abends abfährt. Danach kann man, wenn man Glück hat, noch den Anschlusszug erreichen. Dieser fährt jedoch spätestens um halb elf …

Dass der beste Schlaf jener vor Mitternacht ist, wie der Volksmund sagt, ist auch wissenschaftlich bewiesen.

Eine wichtige Rolle für den Schlaf spielt unsere innere Uhr (S. 146), die die Rhythmen körperlicher Funktionen, wie Hormonausschüttung, Zellerneuerung und Organregeneration, welche zum Teil genetisch festgelegt sind, regelt.

Wer unter Schlafstörungen leidet, sollte versuchen, noch während der abendlichen Kapha-Phase, also vor zehn Uhr, zu Bett zu gehen, um den »Engelszug« nicht zu verpassen. In diesen Stunden stellt sich ein besänftigendes Schlafbedürfnis ein, das Körper und Geist mit einer beruhigenden »Süße« umgibt und uns auf die Nachtruhe einstimmt.

Auf weitere Einzelheiten zur Vorbereitung auf den Schlaf werden wir auf Seite 125 genauer eingehen.

Zunächst ein paar Gedanken zum Phänomen Schlaf: Was ist Schlaf? Wie verlassen wir unser Wachbewusstsein, tauchen ein in tiefe Unbewusstheit und wandern schließlich im Land der Träume – und das Tag für Tag, Jahr für Jahr, ein ganzes Leben lang?

Diese Fragen haben Philosophen, Ärzte und Naturforscher seit Menschengedenken fasziniert und beschäftigt. Für jemand, der unter Schlaflosigkeit leidet, werden sie zum zentralen Thema eines Tages und jeder durchwachten Nacht. Schlaf zu finden erscheint ihm gleichermaßen schwierig wie ein Flug zum Mond, und je mehr er sich anstrengt einzuschlafen, desto schwieriger gelingt es ihm.

Heilvorgänge und Schlafen haben ein gemeinsames Geheimnis: Sie geschehen von selbst. Der Schlaf kommt über uns, es ist nichts zu tun. Selbst wenn wir noch keine Vorbereitungen dazu getroffen haben, kann er uns in Augenblicken großer Müdigkeit, wenn sich dem Geist die Sinneserfahrung entzieht, »übermannen«.

Dazu gehört allerdings das Geschehenlassen, Nichteingreifen, sich der süßen Schwere des Schlafs hinzugeben. Das sind die Rahmenbedingungen, das Geheimnis von Schlaf. Wir haben diese natürliche Fähigkeit von Geburt an. Es sei denn, sie wurde verlernt. Ursachen dafür sind permanente geistige Anspannung – sei es durch den Beruf, durch Sorgen, Kummer und Ängste –, der die meisten von uns unterliegen. Dazu kommt die tagtägliche Überreizung unserer Sinne, beispielsweise durch Musik im Supermarkt oder hochfrequente optische Reize im Fernsehen, gespickt mit spannungsgeladenen Informationen. All dies überfordert das Nervensystem, das jede Information aufnehmen und verarbeiten soll, dafür jedoch nicht mehr die erforderlichen Ruhephasen zugestanden bekommt.

Die Heilung von Schlafstörungen setzt voraus, den rastlos aktiven Geist zu entspannen und ihn in ruhige Bahnen zu lenken.

Darin liegt auch der Sinn von »Gutenachtgeschichten«, die Eltern ihren Kindern zu allen Zeiten und in allen Kulturen erzählt haben und noch erzählen. Die Märchengestalten und symbolischen Inhalte lenken die Aufmerksamkeit sanft und unbemerkt vom Tagesgeschehen ab und hin zu einer ruhigeren, verträumten Ebene des Bewusstseins. Märchen und Geschichten für den Schlaf bieten häufig Lösungen an, nehmen meist ein gutes Ende und schaffen so die Voraussetzung für Loslassen, Entspannen und Vertrauen. Vertrauen ist hier ein Schlüsselwort, das viel mit Vertrauen in das Leben zu tun hat. Ein aufgeweckter Geist sorgt sich oft mehr, als die wirklichen Umstände es erfordern. Denn vor allem nachts erscheint vieles beunruhigend und unlösbar, was sich am nächsten Morgen oft in Wohlgefallen auflöst. Vertrauen in die guten Kräfte des Lebens und das eigene Gelingen sind nach Auffassung des Ayurveda sichere Quellen für Entspannung und Schlaf.

Um diesen Ruhepunkt zu finden, ist es wichtig, den Tag im wahrsten Sinn des Wortes zu »beschließen«. Ungeklärte Fragen und unerledigte Aufgaben können auf einem Notizblock festgehalten und so für den nächsten Tag vorbereitet werden. Gibt es Sorgen, so kann man sie mit einem Freund oder innerhalb der Familie besprechen und zumindest eine erste Lösung finden.

Das gilt auch für die oft gar nicht erkannten oder geäußerten Probleme von Kindern. Sie haben noch eine lebhafte Fantasie und benötigen Vater oder Mutter, die ihnen Schutz und Geborgenheit vermitteln, sich Zeit für sie nehmen und ihnen zuhören. Sie wollen oft noch erzählen, weil sie für ihre

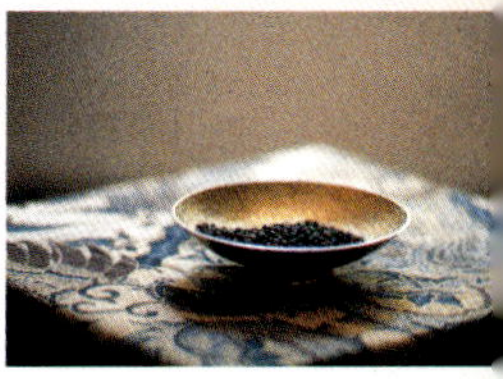

Erlebnisse eine Erklärung und für ihre Fragen eine beruhigende Antwort brauchen. Wenn den Kleinen etwas auf dem Herzen lastet, kann ein solches Gespräch erlösend sein.
Der letzte Gedanke vor dem Schlaf zieht sich bekanntlich durch die Nacht, und mit ihm erwachen wir. Kleine Kinder, vor allem Säuglinge, sollten daher auch, wenn möglich, bei der Mutter oder dem Vater schlafen. Die Nähe des Elternteils beruhigt und synchronisiert Atem- und Herzrhythmus des Kindes.
»Gesunder Schlaf bringt Glück, nährt den Körper, verleiht Stärke und Vitalität, gibt Wissen und spendet Leben.« (Aus der *Caraka Samhita*)
Die folgenden Empfehlungen sollen Ihnen dazu verhelfen:

Altbewährte Hausmittel

In der Volksmedizin sind viele Anwendungen im Gebrauch, die gesunden Schlaf fördern. Das kann ein Kräuterkissen sein mit einer nervenberuhigenden Füllung aus Hopfen, Baldrian, Lavendel, Oregano, Melisse oder Thymian. Aber auch abendliche Voll- oder Fußbäder mit einem Zusatz beruhigender Kräuter, wie Hopfen, Lavendel, Melisse oder Thymian, haben sich bewährt. Nicht zu vergessen ist Baldriantee, für den man mittags zwei Teelöffel Baldrianwurzel mit heißem Wasser aufgießt, etwa vier Stunden ziehen lässt und ihn abends vor dem Schlafengehen trinkt.
Hier eine Reihe von Empfehlungen aus dem Ayurveda, die über unsere fünf Sinne nervenberuhigend und schlaffördernd wirken.

Sanfte Musik

Hören Sie am Abend entspannende Musik. Besonders effektiv ist die Gandharva-Veda-Musik (S. 50), der Sie zehn Minuten mit geschlossenen Augen und in bequemer Haltung lauschen. Sie harmonisiert die Doshas und bringt einen angeregten Geist zur Ruhe.

Beruhigende Düfte

Gerüche beeinflussen unmittelbar das Verhalten, die Erinnerung und Funktionen des vegetativen Nervensystems. Die Nerven unserer Riechschleimhaut sind direkt mit dem Hypothalamus, der zentralen Schaltstelle im Gehirn, verbunden. Er regelt alle Funktionen des vegetativen Nervensystems, auch des Schlaf-Wach-Rhythmus.
Lassen Sie in einer Duftlampe nervenberuhigende Aromen verströmen. Besonders dafür geeignet sind süße, warme und saure Duftnoten, wie Rosenholz-, Basilikum-, Nelken- und andere Gewürzöle. Sie können aber auch Vata-Aromaöl (S. 51) in eine Duftlampe oder einige Tropfen auf ein Taschentuch geben und dieses unter das Kopfkissen legen. Vor dem Einschlafen riechen Sie einige Male daran.

Schönes für die Augen

Gehen Sie abends in die Natur, und umgeben Sie sich in Ihrem Heim mit schönen Dingen. Auch Ihr Schlafzimmer sollte Ordnung, Schönheit und Harmonie ausstrahlen. Wählen Sie zur Dekoration warme und beruhigende Farben. Besonders günstig ist es, wenn Ihnen das Schlafzimmer einen Blick in die Natur ermöglicht.

Balsam für die Haut

Haut und Nervensystem sind in der Embryonalentwicklung des Menschen aus einer gemeinsamen Gewebeart, dem Neuroektoderm, hervorgegangen. Über die Haut mit ihren unzähligen sensiblen Nervenendigungen erreichen wir unmittelbar das Nervensystem. Sanfte Ölmassagen beruhigen anhaltend und bringen tiefen Schlaf. Reiben Sie sich vor dem Schlafengehen Ihre Füße mit warmem, gereiftem Sesamöl (S. 36) ein, lassen Sie es einige Minuten einwirken, wischen Sie es dann mit einem feuchten Tuch wieder ab.
Statt Sesamöl können Sie auch Ghee dafür verwenden, das die Nerven nährt, beruhigt und besonders für Pitta-Typen zu empfehlen ist.
Geben Sie nach Ihrer Abendtoilette auch zwei Tropfen süßes Mandelöl oder Ghee in beide Nasenöffnungen. Das beruhigt die Gedanken und entspannt den Körper.

Süßer Geschmack

Als »Schlaftrunk« eignen sich besonders Vata-Tee (S. 176), Schlaf- und Nerventees und warme Milch mit Gewürzzusätzen:
Safran, zwei bis drei Fäden pro Tasse – Muskat, eine Messerspitze pro Tasse – Ghee, einen Teelöffel pro Tasse oder eine Mischung aus Kardamom, Zimt, Ingwer, Nelken.
Zuverlässig »himmlische« Träume bringt auch *Amrit-Kalash*-Mus (S. 26), von dem Sie einen Teelöffel mit etwas warmer Milch trinken. Nicht zu vergessen ist Mohn, den schon frühere Generationen seiner schlaffördernden Eigenschaften wegen zu schätzen wussten. Geben Sie einen viertel bis halben Teelöffel Mohnsamen in eine Tasse heißes Wasser, und trinken Sie diese in kleinen Schlucken aus. Empfehlenswert ist auch *Gotu Kola* (S. 176), von dem Sie einen viertel Teelöffel mit einer Tasse

kochendem Wasser überbrühen und vor dem Schlafengehen trinken.

Genießen Sie die Ruhe

Essen Sie abends nur leicht verdauliche, vorzugsweise warme Speisen. Geistige und körperliche Verdauung stehen in enger Wechselbeziehung.

Wenn Sie im Bett liegen, nehmen Sie eine bequeme Lage ein und kümmern sich nicht um das Einschlafen. Lassen Sie Ihren Gedanken freien Lauf, und beobachten Sie unbeteiligt die Vorgänge in Ihrem Körper und Geist. Die Gedanken vor dem Einschlafen sind Ausdruck von Verarbeitungsprozessen des Nervensystems. Es braucht dieses Stadium, um das Tagesgeschehen zu ordnen und zu verdauen. Legen Sie sich anfangs auf den Rücken, das erleichtert diese Phase der Stressaufarbeitung. Später kommt das natürliche Bedürfnis, sich zu drehen oder auf dem Bauch zu liegen. Auch wenn Sie noch nicht schlafen, haben Sie nachts eine außergewöhnlich lange Zeit der Ruhe und Regeneration. Überlassen Sie sich Ihrer inneren Intelligenz, die alle Vorgänge im Organismus regelt. Genießen Sie es, zu ruhen, und kümmern Sie sich nicht um die Zeit – der Schlaf kommt von selbst, wenn er notwendig wird.

Vermeiden Sie Bohnenkaffee und schwarzen Tee; vor allem am Nachmittag sollten Sie diese Getränke nicht mehr zu sich nehmen. Das Koffein des schwarzen Tees wirkt über eine längere Zeit und kann bis in die tiefe Nacht hinein wachhalten.

Entkoffeinierter Kaffee ist zwar weniger anregend, enthält aber Röstreizstoffe und chemische Begleitstoffe durch das Filtrierverfahren bei der Kaffeeherstellung.

Reiben Sie das Öl »Himmlische Ruhe I« (S. 176) vor dem Schlafen behutsam mit leicht kreisenden Bewegungen im Uhrzeigersinn an zwei *Maha-Marma*-Punkten ein, die schlaffördernd sind. Sie liegen einmal an der Stirn über der Nasenwurzel und eine Handbreit unter dem Nabel.

Wenn Sie regelmäßig allopathische Schlafmittel einnehmen müssen, um schlafen zu können, dann reduzieren Sie die abendliche Dosis nur ganz allmählich. Ersetzen Sie das Präparat in Absprache mit Ihrem Arzt nach und nach durch ein pflanzliches Medikament. Im Zug der Besserung Ihres Schlaf-Wach-Rhythmus sollte es das Ziel sein, wieder natürlich, ohne Unterstützung durch chemische Substanzen, zu Ruhe und Schlaf zu finden.

Schlafen Sie gesund?

Störeinflüsse am Schlafplatz sind oft Ursache chronischer Schlafstörungen und uneffektiven, weil nicht erholsamen Schlafs. Mit dem Erwachen des Umweltbewusstseins entwickelte sich auch die Baubiologie. In der vedischen Lehrtradition hatte dieser Wissenszweig schon vor Tausenden von Jahren einen wichtigen Stellenwert. Das Wissen vom gesunden Bauen und Wohnen ist im *Sthapathya-Veda* niedergelegt und wird derzeit im Zug der umfassenden Erneuerung der vedischen Wissenschaft ebenfalls wiederbelebt. Die Baubiologie hat also eine uralte Tradition. Sollten Sie an Schlafstörungen leiden, überprüfen Sie Schlafplatz und Schlafzimmer nach möglichen Störfaktoren, die nachfolgend aufgeführt sind.

Kunstfasern

Verwenden Sie ausschließlich Bettwäsche aus Naturfasern, wie Baumwolle oder Leinen. Auch die Kleidung, die Sie nachts tragen, sollte aus diesen Materialien sein. Kunstfasern lassen Ihre Haut nicht genügend atmen und bringen sie zu einem unnatürlichen, ungesunden Schwitzen.

Elektrisches Feld im Schlafzimmer

Hochspannungsleitungen, Radiowecker, Steckdosen, elektrische Leitungen, Elektrogeräte, Elektromotoren in verstellbaren Betten, Antennen oder ein Nachtspeicherofen können Schlafstörungen, innere Unruhe, Gelenk- und Kopfschmerzen sowie Ängste verursachen. Schrauben Sie deshalb abends vor dem Schlafengehen die Sicherung für das Schlafzimmer heraus, oder installieren Sie einen so genannten Netzfreischalter. Er nimmt über Nacht die Spannung vom Netz, wenn kein Strom verbraucht wird.

Chemische Belastung der Raumluft

Farben und Lacke, Kunstfaserteppichböden, Tapetenkleber und Formaldehyd, vor allem in Pressspanplatten, belasten die Luft im Schlafzimmer mit schädlichen Giftstoffen. Die Folgen davon können Krupphusten, belegte, gereizte oder entzündete Schleimhäute der oberen Luftwege, allergische Erscheinungen, erhöhte Infektionsanfälligkeit und Müdigkeit sein.

Richten Sie deshalb Ihr Schlafzimmer mit natürlichen, schadstofffreien Möbeln, Teppichen und Tapeten ein.

Erdmagnetfeld

Unser Körper reagiert sensibel auf Veränderungen im an sich homogenen Magnetfeld, das unseren Planeten umgibt. Aufgrund physikalischer Messungen gibt es Hinweise darauf, dass es durch Metallteile, etwa Stahlträger in Betondecken, am Bett oder Latten-

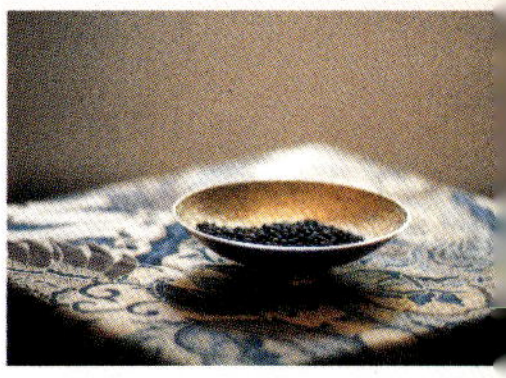

rost, Heizkörper am Bett oder durch naturgegebene Besonderheiten des Untergrundes, »verzerrt« und der Schlaf dadurch gestört wird.
Eine einfache Lösung besteht zunächst darin, in einem anderen Raum zu schlafen, das Bett an einen anderen Platz zu stellen oder entsprechend für natürliche Materialien von Matratze und Bett zu sorgen.
Der *Maharishi Sthapatya-Veda* empfiehlt, die Anordnung der Zimmer im Haus entsprechend der Sonneneinstrahlung vorzunehmen. Gegessen werden sollte auf der Südseite, da die Sonne das Verdauungsfeuer anregt. Die Schlafstätten sind möglichst gen Osten auszurichten, ebenso wie der Hauseingang vorzugsweise im Osten oder, wenn dies nicht möglich ist, im Norden liegen sollte. Aufenthalts- und Wohnzimmer richtet man im Westteil eines Hauses ein, um abends noch möglichst lange vom Licht der untergehenden Sonne zu profitieren. Großen Wert legt man auch auf gesunde Baumaterialien und auf einen schönen Baustil, der die Hausbewohner fröhlich und zufrieden stimmt.

Physikalische Einflüsse

Beispielsweise das Bett an der Außenmauer (Wärmeableitung), ein Nordzimmer mit wenig Licht und damit Feuchtigkeit und Schimmelbildung, ein überheiztes Schlafzimmer oder eine schlechte Belüftung.
Diese störenden Einflüsse können Sie relativ einfach beseitigen, indem Sie Ihr Bett umstellen, Ihr Schlafzimmer in einen anderen Raum verlegen, die Heizung im Schlafzimmer abdrehen und das Fenster nachts öffnen.

Tipps für einen erholsamen Schlaf

Nehmen Sie abends nur eine leichte Mahlzeit ohne tierisches Eiweiß zu sich. Verzichten Sie also auf Fleischgerichte, Sauermilchprodukte oder Fisch, und essen Sie stattdessen Suppen, Reis- oder Gemüsegerichte, auch Nudeln, leichtes Brot und, wenn Sie es vertragen, Milch. Eine Fülle von Anregungen für leichte Küche finden Sie im »Kleinen ayurvedischen Rezeptbuch« ab Seite 167.
Beschließen Sie den Tag mit Dingen, die Sie entspannen. Das kann ein Abendspaziergang, Musik, beruhigende Lektüre oder ein harmonischer Abend mit Freunden oder der Familie sein.
Tiefen und erholsamen Schlaf fördert eine sanfte Massage der Füße mit Sesamöl, Vata-Massageöl (S. 176) oder Ghee vor dem Schlafengehen.
Sorgen Sie für ein angenehmes Klima in Ihrem Schlafzimmer sowie für Bettwäsche aus Naturfasern (Leinen, Baumwolle oder Seide) und eine gesunde Schlafunterlage.
Schlaffördernd wirkt auch eine Tasse heißer Milch am Abend. Würzen Sie diese mit einem Teelöffel Ghee und Gewürzen wie Kardamom, Ingwer, Gelbwurzel oder einer (wirklich kleinen) Messerspitze Muskatnuss.
Bekanntlich ist der Schlaf vor Mitternacht am besten – gehen Sie also möglichst gegen zehn Uhr abends zu Bett.

EMPFEHLUNGEN FÜR NACHT- UND SCHICHTARBEITER

Der menschlichen Physiologie, an natürliche Rhythmen von Schlafen und Wachen, von Tag und Nacht angepasst, wird durch Schichtarbeit enorm viel abverlangt. Verschiedene Prozesse im Körper laufen nach festen inneren Mustern und abhängig von der Tageszeit ab (S. 146). Den Belastungen der Schichtarbeit längerfristig standzuhalten, erfordert eine stabile Gesundheit, eine gute Konstitution und ausgewogene Gemütsverfassung. Die folgenden Empfehlungen helfen Ihnen, diese Voraussetzungen zu erfüllen und besser mit Ihren Arbeitszeiten zurechtzukommen.
Ein Blick auf die Abbildung Seite 147 im Kapitel »Die Ayurvedische Uhr« zeigt: Nach zehn Uhr abends beginnt eine etwa vierstündige Aktivitätsphase, in der das Dosha Pitta dominiert. Im natürlichen Schlaf-Wach-Rhythmus dient sie der Erhaltung der Körperwärme im Schlaf, der Regeneration der Verdauungsorgane und ist auch der beste Moment für »geistige« Verdauung. Diese Energie hat grundsätzlich Pitta-Qualitäten, ist jedoch im Schlaf nach innen gerichtet. Wer zu dieser Zeit wach bleibt, bekommt nach der Müdigkeit, die sich natürlicherweise während der vorangegangenen Kapha-Phase von sechs bis zehn Uhr einstellt, wieder neue Frische, Wachheit und geistige Regheit. Auch die Stoffwechselvorgänge werden jetzt wieder aktiver, der Grund, warum sich oft noch spät in der Nacht Hunger einstellt.

Einige Worte zur Ernährung

Schichtarbeiter sollten diese aktive Zeit nutzen, um eine stärkende Mahlzeit zu sich zu nehmen. Sollten Ihre Arbeitszeiten eine Hauptmahlzeit mittags oder am frühen Nachmittag erlauben, nehmen Sie vor Arbeitsantritt nur ein kleines und leichtes Essen zu sich. Die Speisen, die Sie abends vor Dienstantritt verzehren, sollten in jedem Fall warm, ausgewogen, leicht verdaulich und nahrhaft sein. Die Chance, in Betrieben zu nachtschlafender Zeit eine warme und zudem gesunde Mahlzeit zu bekommen, ist äußerst gering. Eine ideale Lösung bietet der Thermotopf (S. 73), in dem Sie ein am Nachmittag zu Hause zubereitetes Essen mit zur Arbeit nehmen und warm halten können. Der Vorteil daran ist, dass Sie dieses Gericht nach Ihren Bedürfnissen zubereiten und es, sobald Sie Hunger bekommen, essen können.

Bevorzugen Sie dabei Nahrungsmittel, die Vata ausgleichen (S. 68). Durch das nächtliche Wachsein sind die inneren Rhythmen erheblichen Belastungen ausgesetzt. Besonders die Energien des Herzens sowie des Nervensystems werden dadurch stark beansprucht. Empfehlenswert sind leichter Reis (Basmatireis), Getreideprodukte, vor allem Weizen und Dinkel, Mung-Dal (S. 168) als Eiweißspender sowie Milch und Honig. Zudem eignen sich in Ghee gedünstete Gemüse, schmackhaft gewürzt, und Lassi (S. 167). Es erfrischt, belebt und unterstützt den Verdauungsstoffwechsel. Ideal sind auch Suppen, vorweg oder sättigendere als Hauptgericht. Außerdem sollten Sie während Ihres Schichtdienstes zu nährenden Obstsorten, wie beispielsweise gelagerten süßen Äpfeln, reifen Birnen oder reifen Bananen, greifen.

Nachfolgend einige Tipps, um sich vor übermäßigem Stress zu schützen.

Wassermilch

Wassermilch ist ein richtiger Wachmacher. Sie schirmt schädliche Einflüsse durch Stress ab, belastet den Stoffwechsel nicht und versorgt Sie mit wichtigen Mineralstoffen und Vitaminen. Verdünnen Sie dazu Milch und Wasser im Verhältnis eins zu eins oder eins zu zwei, und trinken Sie während der Nacht von Zeit zu Zeit eine kleine Menge. Wassermilch ist vergleichbar den Elektrolytgetränken, die Sportler einsetzen, um ihre Leistungsfähigkeit zu erhalten und ihre Ausdauer zu fördern.

Heißes Wasser

Unabhängig von der Wassermilch sollten Sie heißes Wasser (S. 74) trinken, denn es unterstützt die Reinigung und Regeneration des Körpers, die nachts stattfindet, und fördert den Stoffwechsel.

Rosinenwasser

Dieses Getränk spendet dem Körper natürliche Süße, nährt Herz (S. 102) und Geist und erhält die geistige Frische und Leistungsfähigkeit. Zudem ist es einfach zuzubereiten: Weichen Sie eine Hand voll gewaschener Rosinen über Nacht in Wasser ein, trinken Sie am nächsten Tag den überstehenden Saft, und essen Sie die eingeweichten Rosinen.

Auch andere eingeweichte Trockenfrüchte, beispielsweise Datteln und Feigen, haben diese Wirkung und eignen sich deshalb ebenso wie Rosinen als nächtliche Energiespender.

Ingwertee

Sehr erfrischend ist ein Tee aus frischem Ingwer oder aus frischem Ingwer, einem Schuss Zitronensaft und einem halben Teelöffel Süßholzwurzelpulver. Überbrühen Sie dazu ein Stück frischen Ingwer mit einer Tasse heißem Wasser, und geben Sie Zitronensaft und Süßholzwurzelpulver hinein.

Vata-Tee

Bequem in der Zubereitung, unmittelbar Vata ausgleichend und deshalb sehr zu empfehlen ist Vata-Tee (S. 176).

Amrit Kalash

Das beste Mittel, um die Leistungsfähigkeit zu erhalten, die körpereigene Abwehr zu stärken und den Organismus umfassend vor den Belastungen durch Nachtarbeit zu schützen ist *Amrit Kalash* (S. 26). Zudem schützt dieses Rasayana vor freien Radikalen (S. 27), die bei Schichtarbeit, mehr als bei jeder anderen vergleichbaren Tätigkeit am Tag, den Körper beeinträchtigen.

»Sanfte« Wachmacher

Verzichten Sie, wenn möglich, auf Stimulanzien wie Kaffee, schwarzen Tee oder alkoholische Getränke. Mit Getränken, die leicht verdauliche Nährstoffe enthalten und aus sich heraus Energie spenden, anstatt die substanzerhaltenden Reserven zu beanspruchen, wie Kaffee, Tee oder Alkohol dies tun, unterstützen Sie Ihren Körper am besten.

Erholung und Schlaf tagsüber

Der frühe Morgen, falls Ihre Schicht um diese Zeit beendet ist, wäre eine ideale Zeit für einen kleinen Spaziergang. Dabei kann man abschalten, sich entspannen und den Geist mit Natureindrücken ausgleichen. Danach folgt mit der Zeit von Kapha, von Sonnenaufgang bis zum späten Vormittag, eine gute Phase für tiefen Schlaf. Wachen Sie nach etwa acht Stunden Schlaf schließlich zur Mittagszeit auf, sollten Sie ein ausgewogenes Essen zu sich nehmen. Falls dies Ihre Hauptmahl-

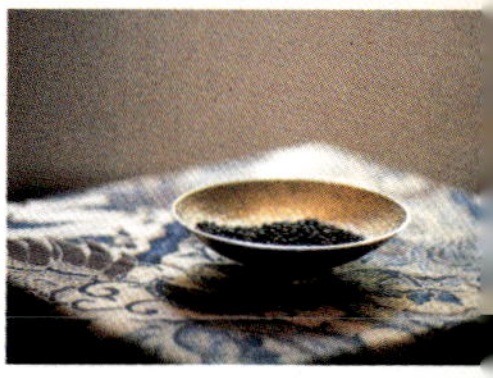

zeit ist, kommt das Ihren natürlichen Rhythmen sehr entgegen. Abends vor der Schicht sollten Sie nichts Schwerverdauliches essen.

Langfristige Regeneration

Führen Sie regelmäßig Meditation (S. 47) und Yoga-Asanas (S. 42) durch. Auch die Anwendungen des Pancha Karma (S. 32) helfen dem Körper, sich zu erholen und neue Energien zu tanken. Verbringen Sie Ihren Urlaub und Ihre Freizeit in mildem Klima, vielleicht an einem stillen See, mit Wandern und Naturerlebnissen, um Sonne, Licht und Luft »nachzutanken«. Zudem empfiehlt sich die tägliche Ölmassage (S. 36). Falls Sie sich bei einem Schichtwechsel auf normale Arbeitszeiten umstellen müssen, sollten Sie Gandharva-Veda-Musik hören. Sie hilft Ihnen, die Harmonie der inneren Rhythmen wieder herzustellen.

RAUCHERENTWÖHNUNG – ABSCHIED VOM NIKOTIN

»Das ist bestimmt meine letzte Zigarette ...« – Wie viele haben sich das schon oft vorgenommen. Doch für langjährige starke Raucher scheint es ein nahezu heroisches Unterfangen, ihre Gewohnheit von heute auf morgen aufzugeben. Nur wenige schaffen es, die meisten greifen irgendwann wieder zur Zigarette.

Die folgende Methode hat sich sehr bewährt, um »rückfallsfrei« vom Nikotin wegzukommen. Sie wurde bereits vielfach an *Maharishi-Ayur-Veda*-Gesundheitszentren und von entsprechend ausgebildeten ayurvedischen Ärzten in ihrer Praxis erfolgreich angewendet. Sie beruht auf der Vorstellung, dass wir von Natur aus grundsätzlich einen Zustand des inneren Glücks anstreben. Handlungen, die uns Glück und Freude bringen, führen wir gerne und ohne Anstrengungen durch. Negative, schmerzverursachende Erfahrungen versuchen wir zu vermeiden. Raucher verbinden mit ihrer Gewohnheit ein durchaus positives Erleben. Dass mit dieser positiven Seite ein schädlicher Einfluss verbunden ist, nehmen sie nicht so vordergründig oder gar nicht wahr. Wer raucht, sucht vielleicht Entspannung, einen Augenblick der Besinnung, Stärkung, Beruhigung und Trost. Er versucht auch, Stress abzureagieren, indem er sich rasch eine Zigarette anzündet und seine psychische Anspannung durch diese körperliche Handlung abbaut. Doch das, was ein Raucher wirklich sucht, kann er durch eine Zigarette nicht bekommen, weshalb ihn sein Verhalten zur Sucht führt – es sei denn, und das ist ganz wichtig bei dieser Methode, er wird sich über sich und seine Handlung klar. Der Weg vom Nikotin weg führt selten über selbst auferlegte Entbehrung, das hat eher eine Verlagerung des Bedürfnisses oder einen baldigen Rückfall in das alte Muster zur Folge.

»Bewusst rauchen«

Deshalb versuchen Sie nicht, das Rauchen mit bloßer Willenskraft zu beenden, sondern werden Sie sich als ersten Schritt dessen bewusst, was Sie an einer Zigarette wirklich schätzen. Sie verbinden damit ein Ritual, bei dem Sie in »Schlüsselsituationen«, wie beispielsweise Stress, einer angenehmen Unterhaltung oder nach dem Essen, mehr oder minder unbewusst zur Zigarette greifen. Nun sollen Sie sich dieses Vorgangs wieder bewusst werden und beide Seiten des Rauchens sehen: zum einen die positive Seite, das, was Sie sich mit einer Zigarette geben möchten, und zum anderen die negative, die Sie im Moment des Rauchens bisher wenig oder gar nicht wahrgenommen haben.

Bei dieser Methode dürfen Sie, wenn Sie das Verlangen nach einer Zigarette überkommt, weiterhin rauchen. Sie sollen sie sich guten Gewissens gönnen, aber nur unter den beiden folgenden Bedingungen:

1. Trinken Sie, bevor Sie sich die Zigarette anzünden, zwei bis drei Schlucke heißes Wasser (S. 74). Wenn der Wunsch nach dieser Vorgabe bleibt, dürfen Sie rauchen, ansonsten aber warten Sie. Beim erneuten Wunsch trinken Sie wieder zuerst einige Schlucke heißes Wasser. Durch das heiße Wasser wird der Geschmackssinn merklich verbessert. Dies hilft, die schädlichen Stoffe einer Zigarette wieder zu »erschmecken«. Außerdem beruhigt heißes Wasser Vata, und dadurch wird Stress verringert. Die kleine Pause beim Trinken trägt ebenso dazu bei, Anspannung abzubauen. Trinken an sich stillt orale Bedürfnisse, so kann die Zigarettenmenge reduziert werden; denn auch Rauchen soll das Verlangen befriedigen, etwas im Mund zu haben.
2. Wenn das Verlangen auf die Zigarette nach dem Trinken bestehen bleibt, dann rauchen Sie. Tun Sie dies in Ruhe, mit Genuss und mit voller Aufmerksamkeit im Sitzen, ohne dabei einer anderen Beschäftigung nachzugehen. Während Sie rauchen, achten Sie auf die Wirkung des Nikotins auf Ihren Körper. Versuchen Sie den Rauch in

Ihrer Lunge, den Geschmack im Mund, die Empfindung auf der Zunge, im Magen oder anderswo zu spüren.
Sie werden erstaunt sein, wie sich mit diesen beiden einfachen Kunstgriffen die tägliche Zigarettenmenge ohne ein Gefühl der Entbehrung mühelos reduzieren lässt. Einige Patienten konnten damit innerhalb weniger Monate die Zigarettenmenge von sechzig Stück und mehr auf wenige pro Tag herabsetzen. Wenn Sie den Eindruck haben, das heiße Wasser schmeckt unangenehm, dann liegt das fast immer an Ihrem Zungenbelag und daran, dass die Geschmackspapillen der Zunge in ihrer Empfindungsfähigkeit durch das Nikotin beeinträchtigt sind. Das gibt sich nach kurzer Zeit. Sie werden feststellen, wie sich der Geschmack des Wassers, aber auch der Speisen, von Tag zu Tag verbessert.

Regelmäßig meditieren

Eine der erfolgreichsten Methoden der natürlichen Raucherentwöhnung ist die Transzendentale Meditation (S. 47). Eine Untersuchung an über 5000 Personen ergab, dass nach einem Jahr regelmäßigen Meditierens nur noch ein Prozent der Männer und vier Prozent der Frauen rauchten, während zu Beginn der Therapie 34 Prozent der Männer und Frauen rauchten oder zumindest Gelegenheitsraucher waren.

Pancha Karma

Während der Pancha-Karma-Kur (S. 32) stellen viele Patienten, selbst wenn sie starke Raucher waren, ihren Nikotingenuss in sehr kurzer Zeit, oft schon nach zwei bis drei Tagen, vollkommen ein oder reduzieren ihn erheblich. Dabei ist es nicht erforderlich, sie dazu aufzufordern, sondern hier scheint ein anderer Grund eine Rolle zu spielen: Viele der Patienten erklären, es sei ihnen unmöglich, in einer Atmosphäre von Gesundheit und Reinheit Genuss an einer Zigarette zu finden. Die positive Seite des Rauchens würde vollkommen gegenüber den unangenehmen Erscheinungen zurücktreten.

KONZENTRATIONS-SCHWÄCHE

Nachlassende Konzentrationsfähigkeit und Gedächtnisstörungen sind häufige Erscheinungen unserer Zeit. Auch immer mehr junge Menschen sind durch Stress, Anspannung und geistige Überbeanspruchung davon betroffen. Gutes Gedächtnis, Kreativität und Konzentrationsfähigkeit sind Merkmale eines frischen und ausgeruhten Nervensystems. Um sich erinnern zu können, muss unser Gehirn alle Lebenserfahrungen, Sinneseindrücke und Alltagsinformationen verarbeiten, integrieren und dann in der entsprechenden »Schublade« ablegen. Um sich erinnern zu können, muss man also *vergessen.* Die wichtigste Voraussetzung für ein gutes Gedächtnis ist somit, sich genügend Zeit zur Verarbeitung durch Ruhe, Schlaf, Regeneration, körperlichen und geistigen Ausgleich, Erholung und Urlaub zu geben. Im Gleichgewicht der Doshas ist Gedächtnis vollkommen. Es gibt mehrere Publikationen, die zeigen, dass durch regelmäßige Erfahrung von tiefer Ruhe und Entspannung mit Transzendentaler Meditation sich Gedächtnis und geistige Leistungsfähigkeit deutlich verbessern.

Sollte Sie Ihr Gedächtnis öfter »im Stich lassen«, können Ihnen auch die folgenden Empfehlungen eine Hilfe sein.

Rasayanas

Amrit Kalash (S. 26) und spezielle Rasayanas (S. 26) für Nervenkraft, klaren Geist und Gedächtnis helfen wirksam über belastende Lebenssituationen hinweg, erhöhen die geistige Leistungsfähigkeit bei Prüfungen und stärken die gesamte Physiologie. Sie werden in der Regel mit etwas Milch eingenommen, welche ihre Wirksamkeit erhöht und die positive Eigenwirkung dieses Nahrungsmittels für Gedächtnis und Konzentration wiederum verstärkt.

Ausreichend Schlaf

Gehen Sie frühzeitig, vor zehn Uhr abends, schlafen, und sorgen Sie für einen gesunden Schlafplatz, (S. 126). Darüber hinaus sollten Sie den Empfehlungen für den Tagesablauf (S. 147) Beachtung schenken.

Spazieren gehen

Nehmen Sie sich auch Zeit für morgendliche und abendliche Spaziergänge. Die belebende und regenerierende Energie, die zu diesen Tageszeiten in der Natur vorherrscht (S. 148), fördert Gedächtnis und Kreativität und stärkt die Nerven.

Gedächtnisstütze

Eine kleine, aber durchaus effektive »Gedächtnisstütze« aus der Gewürzapotheke: Nehmen Sie eine Messerspitze Kalmuswurzelpulver in einem halben Teelöffel Honig morgens und abends ein.

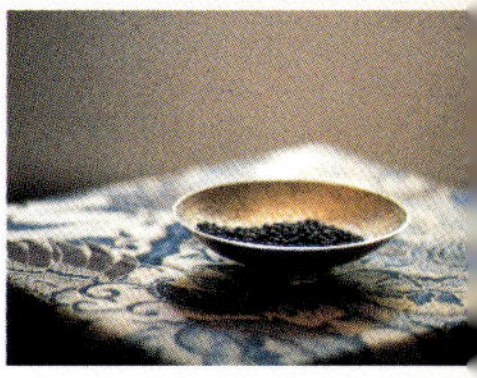

FÜR FRAUEN

MENSTRUATIONS-BESCHWERDEN

Welche Frau kennt Sie nicht: die kritischen Tage vor den Tagen mit Unterleibs- und Rückenschmerzen, Wassereinlagerungen in den Gelenken und Gefühlsschwankungen, die sich oftmals bis zum Ende der Periode hinziehen. Mit einigen einfachen Methoden können Sie diese Beschwerden lindern.

Viel Flüssigkeit

Nehmen Sie in der Zeit vor und während der Periode viel Flüssigkeit zu sich, denn das erleichtert die Bildung von *rasa*, dem Gewebesaft, der zuerst aus der Nahrung gebildet wird. Geschieht dies optimal, bereitet *rasa* nach ayurvedischer Vorstellung die Menstruation vor und erleichtert sie. Ein weiterer wichtiger Grund für flüssige, warme Nahrung liegt in der Regulation von Vata. Die Menstruation ist hauptsächlich eine Zeit hoher Vata-Aktivität. Krämpfe, Stimmungslabilität, typische Vata-Erscheinungen, bessern sich durch flüssige, warme Kost, die die kalten, trockenen Eigenschaften dieses Doshas ausgleichen.

Sehr empfehlenswert ist hier auch wieder das Trinken von heißem Wasser (S. 74). Darüber hinaus sollten auf Ihrem Speiseplan jetzt vermehrt flüssige Nahrung, also Suppen, Obst- oder Gemüsesäfte und Tees, stehen. Da das Verdauungsfeuer während der Periode niedrig und der Appetit meist schwach ist, kommt leichtes Essen dem natürlichen Empfinden am besten entgegen.

Vata beruhigen

An Schmerzzuständen ist immer Vata beteiligt, so auch bei Menstruationsbeschwerden. Vor allem *Apana*-Vata (S. 14), ein Subdosha von Vata, ist in diesem Fall sehr angeregt.

Zu seiner Beruhigung empfiehlt es sich, vor und während der Periode täglich zusätzlich zwei bis drei Tassen Vata-Tee (S. 176) zu trinken und Vata-Aromaöl (S. 51) im Raum verströmen zu lassen.

Gönnen Sie sich viel Ruhe; ziehen Sie sich ab und an zurück, legen Sie sich hin, und entspannen Sie sich. So können Ihre Tage zu einer wertvollen Zeit der inneren Ruhe werden. Vermeiden Sie während Ihrer Periode anstrengende körperliche Tätigkeiten und stressreiche Situationen. Auch Sport und anstrengende Körperübungen erhöhen Vata und fördern so Menstruationsbeschwerden. Seien Sie auch zurückhaltend mit Stimulanzien wie Alkohol, Koffein und Nikotin. Vorsicht geboten ist auch bei heißen Vollbädern, denn sie regen Pitta an und verstärken die Blutung. Wegen ihrer blutungsverstärkenden Wirkung sollten Sie in dieser Zeit auch auf Ölmassagen verzichten.

Wärme

Wärme entspannt und erleichtert die menstruationsbedingten Beschwerden. Nehmen Sie deshalb abends ein warmes Fußbad mit einem beruhigenden Zusatz, wie etwa Lavendel, und achten Sie während der Periode auch besonders darauf, dass Sie immer warme Füße haben.

Sehr wirksam ist eine Breiauflage mit Asafoëtida, die Sie, mit etwas Wasser zu einer Paste verrührt, auf den Unterleib auftragen. Ein kleiner Nachteil ist allerdings, dass Asafoëtida intensiv riecht.

Kräutertee

Diese Teemischung beruhigt und hilft die Schmerzen zu lindern. Mischen Sie dafür zu gleichen Teilen Baldrianwurzel, Kamillenblüten und Pfefferminzblätter und überbrühen einen Esslöffel davon mit einer Tasse heißem Wasser. Lassen Sie alles acht bis zehn Minuten ziehen, und trinken Sie dreimal täglich eine Tasse. Auch Ingwertee, für den Sie ein kleines Stück frische Ingwerwurzel mit einer Tasse heißem Wasser überbrühen, erleichtert.

Schwache Blutung

Bei einer zu schwachen Periode können Sie zur Stärkung der Unterleibsorgane eine sanfte Bauchmassage (S. 39) durchführen. Die Menstruation wird dadurch sanft angeregt. Ein bis drei Gläser Aloe-vera-Saft pro Tag unterstützen den Vorgang innerlich.

Starke Blutung

Gegen zu starke Blutung bereiten Sie einen Tee aus Hibiskusblüten. Geben Sie dazu einen Teelöffel auf eine Tasse, und trinken Sie im Laufe des Tages zwei bis drei Tassen davon. Durch eine leichte Einreibung der Füße mit Ghee können Sie die Blutungsaktivität zusätzlich beruhigen.

Minzöl

Gegen die Krämpfe und zur Entspannung können Sie auch zwei bis vier Tropfen ayurvedisches Minzöl (S. 176) auf eine Tasse heißes Wasser einnehmen. Das ist einfach handzuhaben und oft rasch wirksam.

Wenn die Tage ausbleiben

Ist Ihre ausbleibende Menstruation durch nervliche Anspannung und geis-

tige und körperliche Überlastung verursacht, werden Ihnen diese Empfehlungen eine wirksame Hilfe sein.
Geben Sie einige Tropfen Vata-Aromaöl (S. 51) auf ein Taschentuch, und inhalieren Sie die Dämpfe.
Führen Sie das Prana Yama (S. 46) durch – dabei sollten Sie sich entspannen und Ihren Gedanken freien Lauf lassen.
Trinken Sie regelmäßig heißes Wasser (S. 74), mehrmals täglich eine Tasse Vata-Tee (S. 176), und nehmen Sie ein entspannendes Kräuterbad.
Suryanamaskar, der Sonnengruß (S. 40), lockert und entspannt die Beckenmuskulatur.
Bewährt hat sich auch ein Tee aus einem Stück Ingwerwurzel, einem halben Teelöffel Süßholzpulver und einem halben Teelöffel Echtem Beifußpulver. Diese Mischung kochen Sie zwanzig Minuten bei niedriger Temperatur und trinken davon dreimal täglich eine Tasse frisch zubereitet vor dem Essen.

WENN SIE MUTTER WERDEN

Schwangeren Frauen, die sich auf die Geburt ihres Kindes vorbereiten, bietet *Maharishi Ayur-Veda* viele gute Empfehlungen, besonders was Ernährung und Lebensweise betrifft. So sollten Sie jetzt auf die »innere Stimme« Ihres Körpers hören und den Bedürfnissen, die er Ihnen signalisiert, größere Beachtung schenken.

Ernährung

Die ayurvedische Küche ist ideal für die Ernährung während der Schwangerschaft; denn sie legt besonderen Wert darauf, dass alle Nährstoffe in einem ausgewogenen Verhältnis zueinander stehen, was gerade jetzt wichtig ist.
Beachten Sie deshalb die ayurvedischen Ernährungsempfehlungen und Tipps im Kapitel »Ernährung im Ayurveda« (S. 65). Obwohl Sie Ihrer Gesundheit und der Ihres Kindes zuliebe in diesen neun Monaten auf eine gesunde Ernährung achten sollten, ist es wichtig, dass Sie ab und zu Ihrem Appetit auf bestimmte Speisen nachgeben. Versagen Sie sich also nicht die für eine Schwangerschaft typischen »Gelüste«, denn Ihr Körper weiß sehr genau, was er jetzt braucht.

Harmonie von Anfang an

Mittlerweile ist wissenschaftlich erwiesen, dass die Erlebnisfähigkeit eines Menschen schon vor seiner Geburt beginnt. Ein Kind nimmt schon im Mutterleib Kontakt mit der Außenwelt auf und erlebt die Auswirkungen von Gefühlsschwankungen seiner Mutter mit. Sie sollten sich deshalb bewusst mit schönen Dingen beschäftigen, angenehme Musik hören und sich entspannende Lektüre vornehmen. Ihre innere Ruhe ist gut für Ihr Kind und prägt sein Gemüt. Streit, Aufregung, Stress oder den Anblick von Brutalität in Kino oder Fernsehen sollten Sie aus diesem Grund vermeiden.

Ernährungstipps für stillende Mütter

Essen Sie immer vor dem Stillen, also nicht gleichzeitig stillen und essen.
Stillen Sie nie, während Sie hungrig sind.
Nehmen Sie frische Nahrungsmittel zu sich, die von guter, biologisch vollwertiger Qualität sind.
Vermeiden Sie blähende Speisen, wie Kohlgemüse, Lauch, Kraut, Zwiebeln, Knoblauch und Hülsenfrüchte. Empfehlenswert sind jedoch Mungbohnen und rote Linsen, aus denen Sie sich Dal (S. 168) zubereiten können. Sie sind eiweißreich, unterstützen den Gewebeaufbau von Mutter und Kind und sind gut bekömmlich.
Ansonsten sollten Sie während der Stillzeit auf Hefebrot, Gebäck aus Sauerteig, Sahnesoßen, Schokolade, Käse, Tomaten, stimulierende Getränke wie Kaffee, schwarzen Tee und Alkohol sowie auf kohlensäurehaltige Getränke verzichten. Vermeiden Sie auch zu schwere und saure Nahrungsmittel.
Statt Sauerteigbrot sollten Sie in Butterschmalz – Ghee – herausgebratene Fladenbrote aus fein gemahlenem Vollkornmehl (S. 171) bevorzugen.

WECHSELJAHRE

Am Ende der Pitta-Lebensphase (S. 153) klingt allmählich der monatliche Menstruationszyklus ab. Diese hormonelle Umstellung ist häufig verbunden mit verschiedenen körperlichen und seelischen Schwierigkeiten, denn jetzt geht ein wichtiger Rhythmus zu Ende, und eine neue Lebensphase beginnt. Vegetative Erscheinungen, wie Nervosität, übermäßige Empfindlichkeit, Schlafstörungen, innere Unruhe, aber auch depressive Verstimmungen und Ängste, sind typische Vata-Symptome am Beginn dieses neuen Lebensabschnitts, der von diesem Dosha gekennzeichnet ist. Die Frau durchläuft in dieser Zeit der Transformation ähnlich wie in der Pubertät eine Krise des körperlich-seelischen Befindens. Gleichzeitig leidet sie oft an Pitta-Erscheinungen, Hitzewallungen und Schweißausbrüchen.

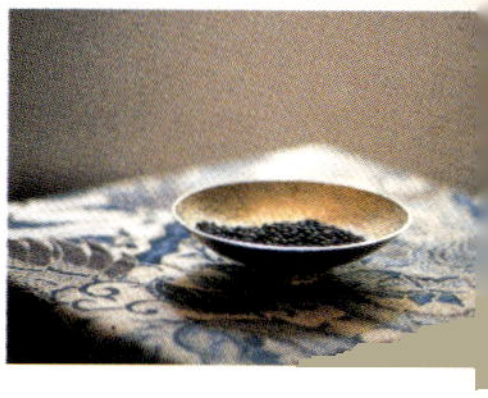

Gelassenheit und Weitsicht

Bereiten Sie sich auf diesen neuen Lebensabschnitt, der von tieferem Frieden, reifer Gelassenheit, Weitsicht und Weisheit getragen sein kann, vor. Eine Frau, die im öffentlichen und gesellschaftlichen Leben engagiert ist, kann es sich nun leisten, mit mehr Abstand, Überblick und Gelassenheit ihre Aufgaben zu erfüllen. Sie sollte sich nicht mehr in Kämpfen des Alltags aufreiben. Sie wird sich in ihrer neuen, erweiterten Rolle wohl fühlen und die Anerkennung auf einer anderen Ebene finden, die sie natürlich auch und gerade in diesem Lebensabschnitt braucht.

Eine Frau, die ins Familienleben eingebunden ist, wird es genießen, mehr Zeit für sich zu haben und sich jetzt all jene Wünsche zu erfüllen, die sie in der mittleren Lebensphase der Pflichten und Aufgaben des täglichen Lebens wegen zurückstellen musste.

Obwohl das Schlafbedürfnis in dieser Lebensphase im Allgemeinen abnimmt und weniger Schlaf ausreicht, sollten Sie sich mit Beginn der Wechseljahre mehr Ruhe und Entspannung gönnen. Nehmen Sie sich Zeit für Körperpflege, um Ihre Jugendlichkeit und Schönheit zu erhalten, und erfüllen Sie sich persönliche Wünsche.

Besonders gefährdet nach den Wechseljahren sind die Gelenke und das Knochensystem. Mit dem Versiegen der Produktion weiblicher Hormone, Progesteron und Östrogen, kann es zu vermehrter Demineralisation der Knochen kommen. Die Osteoporose (Knochenschwund) ist eine der Ausprägungen und Erscheinungsformen des vorherrschenden Vatas nach der Menopause.

Ernährung

Milch, Milchprodukte, süß schmeckende Speisen, feine Getreideprodukte und Ghee sind für diese Zeit die richtigen Nahrungsmittel. Das gilt in gleichem Maß auch für den älteren Mann, bei dem zwar selten Osteoporose auftritt, dafür aber häufiger die Gelenke austrocknen. Arthrose, Wirbelsäulenprobleme, Steifigkeit, nachlassende körperliche und geistige Flexibilität stehen zunehmend im Vordergrund. Alle Empfehlungen, die ich allgemein zum Ausgleich und zur Normalisierung von Vata gegeben habe, sind hier zunächst richtig. Bei Übergewicht und anderen Anzeichen von zu ausgeprägtem Kapha können individuell natürlich differenzierte Empfehlungen gelten. Wenn Sie in diesem Fall aber die allgemeinen Richtlinien über ayurvedische Ernährung (S. 67) und Gewichtsreduktion (S. 117) beachten, liegen Sie mit der leicht verdaulichen, Vata ausgleichenden Kost insgesamt richtig.

Das Essen sollte besonders in dieser Lebensphase ausgewogen sein und alle Nährstoffe, vor allem Mineralstoffe, enthalten, die zur Versorgung der Körpergewebe notwendig sind. Vor allem *asthi*, so nennt Ayurveda das Knochen- und Körpergewebe und die Stützsubstanzen des Körpers, benötigt besondere Zuwendung bei der Ernährung. Der Ayurveda kennt zusätzlich verschiedene Präparate, meist Rasayanas, die speziell diesen Gewebetyp stärken. Ein als »Frauen-Rasayana« (S. 26) bezeichnetes Mittel hat sich auch im Westen besonders bewährt. Nahrungsmittel, die *asthi* nähren und seine Substanz erhalten, sind neben den zuvor genannten insbesondere Karotten, Mandeln, Feigen, Datteln und Nüsse.

Ölmassage

Eine für diese Lebensphase besonders zu empfehlende Anwendung ist die Ölmassage (S. 36). Nehmen Sie sich dafür Zeit, wenn möglich, sollten Sie sich täglich auf diese Art massieren. Da Pitta zu Beginn der Wechseljahre oft gleichzeitig mit oder durch Vata entfacht wird, kann es sein, dass Sesamöl wegen seiner erwärmenden Eigenschaft die Haut reizt. Verwenden Sie dann ein anderes pflanzliches Öl, wie Kokos-, Sonnenblumen- oder Mandelöl. Einfach handzuhaben und noch wirkungsvoller sind die medizinierten ayurvedischen Öle (S. 176) für Vata-Pitta- oder Kapha-Typen.

Hitzewallungen

Trinken Sie regelmäßig Pitta-Tee (S. 176), und ergreifen Sie alle Maßnahmen, die *Apana*-Vata ausgleichen (S. 14). Hilfreich ist auch die folgende Gewürzmischung: Geben Sie jeweils einen halben Esslöffel Korianderpulver, Kuminpulver und Fenchelsamen in eine große Tasse, überbrühen Sie die Gewürze mit heißem Wasser, lassen Sie sie fünf bis zehn Minuten ziehen, und trinken Sie regelmäßig ein- bis dreimal eine Tasse pro Tag.

Emotionale Unausgeglichenheit

Sehr empfehlenswert zum Ausgleich der Seele sind Rosinenwasser (S. 102), Vata-Tee (S. 176), Vata-Aromaöl und ein regelmäßiger Morgen- und Abendspaziergang. Abends sollten Sie sich die Fußsohlen mit Ghee oder Sesam- oder Mandelöl einreiben und pflanzliche Tees, welche die Nerven stärken und beruhigen, wie Melissen-, Baldrian-, Passionsfrucht-, Johanniskraut- und Frauenmanteltee, trinken.

Pflege der Haut

Haare, Haut und Nägel brauchen jetzt besondere Pflege: Die Haut neigt dazu, auszutrocknen, dünner und brüchiger zu werden und Falten zu bilden, weshalb Sie jetzt besonders auf Feuchtigkeit und Geschmeidigkeit achten sollten. Auch das Kopfhaar kann trocken und spröde werden, es neigt zu Ausfall, Brüchigkeit und verliert unter Umständen seinen Glanz. Unter Pitta-Einfluss kann das Haar jetzt auch rasch ergrauen. Die Nägel bedürfen ebenfalls vermehrter Aufmerksamkeit und Pflege, sie werden brüchiger und bekommen Risse.

Auch die Schönheit des Auges, seinen Glanz, sein Strahlen und natürlich auch die Sehkraft gilt es zu erhalten. Beachten Sie also die Empfehlungen zur Pflege von Haut und Haaren (S. 108) und zur Stärkung der Augen.

Natur und Sport

Wenden Sie sich in diesem neuen Lebensabschnitt der Natur zu, und gehen Sie wandern und spazieren. Regelmäßige Körperübungen, Rad fahren, Schwimmen und leichter Sport sind wirkungsvolle Vorbeugungsmaßnahmen gegen Osteoporose und erhalten Jugendlichkeit, Frische und Ausgeglichenheit.

REIZBLASE

Häufiger Harndrang, Brennen oder Druckgefühl in Blase oder Harnröhre, unter Umständen auch unfreiwilliger Urinabgang bei Husten oder Erschütterung sind typisch für diese Funktionsstörung der Blase, an der vor allem Frauen leiden. Im Gegensatz zur akuten oder chronischen Blasenentzündung finden sich im Urin jedoch keine bakteriellen Erreger.

Eine Reizblase kann verschiedene Ursachen haben. Sie tritt vor allem bei schwachem Bindegewebe und dadurch bedingter Gebärmutter- oder Blasensenkung, im Zuge der Hormonumstellung in den Wechseljahren oder auch nach Unterleibsoperationen auf. Besonders häufig sind nervöse Blasenbeschwerden. In allen Fällen sollte aus ayurvedischer Sicht Vata, besonders *Apana* (S. 14), gestärkt und harmonisiert werden. Vor allem bei einer chronischen Reizblase muss man umfassend und nicht nur das örtliche Symptom behandeln.

Apana-Vata regulieren

Sorgen Sie für ausreichend Ruhe und Schlaf, und trinken Sie nervenstärkende und beruhigende Tees; auch Vata-Tee (S. 176) ist hier sehr zu empfehlen. Wohlschmeckende, vorzugsweise warme und im Geschmack ausgewogene Speisen sowie Milch, süße Früchte, eingeweichte Trockenfrüchte und pflanzliche Öle gleichen Vata aus.

Warm halten

Wie generell bei allen Erkrankungen im Nieren- und Blasenbereich gilt auch hier: Halten Sie Füße und Unterleib stets warm.

Massagen

Eine sehr wirksame Methode ist das Bauch-Abhyanga (S. 39), das Sie statt mit Sesamöl auch mit Johanniskrautöl durchführen können. (Schützen Sie die mit Johanniskrautöl massierten Körperstellen vor Sonneneinstrahlung, denn diese Heilpflanze kann in Verbindung mit UV-Strahlung Sonnenallergien auslösen.) Damit stärken und kräftigen Sie die Unterleibsorgane und erreichen mit dieser behutsamen und sanften Anwendung vor allem *Apana*-Vata, die Schwachstelle und Ursache verschiedener vegetativer Beschwerden. Auch bei der Reizblase ist dieses Subdosha von Vata als gestörtes Regelprinzip maßgeblich beteiligt. Zu seiner Kräftigung tragen auch temperaturansteigende Fußbäder mit nervenstärkenden Kräuterzusätzen bei. Sie können dazu einen Aufguss aus Baldrian, Hopfen, Melisse und Frauenmantelkraut, jeweils eine Hand voll, verwenden.

Gewürzeinreibung

Eine wohltuende und schmerzstillende Anwendung bei akuter Reizblase und Schmerzen beim Wasserlassen ist eine Gewürzeinreibung.

Dazu verrühren Sie fünf Mandeln, jeweils einen Teelöffel Nelken, Zimt, Kardamom und Ingwer, alles gemahlen, mit Wasser zu einem Brei, den Sie sanft auf dem Unterbauch einreiben. Lassen Sie die Gewürze so lange einwirken, bis sich ein angenehmes Wärmegefühl einstellt.

Koriandertee

Bei Brennen in den Harnwegen und Entzündungserscheinungen hilft ein Tee aus Koriandersamen. Diese Heilpflanze ist allgemein wirksam gegen Entzündungen, typische Pitta-Störungen – vor allem jedoch gegen Blasenreizungen und -entzündungen.

Für den Tee überbrühen Sie einen Teelöffel Koriandersamen mit einer Tasse heißem Wasser und trinken dies zwei- bis dreimal täglich in kleinen Schlucken.

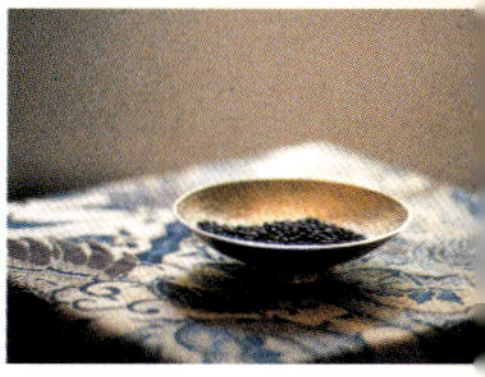

Bitte beachten Sie: Größere Mengen Koriandertee können Vata zu sehr anregen. Zum »Durchspülen« der Harnwege sollten Sie also keinen Koriandertee, sondern heißes Wasser und andere Kräutertees trinken.

Pitta-Tee

Mehrmals täglich eine Tasse Pitta-Tee wirkt beruhigend auf alle Pitta-Erscheinungen und ist daher auch gut zur Behandlung von Entzündungen der Blase und der Harnwege geeignet.

Nächtlicher Harndrang

Gegen häufigen Harndrang in der Nacht hilft Sandelholz: Geben Sie einen halben Teelöffel Sandelholzpulver in ein Glas Wasser, lassen Sie es drei bis vier Stunden stehen, und trinken Sie es am Abend vor dem Schlafengehen.

Asaföetida-Einreibung

Sehr wirksam ist eine Breiauflage mit Asaföetida, die Sie mit etwas Wasser zu einer Paste verrührt im Bereich der Blase auftragen. Ein kleiner Nachteil ist allerdings, dass Asaföetida intensiv riecht.

WEISSFLUSS

Fluor albus, Weißfluss, kann erfolgreich mit folgendem ayurvedischen Hausmittel behandelt werden. Es ersetzt natürlich nicht die Abklärung der Beschwerden durch einen Gynäkologen. Reinigen Sie etwas Reis in Wasser, gießen Sie diese Flüssigkeit ab, und geben Sie dann vier bis fünf Teelöffel von dem Reis auf eine Tasse kaltes Wasser, die Sie über Nacht stehen lassen. Am nächsten Tag filtern Sie den Reis ab, erwärmen die zurückbleibende Flüssigkeit leicht und trinken davon ab dem fünften Tag der Periode zwei Wochen lang täglich morgens eine Tasse.

KNOCHEN, MUSKELN UND GELENKE

FINGERPOLYARTHROSE (KNÖCHERNE VERDICKUNG DER FINGERGELENKE)

Dieser rheumatischen Erkrankung, bei der die Gelenke der Finger schmerzhaft angeschwollen sind, liegt eine typische Störung von Vata zugrunde. Sie tritt meist bei älteren Menschen auf, besonders bei Frauen nach den Wechseljahren. Die Beschwerden verschlimmern sich typischerweise bei Kälte, Wind, Wetterwechsel und in der kalten Jahreszeit.
Sind die Gelenke entzündlich gereizt, gerötet und heiß, dann ist sekundär Pitta beteiligt. Die lokale Behandlung darf in diesem Fall nicht zu warm und stoffwechselaktivierend sein. Wie bei allen heißen Gelenken kann man Joghurt oder Quark auflegen, die jedoch die Hitze rasch aufnehmen und deshalb bei Erwärmung jeweils erneuert werden müssen. Ansonsten stehen bei der Behandlung Vata ausgleichende Maßnahmen (S. 68) im Vordergrund.

Vata regulieren

Zur Beruhigung von Vata ist es wichtig, dass Sie regelmäßig und warm essen. Sie sollten Ihre Verdauungskraft stärken (S. 66) und sich viel Ruhe gönnen. Suchen Sie sich eine leichte und angenehme sportliche Betätigung, die Ihnen Spaß macht. Regelmäßige, erwärmende Bewegungsübungen »ölen« die Gelenke. Wärme ist grundsätzlich gut für Ihren Körper, denn sie beruhigt Vata, auch in Form von Bädern oder Warmwasseranwendungen.

Öleinreibung

Einreibungen mit Öl lindern die Beschwerden deutlich. Bewährt hat sich vor allem die folgende Anwendung mit Knoblauchsaft und Sesamöl. Dazu mischen Sie einen Teil Knoblauchsaft mit zwei Teilen Sesamöl und bringen die Mischung zum Sieden. Massieren Sie diese Knoblauch-Sesamöl-Mixtur angenehm temperiert in Ihre Hände ein. Alternativ dazu können Sie zur Massage auch das ayurvedische Gelenköl (S. 176) verwenden.
Zum Abschluss baden Sie die Hände in gesättigtem warmen Salzwasser. Geben Sie hierfür vier Esslöffel Kochsalz in eine Schüssel mit warmem Wasser, und halten Sie fünf bis zehn Minuten beide Hände hinein.

Joghurt- oder Quarkauflage

Eine örtlich wohltuende Linderung der Beschwerden bei entzündlich geröteten und heißen Gelenken können Sie erzielen, indem Sie frischen Joghurt oder Quark auflegen. Diese Sauermilchprodukte absorbieren die Entzündungswärme des Gelenks und wirken schmerzlindernd. Erneuern Sie die Auflage, sobald sie beginnt auszutrocknen und sich zu erwärmen.

STEIFE GELENKE

Wenn Ihnen die Bewegung bestimmter Gelenke Schmerzen verursacht und Sie das Gefühl haben, »eingerostet« zu sein, helfen Ihnen die folgenden Anwendungen, diese Beschwerden schnell abklingen zu lassen.

Trocken- und Ölmassagen

Sind Ablagerungen von Schlacken- und Giftstoffen für die Steifheit der Gelenke verantwortlich, liegt die Ursache also bei zu viel Ama, dann empfehlen sich Trockenmassagen mit Seidenhandschuhen. Sie regen den Kreislauf an, bringen die Stoffwechselgifte in »Bewegung« und lindern die Beschwerden.
Anschließend können Sie, wie bei der Behandlung von Vata-Störungen, Ölmassagen mit Sesamöl oder mit ayurvedischem Gelenköl durchführen und feuchtheiße Tücher auf die betroffenen Gelenke legen. Wie Sie Trocken- und Ölmassagen machen, finden Sie auf den Seiten 36 und 40. Um zu unterscheiden, ob Ama bei den Beschwerden im Vordergrund steht, müssen die Begleitsymptome beachtet werden: Eine belegte Zunge und ein allgemeines Schweregefühl von Körper und Geist sind zuverlässige Indizien. Bei Steifigkeit der Gelenke, die allein durch Vata hervorgerufen werden, stehen mehr die Schmerzen im Vordergrund. In der Regel besteht in diesem Fall auch eine Abneigung gegen Trockenmassagen und ein Verlangen nach Ölmassagen.

ENTZÜNDLICHES RHEUMA

Chronisch entzündliche Gelenkerkrankungen, wie chronische Polyarthritis, Morbus Bechterew oder Morbus Reiter, bedürfen einer ganzheitlichen und umfassenden Therapie. Diese bringt, nach ayurvedischen Gesichtspunkten durchgeführt, nach meiner Erfahrung zum Teil ausgezeichnete Heilerfolge, zumindest jedoch eine deutliche Linderung der Beschwerden. Vor allem Pancha Karma hat sich bei diesen Krankheiten bewährt. Die Behandlung von chronisch entzündlichen Gelenk-

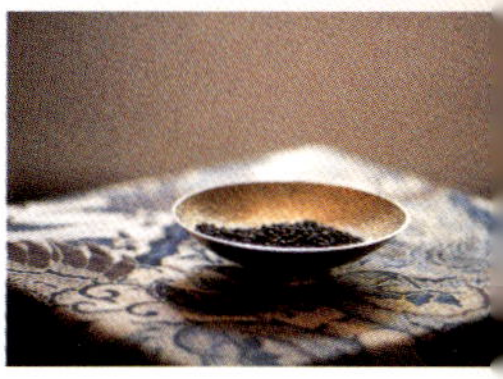

erkrankungen muss ärztlich durchgeführt werden, weshalb ich hier nicht weiter darauf eingehe. Befolgen Sie jedoch grundsätzlich die allgemeinen Empfehlungen zum Abbau von Ama (S. 73) und zur Ernährung zum Ausbalancieren Ihrer Doshas (S. 68). Heiß-Wasser-Trinkkur (S. 74), Meditation (S. 47) und die Tagesroutine (S. 147) sind ebenfalls sehr nützlich und schaffen die besten Voraussetzungen für eine erfolgreiche Behandlung.

PRELLUNGEN UND VERSTAUCHUNGEN

Kurkuma-Einreibung

Ebenfalls heilungsfördernd und schmerzstillend ist eine Einreibung mit Kurkuma. Dazu verrühren Sie einige Teelöffel Kurkuma in Wasser zu einer Paste und tragen Sie auf die betroffene Stelle auf. Einen zusätzlich lindernden Effekt hat Aloe-vera-Gel, das Sie statt des Wassers zum Anrühren der Paste verwenden.

ISCHIAS

Ischiasschmerzen (Ischialgie) entstehen durch Druck auf den Ischiasnerv bei Bandscheibenvorwölbungen und -vorfällen, selten auch durch andere Ursachen, beispielsweise Wirbelgleiten bei Wirbelkörperanomalien. Bei Bandscheibenvorfällen können auch Gefühlsstörungen und Muskellähmungen entlang des Beins auftreten. Die Erkrankung muss von einem Arzt behandelt werden. Hat Ihnen der Arzt Bettruhe mit entlastender Lagerung verordnet, können Sie durch einfache ayurvedische Anwendungen die Heilung dieses akuten Nervenreizzustands erheblich beschleunigen. Dazu vorweg einige Worte über regulative Vorgänge in unserem Körper.

Ischialgie wird zwar örtlich durch ein »Einklemmen« des Ischiasnervs ausgelöst, in dessen Folge sich eine entzündliche Schwellung um den Nerv bildet. An der Entstehung dieser Situation sind jedoch verschiedene Mechanismen beteiligt. Aus ayurvedischer Sicht muss bei akuten und chronischen Ischialgien das Regelprinzip *Apana*-Vata (S. 14) ausgeglichen werden. Durch einfache Anwendungen und Ernährungsumstellung kann man dieses Subdosha von Vata regulieren. Bei diesen Anwendungen entspannt sich der gesamte Bauch- und Beckenraum sowie die dazugehörige Rücken- und Beckenmuskulatur. Die Entspannung ebnet den Weg zur Abschwellung des nervenumgebenden Gewebes, erleichtert die Rückbildung der Ischialgie und führt im besten Fall zum Zurückgleiten der Bandscheibe und damit zur Druckentlastung.

Bitte beachten Sie: Ischiasschmerzen können auch durch eine Blockierung oder Reizung des Iliosakralgelenks, dem großen Gelenk zwischen Beckenknochen und Kreuzbein, vorgetäuscht sein. Die Schmerzen strahlen ähnlich wie bei einer Ischialgie aus. Behutsame manuelle Behandlung durch einen erfahrenen Arzt kann hier rasch Abhilfe schaffen.

Folgende Anwendungen lindern die Beschwerden bei der echten wie bei der Pseudoischialgie.

Ölmassagen

An den schmerzenden Stellen am Rücken und entlang des Beins helfen behutsame Einreibungen mit gereiftem, warmem Sesamöl, besser noch mit ayurvedischem Nervenöl (S. 176). Anschließend sollten Sie eine feuchtwarme Kompresse, unter Umständen mehrmals, auflegen. Oft ist dadurch eine sofortige Linderung der Beschwerden zu erreichen.

Bauchmassage

Eine Reflexzone von *Apana*-Vata liegt im unteren Bauch und in der Leistengegend. Durch das Bauch-Abhyanga (S. 39) kann in wenigen Minuten eine Erleichterung eintreten.

Einiges zur Ernährung

Wichtig sind jetzt leichte Kost, bei Übergewicht auch Fasten, beispielsweise drei Tage Reisfasten (S. 75), und die Einnahme heißer Flüssigkeiten. Trinken Sie schluckweise heißes Wasser (S. 74), Vata-Tee (S. 176), und nehmen Sie vorzugsweise nur flüssige Speisen, Suppen und Säfte zu sich.

Unter ärztlicher Leitung kann nach dem Reisfasten auch sanft mit Rizinusöl abgeführt werden, was vor allem bei Übergewicht entlastend, abschwellend und somit heilungsfördernd ist.

Gewürzeinreibung

Zerreiben Sie fünf Mandeln, jeweils einen Teelöffel Nelken, Zimt, Kardamom, Knoblauchsaft und einen viertel Teelöffel schwarzen Pfeffer, und verrühren Sie dies mit etwas Wasser zu einer Paste. Damit reiben Sie die schmerzenden Stellen ein und wischen nach intensiver Durchwärmung die Gewürzpaste mit einem Tuch wieder ab.

ALLERGIEN

Das Phänomen Allergie wird bereits in einem der Grundlagentexte des Ayurveda, der etwa 3000 Jahre alten *Caraka Samhita*, sehr gut und ausführlich beschrieben. Die damaligen Überlegungen erweitern und vertiefen unser Verständnis aus moderner und ganzheitlicher Sicht. Demnach finden Allergien an den Grenzschichten von Individuum und Umwelt, nämlich an den Schleimhäuten und an der Haut, statt. Das verbindende und schützende Element an diesen Grenzschichten ist Ojas, die feinstoffliche Entsprechung von Bewusstsein in Harmonie. Ein gesundes Ojas schützt den Körper und stärkt das Abwehrsystem. Bei Allergien ist die Bildung von Ojas durch ein geschwächtes Verdauungsfeuer gestört. An die Stelle von Ojas tritt als negatives Pendant Ama, Schlacken- und Giftstoffe, die sich in Juckreiz, Ödemen, Schleimansammlungen, der Absonderung von Sekreten, Dumpfheit, Benommenheit, Müdigkeit und Reizbarkeit äußern. Ama kann sich auch auf psychischer Ebene als Folge »unverdauter Gefühle«, belastender Lebenserfahrungen und ungelöster Konflikte bilden. Die Ama-Bildung macht den Zusammenhang mit der Psychosomatik allergischer Erkrankungen deutlich.

Wesentlicher Ansatz bei der Behandlung von Allergien ist die Wiederherstellung eines gesunden Agni, der Verdauungs- und Stoffwechselenergie, als Voraussetzung für die vollständige Bildung von Ojas. Da die Ursachen eines gestörten Ojas sehr vielschichtig sind, gibt es auch zahlreiche Therapieansätze. Neben allgemeinen Empfehlungen zu Lebensführung und Tagsablauf (S. 147) kommen vor allem Fasten- und Reinigungskuren (S. 75) und verdauungsstärkende Kräuterpräparate und Rezepturen zur Anwendung.

Die im Naturkontakt ausgelösten Allergien – Heuschnupfen, Pollenallergie und die allergische asthmatische Bronchitis – sind zudem typische Kapha-Krankheitsbilder. Bei dieser Erkrankung erweist sich Ayurveda in seiner umfassenden Betrachtungsweise auf der Grundlage der drei Doshas durch die tiefen Einblicke in die Zusammenhänge von umgebender Natur und Krankheitsdisposition als sehr hilfreich. Frühjahr und Frühsommer, wenn in der Natur Kapha vorherrscht, sind die Hauptzeiten der Pollenallergie. Jetzt wachsen jedoch auch die entsprechenden Heilkräuter gegen diese Kapha-Krankheiten. Um Kapha auszuleiten, sollten Sie in dieser Jahreszeit frische Küchenkräuter, wie Kresse, Brennnessel, Bärlauch, Schnittlauch, im oder als Salat verwenden. Auch bittere Tees, wie Schafgarbe, Wermut, Tausendgüldenkraut und Brennessel, reduzieren Kapha, ebenso wie Kapha regulierende Kost (S. 71) und viel heiße Flüssigkeiten. Ebenso empfiehlt sich der Nahrung regelmäßig Kapha-Churna (S. 24) beizufügen.

Vorbeugung

Zu Beginn der Kapha-Zeit, im Februar und März, sollten Sie schon mild fasten, beispielsweise einmal in der Woche einen Flüssigkeitstag einlegen und auch tierisches Eiweiß reduzieren. Auch Ingwertee, verdauungsstärkende Gewürzzubereitungen (S. 114), die Heißwasser-Trinkkur (S. 74) und alle anderen Empfehlungen zur Reduzierung von Ama (S. 73) und zum Abbau von Kapha sind jetzt angebracht.

Ebenfalls vorbeugend sind Nasya-Anwendungen (S. 40) in der Zeit vor Anbruch der Allergie.

Im akuten Stadium haben sich folgende Empfehlungen bewährt:

Koriandersaft

Ein wirksames Mittel bei Allergien, Heuschnupfen und Hautausschlägen ist frischer Koriandersaft, von dem Sie dreimal täglich einen Teelöffel einnehmen. Koriander lindert die Pitta-Begleiterscheinungen bei Allergien und kann auch äußerlich bei Juckreiz und Entzündungen angewendet werden.

Minzöl

Gegen den dumpfen, schweren Kopf und den Druck im Kopf bewährt sich das ayurvedische Minzöl (S. 176). Geben Sie ein bis zwei Tropfen auf Ihre Kleidung, und inhalieren Sie damit mild. Es beruhigt bei der akuten Allergie das stark angeregte *Udana*-Vata (dieses Subdosha bringt Kapha nach oben in den Kopf- und Brustraum), öffnet, nimmt die Schwere und befreit den Kopf. Ähnliche Wirkung hat auch das Kapha-Aromaöl (S. 51), von dem Sie einige Tropfen auf ein Taschentuch geben und nach Bedarf inhalieren.

Gelbwurzel-Honig-Wasser

Antiallergisch, Kapha reduzierend und sehr hilfreich bei Heuschnupfen und Nasennebenhöhlenverschleimung ist Gelbwurzel-Honig-Wasser. Dazu lösen Sie einen viertel Teelöffel Kurkumapulver und einen Teelöffel hochwertigen Honig in einem Glas Wasser auf; mehrmals täglich trinken.

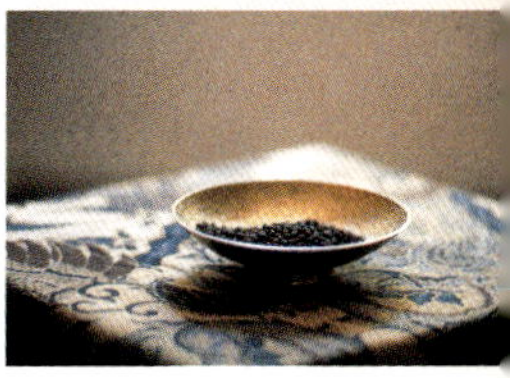

Gewürzabkochungen

Probieren Sie einmal eine Abkochung aus jeweils einem halben Teelöffel Kreuzkümmel und Ingwer auf fünfzig Milliliter Wasser, das Sie auf die Hälfte der ursprünglichen Menge herunterkochen. Dies trinken Sie, abgeseiht und jeweils frisch zubereitet, vor dem Mittag- und dem Abendessen. Diese Mischung reduziert Kapha, stärkt Agni und entlastet so die Schleimhäute.

Rasayanas

Zur Stärkung der Abwehrkräfte und zur Behandlung von Allergien werden oft Rasayanas (S. 26) verordnet. Diese aufwendig hergestellten Substanzen unterstützen die Bildung von Ojas wesentlich. Sie verbessern die Immunität und schaffen geistige sowie seelische Ausgewogenheit. Außerdem fördern sie Vitalität und gelten seit Anbeginn des Ayurveda als Mittel zur Verjüngung und Langlebigkeit. In den letzten Jahren sind einige dieser Rasayanas hinsichtlich ihrer Wirkung untersucht worden. In Bezug auf die Behandlung von Allergien ist vor allem das Präparat *Amrit Kalash* (S. 26) von Bedeutung, da es sich als der stärkste Radikalfänger herausgestellt hat. Freie Radikale sind aggressive Stoffe, welche die körpereigenen Zellen angreifen und bei immunologischen Erkrankungen, auch bei Allergien, ein wichtige Rolle spielen.

LINDERUNG UND HEILUNG VON SCHMERZ

Was würden Sie einem Elektriker sagen, den Sie gerufen haben, weil das Kontrolllämpchen eines defekten Haushaltgeräts aufleuchtet und dieser Sie nach Entfernen des Lämpchens mit dem Hinweis, dass jetzt die Lampe nicht mehr leuchtet, verlässt? In eben dieser Weise verfahren viele Menschen mit ihrem Körper. Gegen Kopfschmerzen nehmen sie eine Tablette, gegen Rückenschmerzen lassen sie sich eine Schmerzspritze geben, und gegen Bauchschmerzen gibt es ein Zäpfchen. Doch Schmerzen sind Warnsignale unseres Körpers, die wir beachten und deren Ursachen wir ganzheitlich beseitigen sollten.

Aus ayurvedischer Sicht sind Schmerzen primär eine Vata-Erscheinung, denn Vata regelt die Informationsübertragung und die Reizleitung in den Nerven. Schmerzen treten dort auf, wo der freie Fluss der Information blockiert ist und Vata in seinem Bewegungsfluss auf ein Hindernis stößt. Diese Blockaden im ganzheitlichen Sinn zu überbrücken und zu beseitigen, ist Ziel der ayurvedischen Schmerztherapie. Unbewusst hat jeder von uns diese Therapie schon angewendet: Wenn wir uns den Fuß am Türrahmen angestoßen haben, reiben wir die schmerzende Stelle am Fuß und versuchen so, instinktiv den unterbrochenen Energiefluss wieder herzustellen. Viele der lokalen Anwendungen des Ayurveda machen sich dieses einfache Prinzip zunutze: Einreibungen mit medizinierten Kräuterölen, Umschläge, Packungen, Auflagen, Wärme- oder Kälteanwendungen haben das Ziel, den Energiefluss anzuregen.

Schmerz kann auch als lokaler oder allgemeiner Mangel an Ojas gesehen werden. Ojas ist jene feinstoffliche Energie, die Wohlbefinden, Ganzheit und Gesundheit aufrechterhält. Es ist das feinstoffliche Äquivalent für reines Glück, welches man gewissermaßen als »Antischmerzsubstanz« unseres Körpers ansehen kann. Weiteres über die Zusammenhänge zwischen der Bildung von Ojas, dem Regelsystem der drei Doshas und dem Konzept von Agni (S. 66). Für die Selbstbehandlung einfacher Schmerzzustände genügt es, den Empfehlungen auf den nächsten Seiten zu folgen.

Wie sicherlich jeder schon selbst erfahren hat, verändert sich Schmerzempfindung im subjektiven Erleben: In typischen Vata-Phasen empfindet man Schmerzen stärker als sonst. So sind beispielsweise Zahnschmerzen nachts während der Vata-Phase besonders unangenehm, und Kopfschmerzen treten durch typische Vata-Situationen, wie Stress und psychische Belastungen, verstärkt auf. Sogar Farben haben über die Sinneswahrnehmung einen spürbaren Einfluss auf Wohlbefinden und Schmerzzustände. Wissenschaftliche Untersuchungen ergaben, dass beim Anblick der Farbe Gold morphinähnliche Substanzen, die so genannten Endorphine, freigesetzt werden. An einer deutschen Krebsklinik macht man sich dies zunutze und verwendet in den Krankenzimmern diese Farbe. Aus ayurvedischer Sicht regt der Anblick von Gold übrigens am meisten die Bildung von Ojas an.

Obwohl Vata prinzipiell an jeder Art von Schmerz beteiligt ist, können auch die beiden anderen Doshas Pitta und Kapha oder alle drei in Kombination miteinbezogen sein. Auch Ama ist unter Umständen an der Schmerzentstehung beteiligt. Bei bestimmten Schmerzkrankheiten, vor allem bei rheumatisch-entzündlichen Gelenkerkrankungen, sind deshalb giftausleitende Maßnahmen wie Fasten (S. 75), Flüssigkeitstage, spezielle ayurvedische Präparate oder Pancha Karma (S. 32) – eine der wirkungsvollsten Behandlungen – angezeigt.

Für die örtliche Behandlung von Schmerzen ist es hilfreich, die typischen Schmerzcharakteristika aus ayurvedischer Sicht zu kennen, da sich die Art der Anwendung danach richtet.

Vata-Schmerzen

Empfindet der Patient als: ziehend, wandernd, elektrisierend, spannend, krampfend, blitzartig einschießend, veränderlich.

Sie verschlimmern sich durch: Kälte, Zugluft, Trockenheit, Anstrengung, schnelle Bewegung, Stress, Zeitdruck, Angst, Sorgen, Fasten, trockene, rohe und blähende Nahrungsmittel.

Vata-Schmerzen verbessern sich durch: Wärme, Ruhe, ölige und feuchtwarme Anwendungen, Dampfbäder, regelmäßigen Tagesablauf, Entspannung, Stille, regelmäßiges Essen, ausreichendes Trinken, warme und nahrhafte Speisen.

Typisch dafür sind: Spannungskopfschmerz, Nerven- und Ischiasschmerzen, Koliken, abnutzungsbedingte Gelenk- und Wirbelsäulenerkrankungen, Nackenschmerzen durch Zugluft.

Pitta-Schmerzen

Empfindet der Patient als: pochend, klopfend, brennend

Sie verschlimmern sich durch: Wärme, Hitze, Ärger, Aggressivität, übersteigerten Antrieb, heiße, scharfe und

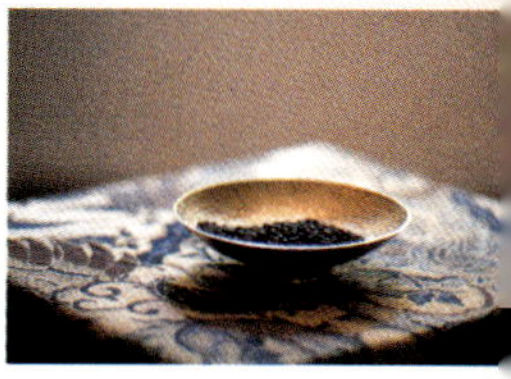

saure Nahrungsmittel, Hunger und Genussmittel, vor allem Alkohol.
Pitta-Schmerzen verbessern sich durch: Kühle, wärmeentziehende, kalte Anwendungen, Ausgewogenheit von Ruhe und Aktivität, Auseinandersetzung mit der Schönheit der Natur, Mäßigung, Einschränkung von Genussmitteln.
Typisch dafür sind: akut entzündliche Gelenkerkrankungen, klopfende Kopfschmerzen, Magengeschwür.

Kapha-Schmerzen
Empfindet der Patient als: dumpf, diffus, unbestimmt, gleich bleibend, schwer.
Sie verschlimmern sich durch: Kälte, Feuchtigkeit, zu viel Schlaf, Bewegungsarmut, Schwermut, Eintönigkeit, schweres, kaltes, zu fettes und zu kohlehydratreiches Essen.
Kapha-Schmerzen verbessern sich durch: trockene Wärme, Trockenreibungen und -massagen, Bewegung, Heiterkeit, Motivation, geistige Anregung, leichtes, warmes und stoffwechselanregendes Essen, Fasten.
Typisch dafür sind: Schmerzen durch Schleimhauterkrankungen, Wasseransammlungen und Wirbelsäulenbeschwerden bei stoffwechselträgen, phlegmatischen Menschen.
Bitte beachten Sie: Chronische oder unklare akute Schmerzzustände müssen Sie natürlich vom Arzt abklären lassen. Die nachfolgenden Empfehlungen sollen nur als unterstützende Behandlung bei klar diagnostizierter Schmerzursache dienen.

NACKENSCHMERZEN UND STEIFER HALS

Nackenschmerzen oder ein steifer Hals können durch Zugluft, Stress, einseitige Körperhaltung, Unfälle (HWS-Schleudertrauma), aber auch durch psychische Probleme, »Angst im Nacken«, verursacht sein. Verspannungen der Nackenmuskulatur und daraus resultierend Nackenschmerzen können auch vom Kiefergelenk ausgehen, wenn Zahnfehlstellungen oder Gebissunregelmäßigkeiten das Gelenk beim Kauen einseitig belasten. Die Kaumuskulatur in der Umgebung des Kiefers ist dann verspannt und druckempfindlich. Eine zahnärztliche oder kieferorthopädische Untersuchung deckt diese oft unerkannte Ursache auf. Beachten Sie, dass auch Fehlsichtigkeit zu Verspannungen des Nackens führen kann.

Wie man sich bettet
Treten die Beschwerden vor allem morgens auf, überprüfen Sie, ob Ihr Bett an einem gesunden Platz steht (S. 126). Außerdem sollte Ihre Schlafunterlage wirbelsäulengerecht sein, also weder zu hart noch zu weich. Oft werden ein steifer Hals und Nackenschmerzen schon durch das Wechseln der Matratze merklich gelindert. Das Kopfkissen sollte, je nach bevorzugter Schlaflage, flach (Bauchlage) oder höher (Seitlage) sein.

Entgiften – Entschlacken
Bringen Sie Ihr Verdauungssystem in Ordnung, wenn Anzeichen für Ama, Giftstoffe, beispielsweise eine belegte Zunge, Trägheit, Dumpfheit und Schwere von Körper und Geist, vorliegen. Die Stoffwechselgifte sammeln sich als Erstes im Nacken an und können eine der Ursachen Ihrer Beschwerden sein. Stärken Sie Verdauung und Stoffwechsel auch mit den auf Seite 114 beschriebenen Gewürzmischungen und Kräutern.

Zahnarzt
Lassen Sie von Ihrem Zahnarzt überprüfen, ob Sie Kieferokklusionsstörungen haben; das sind die oben genannten Störungen beim Kauen. Fragen Sie gegebenenfalls auch Ihren Partner, ob Sie nachts mit den Zähnen knirschen.

Abhyanga
Sanfte Einreibungen und Massagen mit gereiftem erwärmten Sesamöl (S. 36), am besten mit ayurvedischem Gelenköl (S. 176), bewirken eine schnelle und anhaltende Besserung der Beschwerden. Dem Gelenköl können Sie bei starken Schmerzen noch ayurvedisches Minzöl zumischen, jeweils fünf Tropfen auf einen Esslöffel Gelenköl.
Nach der Massage legen Sie feuchtheiße Tücher auf. Dazu tauchen Sie ein Handtuch in heißes Wasser, wringen es aus und breiten es, angenehm temperiert, auf dem Nacken aus. Wiederholen Sie dies je nach Wohlbefinden mehrmals. Zum Schluss reiben Sie die Ölreste mit einem feuchten Handtuch ab. Ruhen Sie danach noch eine Weile, und halten Sie Ihren Körper, vor allem Nacken und Schultern, warm.
Trinken Sie auch häufig einige Schlucke heißes Wasser, zubereitet wie auf Seite 74 beschrieben. Bei akuten Beschwerden kann man das Wasser etwas länger im Mund behalten und spürt sofort eine angenehme Entspannung im Nacken.

Yoga und Gymnastik
Besonders bei wiederkehrenden Nackenschmerzen lohnt es sich, regelmäßig die Yoga-Stellungen (S. 42) durchzuführen. Seien Sie jedoch behutsam bei Stellungen, die eine intensive Beugung oder Streckung der Halswirbelsäule erfordern. Lassen Sie sich gegebenenfalls von einem im *Maharishi Ayur-Veda* ausgebildeten Arzt beraten. Die ayurvedische Gymnastik, Suryanamaskar (S. 40), beseitigt leichte Nackenschmerzen, die durch geistige Anspannung verursacht sind, oft sofort. Bei täglicher Übung harmonisiert es alle Muskelgruppen und stärkt die Körperhaltung.

RÜCKENSCHMERZEN

Akute und chronische Rückenschmerzen sind Ausdruck einer *Apana*-Störung. Deshalb sollten Sie bei einer Behandlung der Beschwerden zunächst versuchen, dieses Funktionsprinzip von Vata wieder ins Gleichgewicht zu bringen. Ansonsten können Sie Rückenschmerzen auf die gleiche Weise behandeln wie Nackenschmerzen (S. 141), ergänzt durch die folgenden Anwendungen und Empfehlungen.

Gewürzeinreibung
Für kräftige Menschen, wie etwa Kapha-Typen, mit einem trägen Stoffwechsel und zu kalter klebriger Haut neigend, gibt es zur Linderung der Rückenschmerzen diese belebende Einreibung. Sie ist weniger geeignet bei zarter, dünner und empfindlicher Haut und Konstitution (Vata). Zermahlen Sie fünf Mandeln, jeweils einen halben Teelöffel Nelken, Kardamom und Zimt und einen viertel Teelöffel schwarzen Pfeffer, und verrühren Sie die fein gemahlenen Gewürze mit etwas Wasser zu einem Brei. Damit reiben Sie die schmerzenden Muskeln ein und lassen die Einreibung so lange einwirken, bis Sie eine angenehme Wärme spüren. Dann mit warmem Wasser abwaschen und abtrocknen. Wenn Sie der Geruch nicht stört, können Sie der Mischung noch einen Teelöffel Knoblauchsaft beimengen, was die Wirkung intensiviert.

Bauchmassage
Die sanfte Massage des Bauches (S. 39) ist bei akuten und chronischen Rückenschmerzen eine wohltuende Anwendung, die eine schnelle Linderung bewirkt.

Gewürztrunk
Folgende Rezeptur ist ebenfalls hilfreich: Mischen Sie jeweils einen halben Teelöffel Zitronensaft und schwarzen Pfeffer mit einer Prise Steinsalz, und trinken Sie die Mischung dreimal täglich in einem Glas Wasser gelöst.

Apana regulierende Gewürze
Um *Apana*-Vata (S. 14) zu harmonisieren kann man den Speisen öfter die folgenden Gewürze zugeben: Fenchel, Anis, Zimt, Kardamom, Ingwer, Kreuzkümmel, Asafoetida, Süßholzwurzel.
Zudem empfiehlt sich die Einnahme von Vata-Churna (S. 24), in dem eine ausgewogene Mischung zur Beruhigung von *Apana*-Vata-Störungen verwirklicht ist, die Verwendung von Vata-Aromaöl (S. 51) sowie direkte Einreibungen der schmerzenden Stellen mit ayurvedischem Minzöl (S. 176).

ZAHNSCHMERZEN

Zahnschmerzen können viele Ursachen haben und müssen daher zunächst vom Zahnarzt untersucht werden. Ist der Grund Ihrer Beschwerden jedoch abgeklärt, können Sie mit den folgenden Therapiemaßnahmen die Linderung Ihrer Zahnschmerzen wirkungsvoll unterstützen.

Zahnschmerzen nach Zugluft
Wie bei allen typischen Vata-Schmerzen tritt durch Wärme eine rasche Besserung ein. Bestrahlen Sie Ihr Gesicht mehrmals täglich mit einer Rotlichtlampe, und legen Sie zum Warmhalten ein Woll- oder Seidentuch um. Darüber hinaus trinken Sie mehrmals am Tag eine Tasse Vata-Tee (S. 176) und regelmäßig einige Schlucke heißes Wasser (S. 74). Sehr wohltuend gegen die Schmerzen ist die Einreibung der schmerzenden Gesichtshälfte mit ayurvedischem Minzöl, gelöst in warmem Sesamöl: zwei bis drei Tropfen ayurvedisches Minzöl (S. 176) auf einen halben Teelöffel Sesamöl.

Zahnschmerzen bei einer Kieferhöhlenentzündung
Rotlichtbestrahlungen, unter Umständen mehrmals täglich für fünf bis zehn Minuten, tun meist sehr gut. Vor allem in Verbindung mit einer Inhalation mit fünf bis sechs Tropfen ayurvedischem Minzöl als Kopfdampfbad (S. 96) tritt große Erleichterung ein. Außerdem sollten Sie sechs- bis achtmal am Tag einen bis zwei Tropfen ayurvedisches Nasenreflexöl in den Nasenvorhof einreiben und die Empfehlungen zur Behandlung von Nebenhöhlenentzündungen beachten (S. 97).

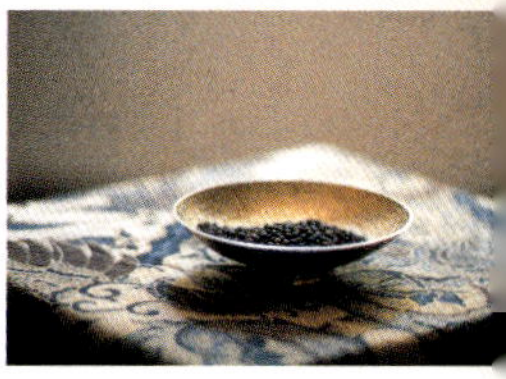

Zahnschmerzen bei »echten« Zahnerkrankungen

In diesen Fällen handelt es sich meist um pochende Pitta- oder um ziehende Vata-Schmerzen. Bei Pitta-Schmerzen sind Wärmeanwendungen nicht angezeigt. Vata-Schmerzen hingegen bessern sich durch Wärme.

Um die Schmerzen bis zur Zahnbehandlung zu lindern, reiben Sie mehrmals das Zahnfleisch über dem betroffenen Zahn mit einem Tropfen ayurvedischem Minzöl ein. Haben Sie das Öl nicht zur Hand, bringen Sie ein Nelkenstückchen zwischen Wange und Zahnfleisch und lassen dort die schmerzstillenden Stoffe der Nelke wirken. Statt dem Nelkenstück können Sie auch Nelkenöl verwenden. Tauchen Sie eine Wattekugel hinein, und legen Sie sie an die schmerzende Stelle.

OHRENSCHMERZEN

Auch Ohrenschmerzen können viele verschiedene Ursachen haben und müssen daher ebenso wie Zahnschmerzen zunächst vom Arzt untersucht und behandelt werden. Ist der Grund Ihrer Beschwerden jedoch abgeklärt, können Sie mit den folgenden Therapiemaßnahmen den Schmerzen abhelfen.

Ohrenschmerzen nach Zugluft und Kälte

Diese typischen Vata-Schmerzen bessern sich durch Wärme und Öl. Bestrahlen Sie mit Rotlicht, oder legen Sie einen Woll- oder Seidenschal um. Eine Mischung aus Knoblauch und Sesamöl, die man erwärmt ins Ohr träufelt, hilft Erwachsenen und Kindern. Dazu mischen Sie den Presssaft eines kleinen Knoblauchstückchens mit einem Teelöffel Sesamöl, erwärmen dies und bringen seitlich liegend zwei bis vier Tropfen in das schmerzende Ohr ein. Danach sollten Sie noch einige Zeit ruhen.

Ohrenschmerzen bei einer Mittelohrentzündung

Zur Schmerzlinderung bis zur erforderlichen ärztlichen Behandlung halten Sie sich warm und gönnen sich viel Ruhe. Es empfiehlt sich warmes Knoblauch-Sesam-Öl, wie oben beschrieben, oder auch ein Zwiebelwickel. Hacken Sie eine Zwiebel klein, füllen Sie die Stückchen in ein Taschentuch, das Sie zu einem Säckchen zusammenbinden, und legen Sie dieses in ruhiger Seitenlage auf das schmerzende Ohr.

Zum Lösen des Nasensekrets, das ins Mittelohr zurückströmt und die Beschwerden verschlimmert und mitverursacht, trinken Sie schluckweise heißes Wasser und Anistee, aus ganzen Anissamen gekocht. Zusätzlich reiben Sie in jedes Nasenloch ayurvedisches Nasenreflexöl (S 176) ein. (Bei Kindern nur eine sehr geringe Menge einreiben; wenn ein leichtes Brennen auftritt, mit etwas Sesamöl 1:2 oder 1:10, je nach Alter, verdünnen. Säuglingen soll noch kein Nasenreflexöl verabreicht werden.) Angenehm zu nehmen, schmerzstillend und schleimlösend sind ayurvedische Halspastillen (S. 176), die, mehrmals täglich gelutscht, bei verschiedenen Erkrankungen des Hals-Nasen-Ohren-Bereichs lindern und heilen.

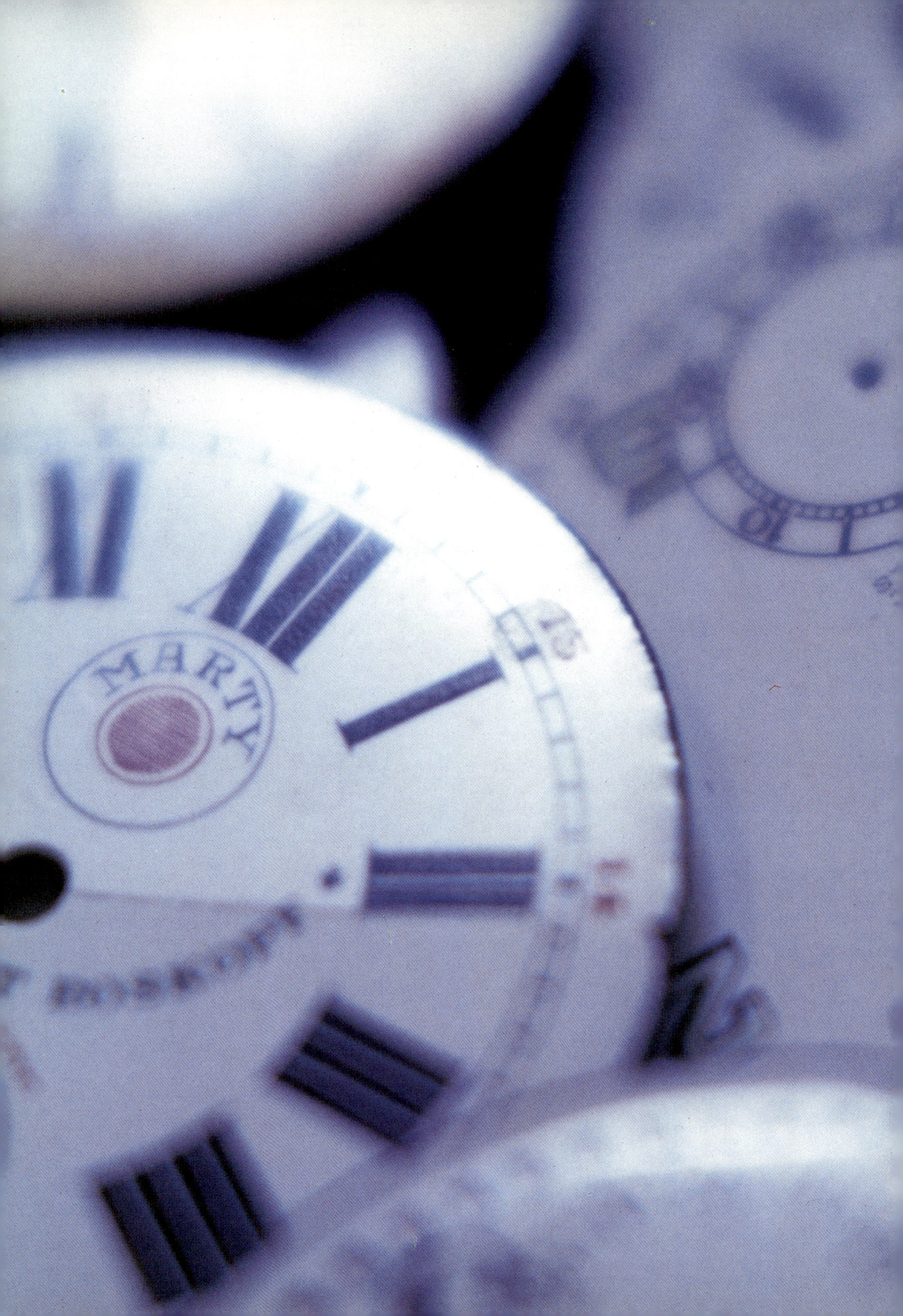
MARTY

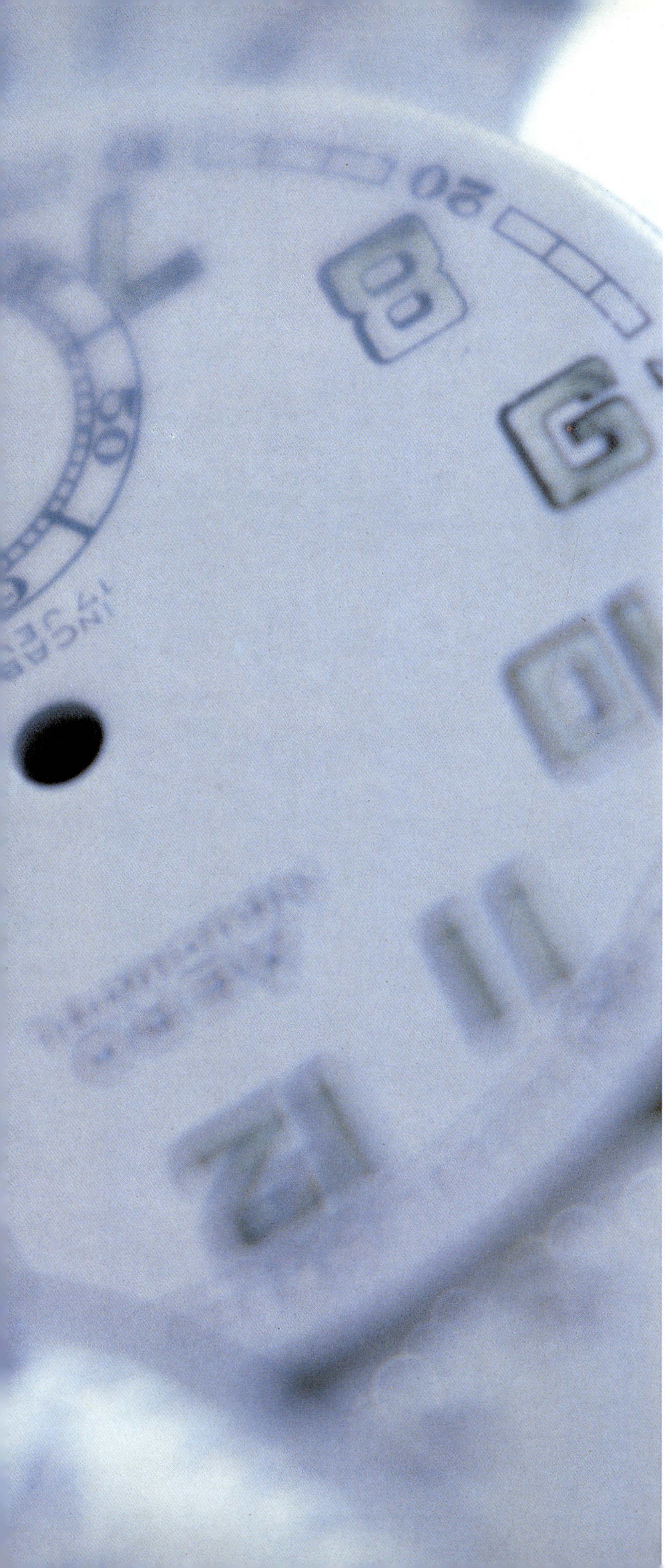

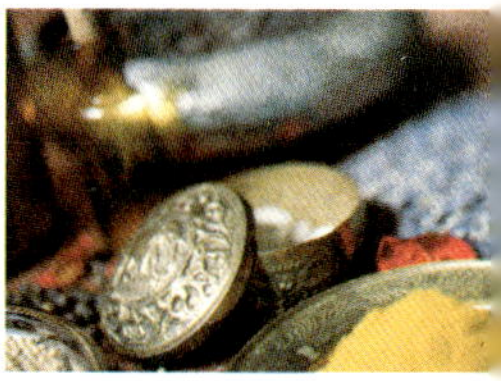

DIE AYURVEDISCHE UHR

DIE AYURVEDISCHE UHR

»Der Fluss der Zeit ist offensichtlich ein unpassendes Konzept für die Beschreibung der physischen Welt, die keine Vergangenheit, Gegenwart und Zukunft hat, sondern einfach ist.«
(Aus: *Die Medizin von Raum und Zeit*, von L. Dossey)

Biologische Rhythmen sind ein zentrales Thema im ursprünglichen Ayurveda, der aus intuitiver Schau und Naturerfahrung heraus den Menschen immer in Einheit mit Natur und Kosmos sieht. Seine ganzheitlichen Vorbeuge- und Therapiemaßnahmen sind darauf aufgebaut. Besonders faszinierend ist es, die in den alten ayurvedischen Texten beschriebenen Körperrhythmen und ihre Verbindung mit den Zyklen der uns umgebenden Natur unmittelbar zu erleben.
Ayus bedeutet Lebensspanne, eine Sanskritwurzel, von dem sich auch unser Wort »ewig« ableitet. Ewig bezeichnet in der ayurvedischen Betrachtung die unendlich lange Zeit und die zeitlose Stille innerer Bewusstheit, in der vollkommene Gesundheit begründet ist. Ayurveda, die Wissenschaft vom langen und gesunden Leben, ist damit auch die Wissenschaft von den beiden Lebensspannen. Mit den Erkenntnissen über periodische Abläufe in unserem Körper eröffnet uns die ayurvedische Lehre ein erweitertes Verständnis für die Lebensvorgänge in ihm und ermöglicht eine erfolgreiche Beratung und Behandlung im Krankheitsfall.
Die Grundlage dafür bildet die Lehre von den drei Doshas Vata, Pitta und Kapha, von der alle biologischen Rhythmen abgeleitet werden können. Mit der Rolle der drei Doshas im Spiel der Zyklen werden wir uns im Folgenden eingehend beschäftigen. Eine große praktische Bedeutung haben dabei die Perioden der Tages- und Jahreszeiten und die unterschiedlichen Lebensphasen eines Menschen. Sie können Grundlage für die Diagnose und die Behandlung so verschiedener Krankheiten wie etwa Schlaf- und Verdauungsstörungen, Rheuma oder Bronchitis sein. Das zentrale Anliegen des Ayurveda ist es, den Menschen wieder in Einklang mit sich und der Natur zu bringen. Denn Krankheit gilt als Folge eines »Ausklinkens« aus der kosmischen Ordnung und aus den Lebensrhythmen von Mensch und Natur.

DIE TAGESRHYTHMEN

An einem Tag durchleben wir, ob bewusst oder unbewusst, eine große Zahl rhythmischer Veränderungen. Moderne medizinische Forschungen bestätigen dies: So hat unser Körper diverse Hochzeiten der Hormonausschüttung, Phasen geringerer oder großer körperlicher und geistiger Leistungsfähigkeit und eine tageszeitabhängige Wärmeregulation. Wir wissen heute, dass die körpereigenen Rhythmen zum einen erblich festgelegt sind, zum anderen durch äußere Zeitgeber aktiviert werden. Solche natürlichen Zeitgeber sind der Lauf der Sonne, die Phasen des Mondes und die Jahreszeiten. Koppeln wir uns von diesen Zeitgebern ab, kommen wir aus dem Lebensrhythmus und haben große Schwierigkeiten mit der Synchronisation unserer inneren Uhr. Krankheiten, seelische Störungen und ein schlechter Allgemeinzustand können aus ayurvedischer Sicht die Folgen sein.
Die drei Doshas Vata, Pitta und Kapha bestimmen einerseits die Anlage eines Menschen, seine Konstitution, sein Temperament und die natürlichen Neigungen und Fähigkeiten. Andererseits unterliegen sie als Regelkräfte den rhythmischen Veränderungen und ermöglichen so eine Anpassung an aktuelle Lebensumstände.
Wo dieses rhythmische System jedoch entgleist und wo wir nicht mehr im Einklang mit den biologischen Rhythmen und Naturgesetzen leben, wird körperlichen, geistigen und seelischen Störungen Tür und Tor geöffnet. Dies führt vor allem zu Vata-Störungen, sichtbar beispielsweise an Menschen, die unter großem Zeitdruck stehen: Sie werden nervös, unruhig und angespannt – alles Erscheinungen von Vata.
Sie kennen sicher die inhaltsvolle Stille, jenen kurzen Moment zwischen der sich neigenden Nacht und dem Erwachen des Tages, bevor die Morgenröte den Sonnenaufgang ankündigt. Für den vedischen Seher, der vereint ist mit der umgebenden Natur und dem Kosmos, ist dieser Augenblick eine Phase der Transzendenz und Zeitlosigkeit zwischen Dunkelheit und Licht. Für ihn offenbart sich am Übergang von Nacht zu Tag, von Tag zu Nacht, von Schlafen zu Erwachen, von Schlaf zu Traum und von Traum zu Wachsein die ewige und zeitlose Einheit, die allen Wandlungen der Schöpfung zugrunde liegt. Wenn wir zu dieser Stunde in die Natur horchen und fühlen, verstehen wir, warum der Ayurveda den ersten Augenblicken des Tages eine besondere Bedeutung zuschreibt. Aus dieser Stille des anbrechenden Morgens geht eine subtile, belebende Energie hervor: *prana*. *Prana* bedeutet in der Sprache des Ayurveda kosmische Intelligenz, der strömende Odem der atmenden Natur, der alle Wesen nährt und stärkt. Die ayurvedische Lehre schreibt dieser Energie lebenswichtige und übergeordnete Funktionen in unserem Körper zu, vor allem für das Nervensystem, die Sinnesorgane, das Herz und die Lunge. *Prana* nährt und stärkt diese Organe und verleiht geistige Frische und Klarheit. Zusammen mit *prana* weckt unsere innere Uhr am frühen Morgen, wenn die Vata-Phase der Nacht (siehe

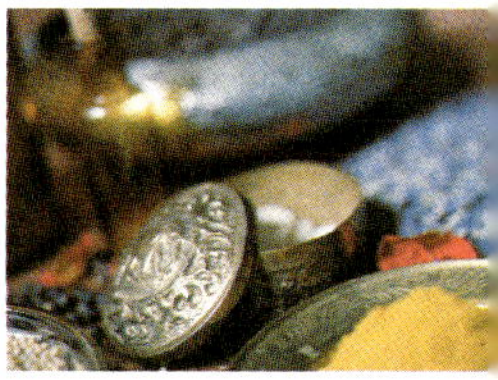

Abb.) ausklingt, die Organe der Ausscheidung. In der Nacht haben sich Stuhl und Urin angesammelt, die der Körper nun abgeben will. Die biologisch günstigste Zeit dafür ist nach ayurvedischer Sicht in den frühen Morgenstunden, noch vor der Kapha-Phase, die bei vielen Menschen ziemlich genau nach sechs Uhr beginnt und eine Zeit der Entspannung und Stoffwechselruhe einleitet. Die *apana*-Vata genannte Ausscheidungsenergie, ein Subdosha von Vata, hat dann bereits ihren Höhepunkt überschritten. Im Laufe des Vormittags neigt der Darm wieder zu Trägheit.

Zudem setzen im Körper während des Morgens noch eine ganze Reihe weiterer biologischer Prozesse ein, die uns auf den bevorstehenden Tag vorbereiten. Kapha ist das Dosha, welches für biologische Stärke steht. Entsprechend kann man die Stunden zwischen sechs und zehn Uhr auch als Aufbauphase bezeichnen, in der unser Körper die nötige Energie ansammelt, um für den Tag gerüstet zu sein.

Der Ayurveda empfiehlt, diese innere »Startphase«, die parallel zu jener der Natur verläuft, zu nutzen und den Tag frühzeitig mit einer geregelten Abfolge von Reinigung und Körperpflege zu beginnen. Gehören Sie zu jenen Menschen, die morgens eine längere Anlaufzeit benötigen, lassen Sie sich von den nachfolgenden Empfehlungen nicht abschrecken. Kleine, aber wirksame Anwendungen lassen sich nach und nach in die morgendliche Routine integrieren, Sie müssen Ihre lieb gewonnenen Gewohnheiten am Tagesbeginn nicht sofort aufgeben. Beginnen Sie mit dem, was Ihnen spontan zusagt und Ihnen Freude bereitet.

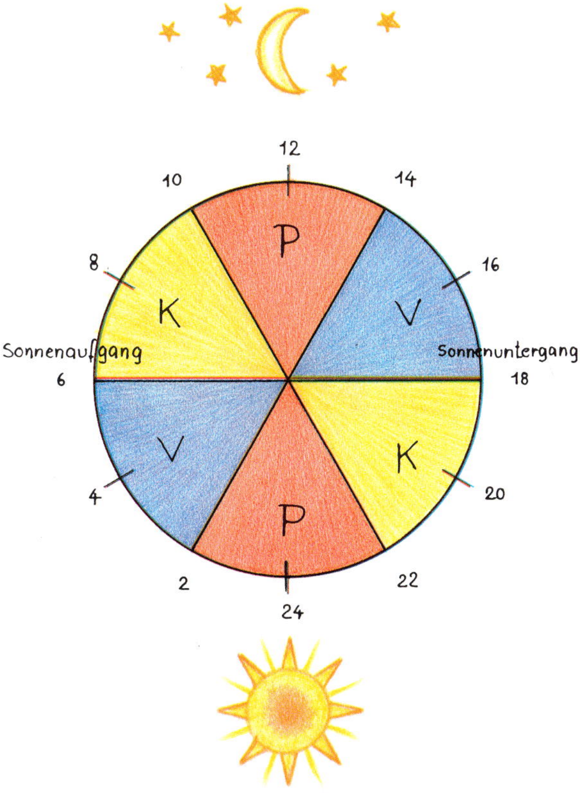

DINACHARYA – GESUNDE ROUTINE FÜR JEDEN TAG

Versuchen Sie, Ihren Schlafrhythmus an den Tag-Nacht-Rhythmus der Natur anzupassen; damit erzielen Sie einen großen Nutzen für Gesundheit, Energie und Wohlbefinden. Der Ayurveda empfiehlt daher, eine Stunde vor Sonnenaufgang, noch innerhalb der Vata-Phase, aufzustehen. Die Eigenschaften von Vata, Leichtigkeit und heitere Frische, beleben und geben Geist und Körper Schwung für den Tag. Sie sollten, wenn möglich, ohne Weckerklingeln von selbst und ausgeruht aufwachen. Bleibt man zu lange in der Kapha-Phase, die von sechs bis zehn Uhr morgens dauert, im Bett liegen, beginnt der Tag oft schwerfälliger, und auch tagsüber gehen die Dinge schleppend voran.

Das frühe Aufstehen und die morgendlichen Anwendungen bedürfen natürlich einiger Gewöhnung, doch durch eine allmähliche Umstellung fällt es leicht, sich einem neuen Rhythmus anzupassen – umso mehr, wenn Sie dadurch gesteigerte Lebensqualität und Wohlbefinden erfahren.

Der Morgen

Nach dem Aufstehen trinken Sie ein Glas lauwarmes Wasser, das über einen Reflex vom Magen den Darm anregt. Versuchen Sie dann, ohne Zeitdruck und Zwang den Darm zu entleeren. Wenn Sie morgens noch nicht gleich Stuhlgang haben, suchen Sie trotzdem als Erstes die Toilette auf. Dieses Training erzieht zur Regelmäßigkeit, vor allem auch deshalb, weil der Körper um diese Zeit auf Ausscheidung eingestellt ist. Ebenso wirkungsvoll, erfrischend und reinigend ist ein Glas Wasser mit einem Teelöffel Honig und einem Schuss Zitronensaft. Beim anschließenden Zähneputzen sollten Sie die Zunge von Belägen reinigen. Dazu empfiehlt sich eine weiche Zahnbürste oder ein Zungenschaber. Ein weißlich verfärbter Belag gilt im Ayurveda als Indiz für Schlacken- und Giftstoffe, die sich über Nacht angesammelt haben. Ein Zungenbelag tritt nicht bei jedem Menschen auf; durch eine gesunde Lebens- und Ernährungsweise wird Ihre Zunge auch morgens rein sein. Nach einem schweren Abendessen, während einer Krankheit oder beim Fasten ist dagegen oft ein dicker Zungenbelag vorhanden. Jetzt folgt die Gandhusa (S. 39).

Sie können auch ein bis zwei Tropfen Sesamöl in die Nasenlöcher reiben. Das schützt den Nasenvorhof vor Krankheitserregern und ist ein gutes Mittel gegen trockene Nasenschleimhäute. Zudem regt das Sesamöl über lokale Reflexzonen Reinigungs- und Verdauungsvorgänge im Körper an. Bei häufigem Schnupfen und Nebenhöhlenerkrankungen empfiehlt es sich, mehrmals täglich das Öl in die Nase zu reiben und es hochzuziehen. Noch wirksamer ist ein spezielles Nasenreflexöl (S. 176). Sich lösende Sekrete sollten Sie nicht hinunterschlucken, da sie Giftstoffe enthalten.

Morgendliche Ölmassage

Die regelmäßige Behandlung des Körpers mit pflanzlichen Ölen zur Stärkung der Gesundheit und zur Vorbeugung von Krankheiten hat im Ayurveda einen großen Stellenwert. Im Pancha Karma, den ayurvedischen Verjüngungs- und Reinigungstherapien (S. 32), findet sie in allen Variationen Anwendung. Mit etwas Liebe zum Körper und ein paar Minuten Zeit können Sie selbst eine davon am Morgen – es ist die beste Zeit dafür – durchführen. Sie tut so gut, dass Sie sich regelmäßig einige Minuten morgens dafür gönnen werden. Wie dieses Abhyanga durchzuführen ist, lesen Sie auf Seite 36. Verwenden Sie dazu gereiftes Sesamöl oder, je nach Ihrem Haut- und Konstitutionstyp, ein anderes pflanzliches Öl, wie Oliven-, Kokos- oder auch süßes Mandelöl. Bei fettiger Haut, trägem Stoffwechsel oder Übergewicht sollten Sie sich nicht täglich einölen. Wenden Sie stattdessen Trockenmassagen (am besten mit Handschuhen aus Bourett-Seide, die eigens dafür hergestellt und deshalb nur im Fachhandel für Ayurveda-Produkte erhältlich sind [S. 176]) an, sie beleben den Stoffwechsel und aktivieren den Kreislauf.

Nach der Massage können Sie warm duschen oder baden. Für eine vollständige Morgenroutine empfiehlt der *Maharishi Ayur-Veda* regelmäßige Körperübungen in Form einer leichten Gymnastik und Yoga (S. 42), um den Körper jugendlich und elastisch zu halten. Diese dienen auch, in Verbindung mit sanften Atemübungen (S. 46), der Vorbereitung zur Meditation. Vielleicht erscheint Ihnen dieser Tagesbeginn als zu intensiv. Die Erfahrung zeigt jedoch, dass sich die Vorbereitungen auf den Tag lohnen, denn die investierte Zeit wird mit einem Mehr an Gesundheit, Glück und Lebensfreude belohnt.

Frühstück

Nun geht es an den Frühstückstisch. Vergessen Sie jedoch nicht, dass der Verdauungsstoffwechsel morgens noch schwach ist. Je nach Hunger und Appetit, Ihrer Konstitution, Vata, Pitta oder Kapha, aber auch abhängig von Ihrem Alter und Ihrer Aktivität, wird das Frühstück unterschiedlich gehaltvoll ausfallen. Wer morgens lange braucht, um wach zu werden, das ist vor allem bei Kapha-Typen der Fall, bei denen sich der Hunger erst am späten Vormittag einstellt, dem reicht etwas Obst oder nur Tee oder Saft. Vata-Typen, also nervlich belastete, eher zarte Naturen, und Pitta-Menschen mit ihrer starken Verbrennung, brauchen dagegen oft ein kräftiges Frühstück: mit Milchbrei (S. 172), Brot mit Aufstrich oder mit Müsli. Eine nahrhafte Frühstücksvariante sind eingeweichte Datteln (oder Aprikosen und Rosinen) mit Sahne, drei bis fünf eingeweichte Mandeln und frisches Obst, die Sie mit Gewürzen wie Ingwer, Kardamom, Zimt, Gelbwurz oder Vanille verfeinern können. Weitere Ideen für den Frühstückstisch finden Sie im »Kleinen ayurvedischen Rezeptbuch« ab Seite 167.

Morgenspaziergang

In den ersten Morgenstunden und kurz vor Sonnenuntergang ist *prana* am stärksten. Ein Spaziergang zu dieser Zeit ist daher besonders für Menschen empfehlenswert, die unter Nervosität, Schlafstörungen, Kopfschmerzen, Verspannungen oder Herz- und Lungenerkrankungen leiden. Ein Morgenspaziergang lädt uns wieder mit Energie auf und unterstützt unser allgemeines Wohlbefinden.

Die Faszination eines Sonnenaufgangs haben Sie sicher schon erlebt. Während dieser Minuten geschieht noch etwas: Die aufsteigende Sonne bestrahlt die Natur und uns (sofern wir nicht noch im Bett liegen) mit Licht in allen sieben Regenbogenfarben: zuerst Rot, dann Orange und Gelb, ein schwaches Grün, dann Blau und schließlich ein Hauch von Violett. Jede dieser Lichtstrahlungen hat eine eigene stimulierende Wirkung auf bestimmte Funktionen in unserem Körper. Dieses beeindruckende Farbenspiel mit seinem positiven Ein-

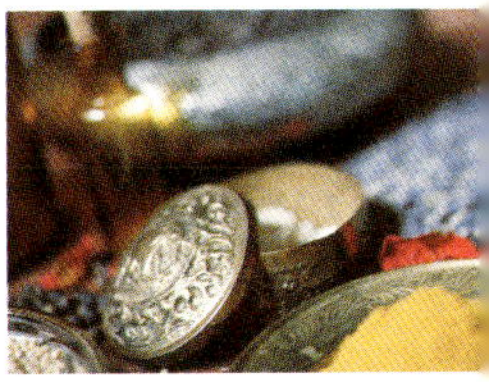

fluss auf Wohlbefinden und Lebenskraft ist ein weiteres Argument, ein paar Schritte hinaus in den Morgen zu tun.

Mittagessen

Von zehn Uhr morgens bis zwei Uhr nachmittags ist Pitta-Phase, für viele Menschen die produktivste Zeit des Tages. Vor Mittag erreichen Gedächtnis, Lernfähigkeit und Kreativität ihren Zenit. Danach geht die Leistungskurve wieder zurück, während gleichzeitig die Ruhepause für die Verdauungstätigkeit beginnt. Das Verdauungsfeuer hat jetzt seine stärkste Aktivität, entsprechend ist die optimale Zeit für das Mittagessen, das die größte Mahlzeit des Tages sein soll, auch gegen zwölf Uhr. Früheren Generationen war das noch eine Selbstverständlichkeit: »Schlag zwölf« stand das Mittagessen auf dem Tisch. Diese gesunde Tradition haben heute kleine Snacks und Fast Food verdrängt, während die Hauptmahlzeit auf den Abend verlegt wird. Das ist zwar aufgrund der modernen Arbeitswelt verständlich, aber damit nicht weniger ungesund, denn ein gehaltvolles Abendessen kann nur schwer verdaut werden. Es belastet den Schlaf und beeinträchtigt die nächtliche Erholung der Verdauungsorgane. Als Folge entstehen Stoffwechselfehlprodukte und Giftstoffe, die längerfristig zu einer Vielzahl von Beschwerden und Erkrankungen führen können. Müdigkeit und Übelkeit am Morgen, Appetitstörungen, steife und schmerzende Gelenke sind deutliche Anzeichen.

Eine Umstellung auf leichte Kost am Abend, eine Hauptmahlzeit mittags und der Verzicht auf Zwischenmahlzeiten verbessert nach ayurvedischer Lehre oft schon nach wenigen Tagen das Wohlbefinden.

Nach dem Mittagessen sollten Sie fünf bis zehn Minuten entspannen, bevor Sie sich wieder Ihren Tätigkeiten zuwenden. Bei etwas mehr Zeit und Gelegenheit legen Sie die Beine hoch. Ein kleiner Verdauungsspaziergang rundet die Mittagspause sinnvoll ab. Verzichten Sie auf einen Mittagsschlaf, es sei denn, Sie gehören zu den Vata-Menschen – die dürfen sich ein kleines Nickerchen erlauben.

Teepause

Nach zwei Uhr nachmittags wandert der Zeiger unserer inneren Uhr in die Vata-Phase. Mit ihr bekommen Körper und Geist wieder neuen Schwung. Mancher fühlt sich jedoch besonders um diese Zeit sehr müde. Hauptgrund dafür ist ein schwaches Agni, das das Mittagessen nur schwer verdauen kann. Psychologische Tests haben dagegen ergeben, dass die geistige Leistungsfähigkeit normalerweise etwa um drei Uhr nachmittags einen Höhepunkt erreicht. Gegen vier Uhr kommt dann eine Wende im Tagesrhythmus. Jetzt kann man eine Teepause einlegen, die noch einmal Elan für die restlichen Stunden des Tages gibt.

Vom Sinn der kleinen Pause

Dauerstress verursacht menschliche Leistungstiefs. Humanbiologen fanden heraus, dass wir im Tagesverlauf 90 bis 120 Minuten dauernde Aktivphasen durchleben, denen in der Regel ein Tiefpunkt folgt, der zwanzig Minuten dauert. Diese Erkenntnis führte zu einer neuen Sicht von Stress, Gesundheit und Heilung. Übermäßige und andauernde Aktivität führt zu typischen Stresssymptomen, denn sie stört unsere natürlichen Rhythmen. Eine viertel Stunde Pause, beispielsweise bei einer Tasse Tee, gibt ihnen Gelegenheit, sich wieder zu normalisieren. Legen Sie deshalb während des natürlichen Tiefpunkts des Ruhe-Aktivitäts-Zyklus eine Pause ein, um sich körperlich und geistig zu regenerieren.

Abendessen

Ab etwa sechs Uhr abends übernimmt wieder Kapha die Führung unseres inneren Rhythmus. In dieser Phase liegt auch der ideale Zeitpunkt für ein kleines Mahl, mit dem Sie Kapha, biologische Stärke, aufnehmen. Essen Sie gleich zu Beginn dieser Zeitspanne, nachdem die Vata-Phase zu Ende gegangen ist, denn später ist der Stoffwechsel wieder träge und kann Nahrung nur mehr schwer verdauen. Ansonsten sollte Ihnen der Abend zur Erholung und zur Einstimmung auf die bevorstehende Nachtruhe dienen.

Nach Auffassung des Ayurveda ist der beste Moment für entspannende Übungen und Meditation vor dem Abendessen.

Die Nacht

Viele Menschen unterschätzen die Bedeutung von ausreichendem und effektivem Schlaf für ihre Gesundheit und ihr Wohlbefinden. Meist gehen sie zu spät ins Bett, überreizen ihre Sinne durch Fernsehen oder nächtliches Arbeiten und überwinden jenen »toten Punkt«, der die Ermüdungsphase von Kapha, in der sich ein natürliches Schlafbedürfnis einstellt, beendet. Das fällt auch nicht schwer, denn ab zehn Uhr abends beginnt eine neue biologische Phase: die Zeit

von Pitta, die etwa bis zwei Uhr morgens anhält. Nun wird wieder neue Energie frei, die jedoch andere Aufgaben zu erfüllen hat, als uns wach zu halten. Der erneut aktive Stoffwechsel der Pitta-Phase produziert Wärme für den Schlaf und dient der nächtlichen Erholung der Verdauungsorgane. Die Zellteilungsgeschwindigkeit erreicht nun ihren Höhepunkt. Jetzt ist auch die beste Zeit für »geistige Verdauung«, die Verarbeitung der Erlebnisse und Eindrücke des vergangenen Tages. Auch die Produktion von Cholesterin (lebenswichtig für viele Stoffwechselfunktionen) und Wachstumshormonen nimmt zu. Es heißt mit Recht: Der beste Schlaf ist jener vor Mitternacht. Wer früh zu Bett geht, bei dem fällt der größte Teil des Schlafs in die Tiefschlafphase, in der die genannten Prozesse stattfinden. Die nächtliche Pitta-Energie sollte also nicht für nach außen gerichtete Aktivität, sondern für die erforderliche Regeneration genutzt werden.
Zwischen zwei und sechs Uhr morgens dominiert wieder Vata: Gleich zu Beginn dieser Phase, gegen zwei Uhr, erreicht die Melatoninausschüttung, eine wichtige Substanz für Wachstum, Schlaf, Traumgeschehen und Immunsystem, ihr Maximum. In den nächsten Stunden werden die so genannten REM-Phasen (von *rapid eye movement*) länger. Das sind jene Phasen im Schlaf, während derer wir intensiv träumen und sich die Augen schnell unter den geschlossenen Lidern hin und her bewegen. Nun steigt auch die Produktion von Nebennierenrindenhormonen wie Cortison und Cortisol. Gleichzeitig erhöht sich die Konsistenz des Blutes, und die Körpertemperatur steigt. Auch die Zellen in den wichtigen Schaltstellen des Zwischenhirns, der Steuerzentrale unseres Körpers, sind jetzt aktiver als sonst. Unsere Träume sind in diesem Stadium besonders lebhaft, bis wir schließlich aus der letzten Traumphase erwachen.
Gegen Morgen aktiviert dann unsere innere Uhr die Ausscheidungsorgane – und ein neuer Tag beginnt. Nutzen Sie also die Heilkraft des Schlafs, und beginnen Sie den Tag ausgeruht, voller Inspiration und vor allem – frühzeitig.

DIE DOSHAS IM LAUFE DER JAHRESZEITEN

Obwohl wir unsere Umgebung durch Heizung, Elektrizität und Klimaanlagen unseren Bedürfnissen anpassen können, werden wir vom Wechsel der Jahreszeiten beeinflusst. Nach ayurvedischer Auffassung sind die Rhythmen und Phasen der Natur auch die Rhythmen unseres Körpers und Geistes. Die Eigenschaften der Doshas spiegeln sich in den Eigenschaften der Jahreszeiten wider, von denen wir in Mitteleuropa im Allgemeinen vier unterscheiden: Frühling, Sommer, Herbst und Winter. In den klassischen Texten des Ayurveda und in seinem Ursprungsland Indien werden dagegen sechs Zeiten mit den Eigenschaften von Vata, Pitta und Kapha abgegrenzt. Dieser Zyklus der Doshas wiederholt sich, wie bei den 24 Stunden eines Tages, zweimal. Wenn wir unseren Jahreslauf genauer betrachten, begegnet uns ebenfalls diese Abfolge (Abb. S. 151).
Um im Wechsel der Jahreszeiten das Gleichgewicht zu bewahren, empfiehlt Ayurveda, die »Jahreszeitenroutine«, *ritucharya*, zu beachten. Die *ritucharya* erfordert keine wesentlichen Veränderungen der Lebensweise. Berücksichtigen Sie unabhängig von der Jahreszeit weiterhin die Tagesregeln (S. 147), und ernähren Sie sich entsprechend Ihrem Konstitutionstyp. Später gehen wir genauer auf die Ernährung im Lauf der Jahreszeiten ein.
In der Regel ist die Jahreszeit, in der Sie am meisten auf die Bedürfnisse Ihres Körpers achten sollten, jene, die Ihrem Konstitutionstyp entspricht: der Sommer für Pitta-Menschen, der Winter für Vata-Menschen und der Frühling für Kapha-Menschen. Halten Sie sich in »Ihren« Monaten besonders genau an die Ernährungsempfehlungen für Ihre Konstitution (S. 68 bis 71).
Vata ist bei jedem Jahreszeitenwechsel sehr empfindlich. Deshalb ist es wichtig, am Übergang von kalter zu warmer Jahreszeit und umgekehrt auf dieses Dosha zu achten und Maßnahmen zu seiner Regulierung zu ergreifen.
Sollten Sie ein Mischtyp sein, wie es bei den meisten Menschen der Fall ist, balancieren Sie jedes Dosha dann aus, wenn »seine« Zeit kommt. Sind Sie beispielsweise ein Vata-Pitta-Typ, geben Sie im Spätherbst und frühen Winter einer Vata beruhigenden Ernährungs- und Verhaltensweise den Vorzug. Im Sommer ist dagegen eine Pitta beruhigende angebracht. Im Frühling, also der Kapha-Zeit, kombinieren Sie Vata-Kost, die Ihrem Hauptdosha entspricht, mit »frühlingshafter« Kapha-Kost.
Die Anpassung von Ernährung und Lebensweise an die einzelnen Jahreszeiten sollten Sie jedoch nicht zu dogmatisch sehen. Es geht dem Ayurveda auch hier besonders darum, den natürlichen Instinkten zu folgen und zu lernen, die Bedürfnisse des eigenen Körpers wahrzunehmen.
In der Abbildung auf Seite 151 sind die Phasen der Doshas

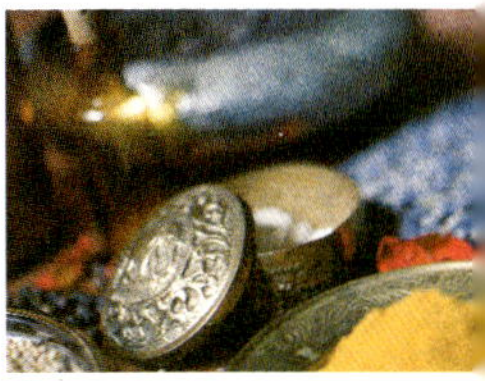

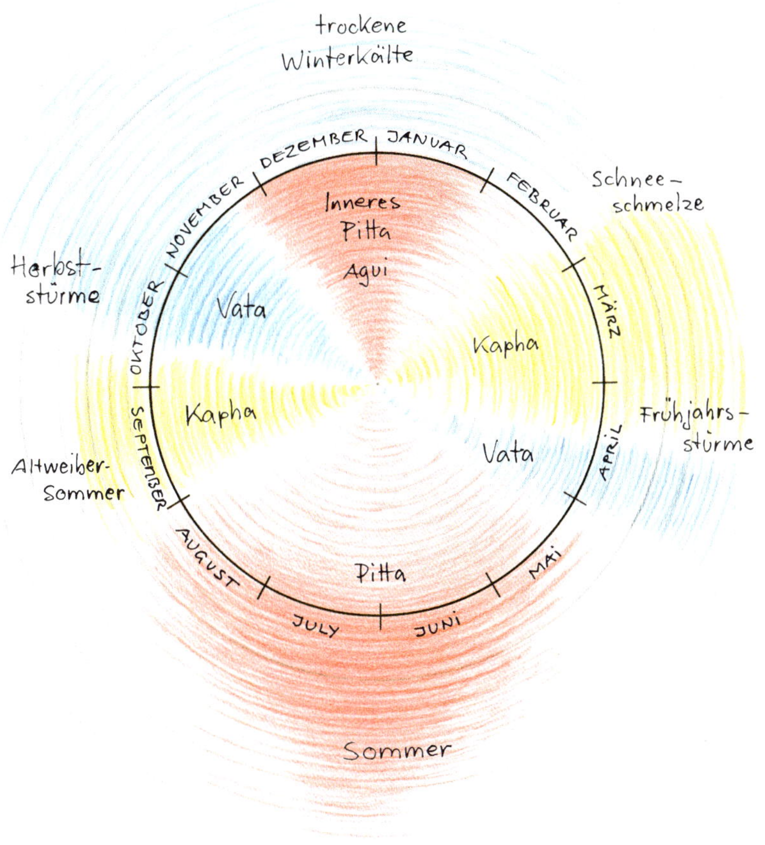

im Lauf eines Jahres dargestellt. Die angegebenen Monate entsprechen dem »Idealzustand«. Wenn aber der Sommer verregnet und kühl sein sollte, vermischt sich Pitta mit Kapha und Vata.

Das bedeutet, dass wir neben dem in diesen Monaten vorherrschenden Dosha je nach Wetter auch die etwaigen Einflüsse der beiden anderen berücksichtigen sollten.

Anfang April, wenn die Kapha-Zeit des Frühjahrs nach der Schneeschmelze zu Ende geht und das Frühjahr beginnt, ist die Zeit von Vata. Dieses Dosha bringt immer eine Wende und Erneuerung mit sich: Die Frühjahrsstürme blasen die letzten Schnee- und Schlechtwetterwolken fort. Die ersten warmen Sonnenstrahlen locken Blumen und Insekten hervor. In unserem Körper haben sich über die Wintermonate hinweg Kapha, Stoffwechselschlacken und Giftstoffe, angesammelt. Als Folge davon treten Frühjahrsmüdigkeit und -erkältungen auf.

Daher empfiehlt sich im April oder Mai, so wie in der herbstlichen Übergangszeit, ein Entlasten und Reinigen des Körpers. Im Frühjahr können Sie intensivere Entschlackungsmaßnahmen vornehmen, da der Körper nicht wie im Herbst Reserven für den Winter anlegen muss. Neben den Empfehlungen, die bei der Entschlackungs- und Entgiftungskur auf Seite 75 genannt sind, sollten Sie auch die folgenden beherzigen. Sie machen Ihren Körper frühjahrsfit und stärken Ihr Immunsystem:

Essen Sie leichte Gerichte, die nicht belasten. Zudem sollten Sie zwei bis drei Wochen lang die Heißwasser-Trinkkur (S. 74) durchführen. Eine wertvolle Unterstützung sind die verschiedenen Anwendungen des Pancha Karma (S. 32). Gleichzeitig können Sie täglich ein bis zwei Tassen Kapha-Tee (S. 176) trinken. Zur Mobilisierung Ihrer Abwehrkräfte nehmen Sie über mehrere Wochen hinweg täglich ein bis zwei Esslöffel *Amrit Kalash* (S. 26) ein.

Die folgenden Sommermonate sind von Pitta bestimmt. Unser innerer Thermostat hält jetzt die Wärmebildung im Körper möglichst gering. Dazu setzt er das innere Feuer, Agni, auf Sparflamme – ein Grund, warum in heißen Ländern die Speisen schärfer gewürzt werden, um die schwächere Verdauung anzuregen. Die scharfen Gerichte wirken zugleich auch keimabtötend. So bewahren sie vor Magen-Darm-Problemen, die typisch für diese Jahreszeit sind.

Zudem sollten Sie pralle Sonne und direkte UV-Bestrahlung meiden. Halten Sie sich vorzugsweise im Schatten auf. Der Ayurveda empfiehlt, die noch schwachen Sonnenstrahlen am Morgen zu genießen. Sie erfrischen, verjüngen und haben eine heilende Wirkung bei Hautkrankheiten wie Akne oder Neurodermitis. Zum Schutz vor Sonnenallergien, Hautreizungen und Pigmentflecken ist die tägliche Einreibung mit Sesamöl jetzt besonders zu empfehlen. Pitta-Menschen sollten für die Massage statt Sesamöl Kokosmilch verwenden, da Sesamöl zu erhitzend wirkt.

Bei der Zusammenstellung Ihres Speiseplans versuchen Sie besonderen Wert auf Salate und leichte Gemüsegerichte zu legen. Sie sind bitter und scharf und regen die Verdauungskraft an. Üblicherweise greift man bei hohen Temperaturen zu kalten, möglichst eisgekühlten Getränken. Bewohner heißer Regionen jedoch wissen: Kaltes bringt uns noch mehr zum Schwitzen, denn der Körper muss zusätzlich Wärme erzeugen, um die kalten Getränke auf Körpertemperatur zu bringen. Stillen also auch Sie Ihren Durst im Sommer mit heißem Wasser. Darüber hinaus empfehlt sich, da jetzt Pitta-Zeit ist, täglich ein bis zwei Tassen Pitta-Tee (S. 176) zu trinken.

Der Spätsommer mit seinem stabilen, milden Wetter wirkt ausgleichend und besänftigend auf Körper, Geist und Seele. Der Ausdruck »Altweibersommer« kommt nicht von ungefähr. Besonders älteren Menschen, die sich in der Vata-Phase des Lebens befinden, tun die milde Sonne und die nun schon höhere Luftfeuchtigkeit gut. Ebenso wie allen, die unter Vata-Einfluss stehen. Mit dem ausklingenden Sommer sammelt sich wieder Kapha in unserem Körper an. Entsprechend sollten Sie im September einmal pro Woche einen Entlastungstag einlegen, an dem Sie nur Flüssigkeiten, wie heiße Suppen, pflanzliche Gemüsebrühen und Tees, zu sich nehmen. Ebenfalls sehr gut sind täglich zwei bis drei Tassen Kapha-Tee (S. 176). Zur Stärkung der Abwehrkräfte und des Wohlbefindens empfiehlt es sich, zudem täglich ein bis zwei Teelöffel *Amrit Kalash* (S. 26) einzunehmen. Wenn Sie es vertragen und Ihr Arzt keine Einwände hat, können Sie zur Mobilisierung Ihres Immunsystems auch einmal in der Woche einen Saunabesuch einlegen. Schützen Sie dabei Ihre Augen immer mit einem feuchten Tuch vor der Hitzeeinwirkung. Wie Sie wissen, legt Ayurveda besonderen Wert auf den Schutz dieses Organs. Entgegen herkömmlichen Empfehlungen sollten Sie sich nach dem Schwitzen nicht zu abrupt abkühlen. Besonders Vata-Menschen tut ein eisiges Tauchbecken und eine kalte Dusche nicht gut.

Der Herbst bringt mit seinen Stürmen, vermischt mit Regen, wieder eine Wende. Schützen Sie sich in den Vata-Monaten Oktober und November besonders gut vor Wind und Kälte, um nicht gleich mit der ersten Grippewelle zu erkranken. Tägliche Massagen mit Sesamöl sind jetzt sehr wichtig, sie halten Ihren Körper warm und erleichtern ihm den Übergang zur kalten Jahreszeit. Zur Beruhigung von Vata, das jetzt vorherrscht, sollten Sie Vata regulierende Kost (S. 68) essen und mehrmals täglich eine Tasse Vata-Tee (S. 176) trinken. Auch ein Vata-Churna (S. 24) tut gut.

Der Winter, die Nacht des Jahres, ist im Allgemeinen ebenfalls die Zeit von Vata. Trockene, klirrende Januarkälte ist typisch für dieses Dosha. Ist es dagegen matschig und glatt, vermischt sich Vata mit Kapha.

In unserem Körperinnern dominiert jetzt jedoch Pitta. Ähnlich wie in der Pitta-Phase der Nacht heizt es unseren inneren Ofen an, um uns vor der Kälte zu schützen. Die Verdauung ist in dieser Zeit besonders aktiv. Entsprechend haben wir im Winter auch großen Hunger, denn unser Körper braucht bei niedrigen Temperaturen mehr »Brennstoff«. Essen Sie also in den kommenden Monaten überwiegend kohlehydratreiche und fette Nahrungsmittel, um genügend Substanz und Energie zu erhalten. Die Gerichte sollten immer gut gewürzt sein, da sich andernfalls durch das gehaltvolle Essen Schlackenstoffe und Stoffwechselabfälle im Körper ansammeln.

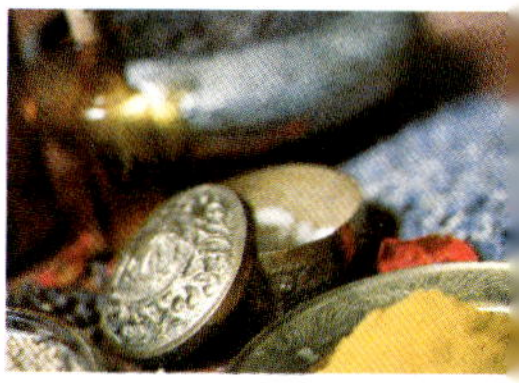

Beschwerden wie Polyarthritis sowie Schmerzen in Gelenken und Knochen sind jetzt besonders häufig. Um ihnen zu begegnen, sind heißes Wasser und andere heiße Getränke noch wichtiger als sonst.
Bei Schneeschmelze und matschigem Tauwetter, in den Monaten Februar und März, dominiert Kapha und sammelt sich im Körper an. Mit den ersten Frühlingstagen sollten Sie daher, wie zuvor beschrieben, Ihren Körper von »Altlasten« des Winters befreien, um fit und gestärkt in das Frühjahr zu gehen.

LEBENSPHASEN UND DOSHAS

Die drei Doshas Vata, Pitta und Kapha bestimmen auch unsere Lebensabschnitte.
Die Kindheit ist die Kapha-Phase unseres Lebens, eine Zeit, in der Gewebe aufgebaut werden und der Körper Struktur erhält. Gerät Kapha aus dem Gleichgewicht, können Erscheinungen von zu viel Kapha, wie Erkältungen, Husten, Verschleimungen der Luftwege und Lungenerkrankungen, auftreten.
Pitta dominiert im Erwachsenenalter, einem Lebensabschnitt, der geprägt ist von Aktivität und Schaffenskraft. Die Voraussetzungen dazu schafft Pitta, indem es die nötige Energie gibt, um Vorhaben zu realisieren und uns im täglichen Leben durchzusetzen.
Alte Menschen befinden sich in der Vata-Phase. In diesem Lebensalter besteht die Tendenz zu trockener Haut und Faltenbildung, einem geringen Schlafbedürfnis, Osteoporose und Gelenkkrankheiten. Doch mit einem höheren Lebensalter nimmt auch die Weisheit und Erfahrung zu – Eigenschaften, um die einem junge Menschen beneiden.
An den Übergangsphasen von einem Dosha zum anderen, von der Kindheit zum Erwachsenenleben und zum Alter findet immer eine Veränderung statt, in der die betreffende Person eine kritische Zeit durchlebt. Diese Phasen seelischer und körperlicher Unausgewogenheit treten am stärksten in der Pubertät und in den Wechseljahren hervor.

ZUR ÖKONOMIE DER ZEIT

»Die Ursachen von Krankheiten des Körpers wie auch des Geistes sind dreifach: falscher, fehlender und übermäßiger Gebrauch von Zeit, Verstand, Sinnen und Objekten.« (Aus der *Caraka Samhita*, Vers 54)

Oft sind es nur Minuten, die einen Menschen davon abhalten, ein zufriedenes, gesundes und in sich selbst begründetes Leben zu führen. Allein wer beispielsweise eine viertel Stunde früher aufsteht, hat mehr Ruhe für die morgendliche Körperpflege und das Frühstück. Der Tag ist nicht schon zu Beginn von Zeitdruck bestimmt.
Gegen einen falschen Gebrauch von Zeit hilft es, Prioritäten zu setzen und sich Zeit für das Wichtige zu nehmen – niemand kann überall dabei und für jeden da sein. Zeit nehmen, heißt Zeit gewinnen für persönliche Belange, für Familie und Freunde, für Bildung und Gesundheit. Und: Zeit nehmen bedeutet auch, den Mut zu haben, einmal »nein« zu sagen. Es ist zwar nicht bequemer, aber richtiger, dem natürlichen Empfinden zu folgen, wenn das Gefühl entsteht, jemand oder etwas raubt unnötig Zeit und Energie. Klare, offene Argumente und begründete Absagen werden die meisten Menschen verstehen und akzeptieren.
Der Augenblick bestimmt die Handlung, dessen sollte man sich immer bewusst sein: Die Entscheidungen, die wir in jedem Moment unseres Lebens treffen, formen die Zukunft und sind geprägt von der Vergangenheit. Da wir in jedem Augenblick unseres Lebens die Initiatoren der zukünftigen Ereignisse sind, ist es wichtig, aus der Harmonie des Augenblicks zu handeln.
Übermäßiger Zeitverbrauch entsteht dadurch, sich zu viel und zu lange mit einer Sache auseinander zu setzen. Wer nicht mehr offen sein kann für Spontaneität, dem geht eine Menge an Lebensqualität verloren, er eilt unentwegt von einem Termin zum anderen – vorbei an den schönen Dingen, die das Leben für uns bereithält. Ebenso verbraucht Aufschieben oder voreiliges Handeln eine Menge an Zeit. Abzuwarten und dann zu handeln, wenn der Zeitpunkt gekommen ist, ist eine der tragenden Säulen der Zeitökonomie. Zu dieser Erkenntnis kam auch Prinz Lear in der Zeichentrickgeschichte »Das letzte Einhorn«, indem er sagte: »Ich bin ein Held, und Helden wissen, dass die Dinge geschehen, wenn es Zeit ist, dass die Dinge geschehen.« Voraussetzung, um abwarten zu können, ist, zu akzeptieren, dass nicht alles auf einmal geschehen kann. Es bedeutet, erkennen zu lernen, wann für heute genügend getan und dass auch morgen noch ein Tag ist.

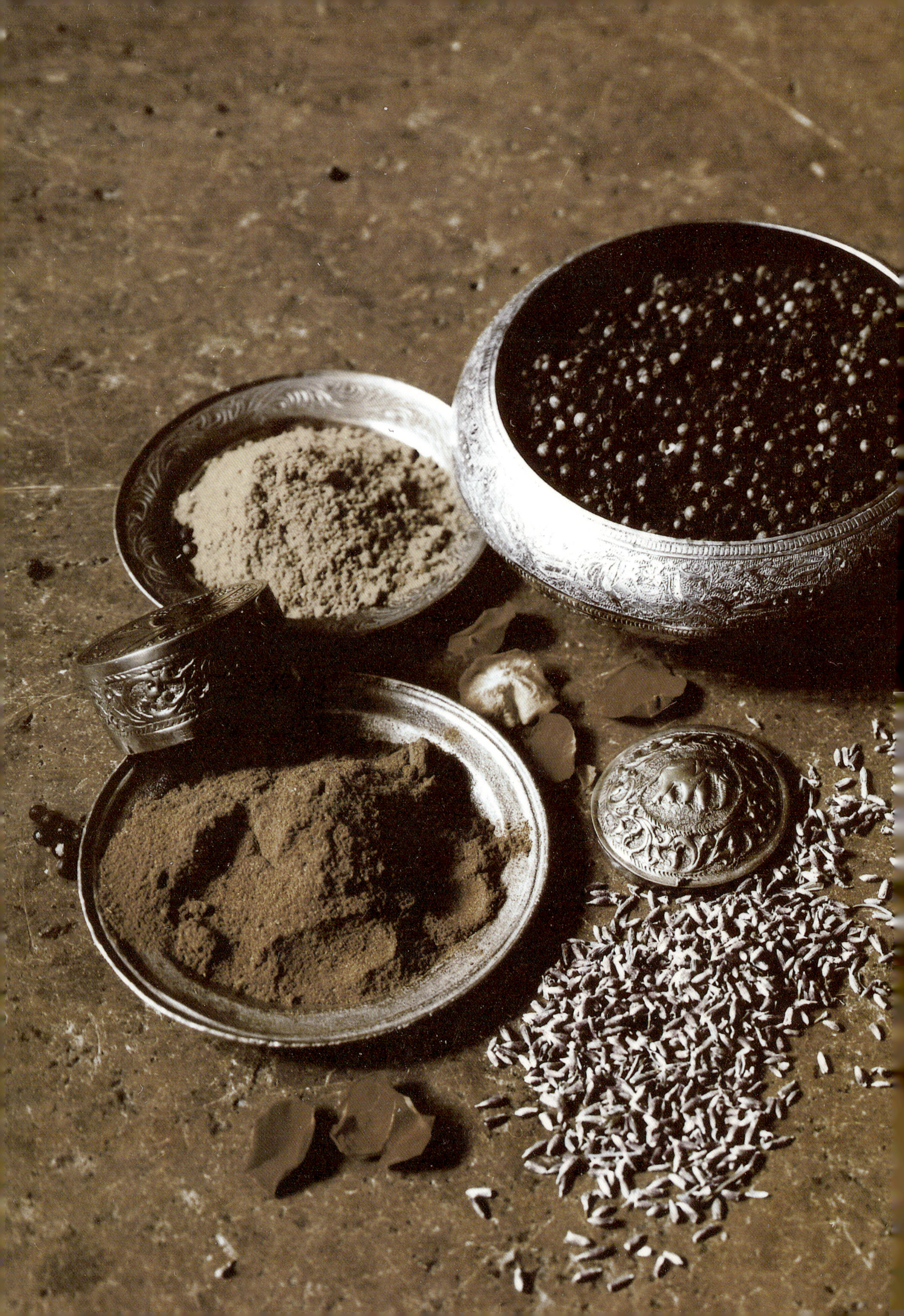

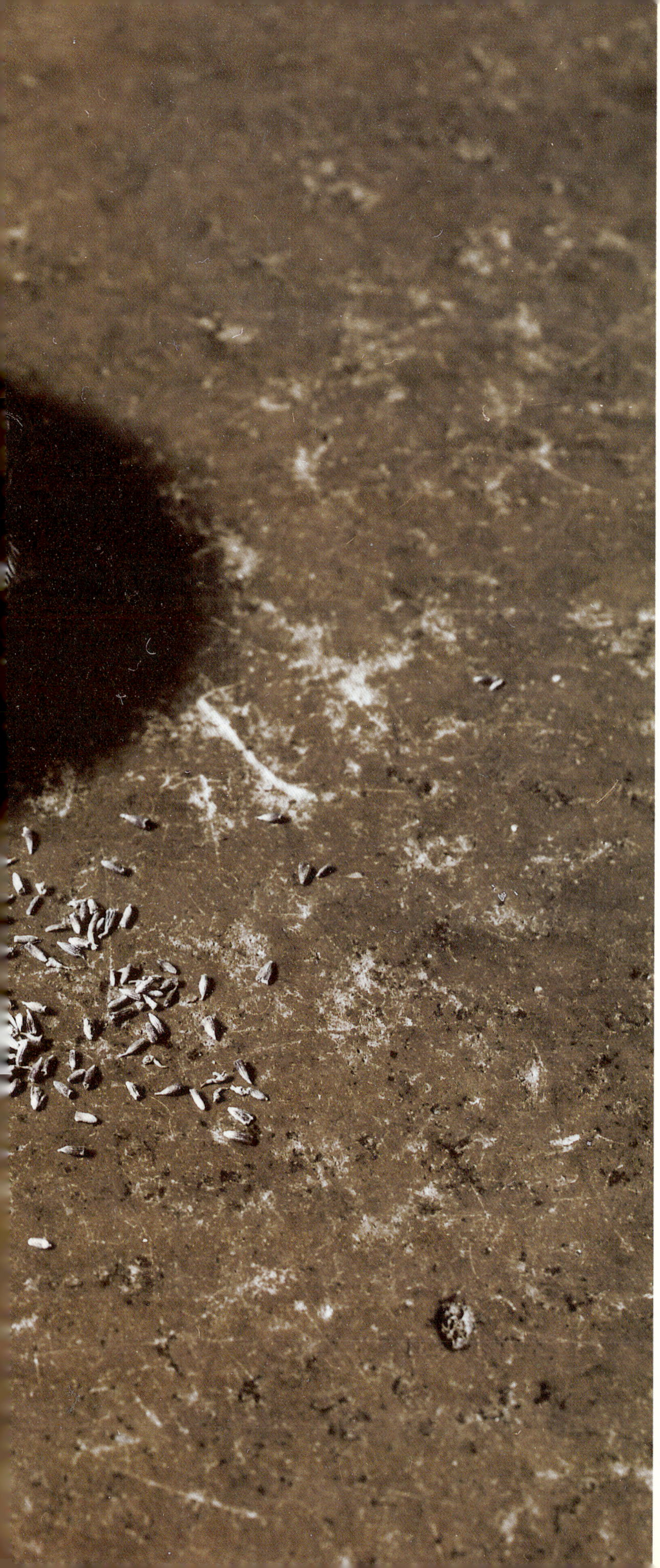

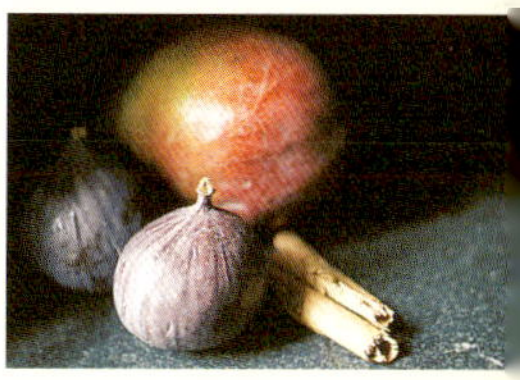

AYURVEDISCHES FITNESSWOCHENENDE

AYURVEDISCHES FITNESSWOCHENENDE

FITNESSPROGRAMM FÜR DAS WOCHENENDE

Das Wochenende ist eine gute Gelegenheit, einige der Anwendungen und Empfehlungen des Buches auszuprobieren. Diese drei Tage – Freitag, Samstag und Sonntag – eignen sich ausgezeichnet für ein vollständiges Fitness- und Regenerationsprogramm, und Sie werden mit deutlicher Verbesserung Ihrer Gesundheit, Ihres Wohlbefindens und Aussehens »belohnt«: in körperlicher Hinsicht durch ein jugendliches Äußeres – frische, gut durchblutete Haut und rosige Wangen –, durch guten Appetit und ein starkes Verdauungssystem, größere körperliche Elastizität, und Geschmeidigkeit, durch klare, frische Augen und einen tiefen erholsamen Schlaf. In psychischer Hinsicht durch einen wachen Geist, Optimismus, Ausgeglichenheit, Heiterkeit und Gelassenheit. Und, nicht zu vergessen, durch Vorfreude auf Ihr nächstes ayurvedisches Fitnesswochenende!

Das Programm für das Wochenende ist in drei Phasen unterteilt: Der Freitag dient dazu, zur Ruhe zu kommen, am Samstag wird mild abgeführt und entschlackt, und der Sonntag steht unter dem Motto Regeneration und Neuformierung.

Bitte beachten Sie vorweg und grundsätzlich die Prinzipien des *Maharishi Ayur-Veda*: »Vor den Erfolg haben die Götter die Freude gesetzt!« Ich muss Sie aus jahrelanger ärztlicher Erfahrung warnen! Die deutsche Mentalität neigt zur Perfektion – einerseits durchaus wertvoll, doch fatal, wenn es um Körperpflege und Gesundheit geht. Folgen Sie also den angegebenen Empfehlungen immer im Einklang mit Ihren ganz persönlichen Bedürfnissen und Möglichkeiten vor dem Hintergrund Ihrer Körper- und Geistnatur, denn es soll Freude machen und Gesundheit bringen.

FREITAG

Der Freitag steht unter dem Motto: Vorbereiten – ausklingen lassen – zur Ruhe kommen.

Nachmittag

Ihr Fitnesswochenende beginnt: Sie lassen die Arbeitswelt hinter sich und stellen sich auf zweieinhalb Tage Erholung, Abbau von körperlichem Ballast und Neuformung körperlich-geistiger Strukturen ein.

Besorgen Sie sich die erforderlichen Zutaten für den Speiseplan, den wir zugrunde legen, nicht erst am Freitag abend. Wenn Sie gern am Nachmittag noch Bummeln und Einkaufen gehen, genießen Sie es, Dinge zu besorgen, die Ihnen gut tun. Bringen Sie sich vielleicht auch einen Blumenstrauß mit – die Atmosphäre, die Sie in den folgenden Tagen umgibt, sollte Ihre Sinne erfreuen und Ihre Stimmung heben.

Abend

Wenn Sie Zeit und Muße haben, können Sie sich bereits freitags abends nach einer Dusche oder einem Bad mit den einfachen Yoga-Stellungen (S. 42) vertraut machen. Die Abfolge der einzelnen Übungen, die sinnvoll aufeinander aufbauen, harmonieren und regenerieren in wenigen Minuten Körper und Geist. Die ayurvedische Atemübung, das Prana Yama (S. 46), klärt den Geist und bringt ihn zur Ruhe, selbst wenn Sie sie nur wenige Minuten ausführen. Das Ganze, Yoga und Prana Yama, nimmt nur etwa eine Viertelstunde in Anspruch. Wenn Sie Transzendentale Meditation (S. 47) praktizieren, dann genießen Sie diesmal besonders die Vorbereitungen durch die Yoga-Körperübungen und das Prana Yama, die Ihre Meditation besonders sanft, ruhevoll und tief erneuernd werden lassen.

In unserem Wochenend-Fitnessprogramm sollten Sie diese Abfolge körperlich-geistiger Entspannung morgens und abends, jeweils vor dem Frühstück und dem Abendessen, miteinbeziehen.

Sie sind jetzt bestens vorbereitet für ein wohlverdientes und leicht verdauliches Abendessen. Anregungen dazu finden Sie im »Kleinen ayurvedischen Rezeptbuch» (S. 167). Wählen Sie ein leichtes Gemüsegericht oder eine Gemüsesuppe, die Sie schmackhaft und verdauungsanregend würzen (S. 63). Trockenes oder gelagertes Brot, mit etwas Ghee bestrichen, kann als Beilage dienen.

Verdauungstrunk: Während des Wochenendes wollen wir vor allem Agni stärken. Es hat eine so wichtige Funktion in unserem Organismus (S. 66), dass entschlackungsverstärkende und verdauungsfördernde Maßnahmen im Wochenend-Fitnessprogramm eine zentrale Rolle spielen. Den *pachana* (S. 114), den Verdauungstrunk, sollten Sie eine Viertelstunde vor jeder Mahlzeit einnehmen. Das beste und für jeden Konstitutionstyp gleichermaßen geeignete Gewürz ist der Ingwer. Sie können die Zusammensetzung jedoch Ihrem Typ entsprechend variieren.

Vata: Ingwersaft mit Rohrohrzucker, etwas Salz und Zitrone

Pitta: Dünner Ingwertee (aus der frischen Ingwerwurzel) mit etwas Rohrohrzucker

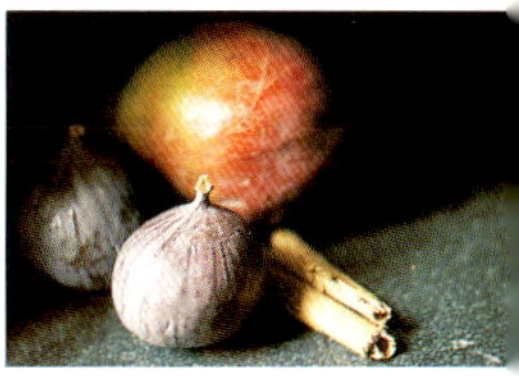

Kapha: Ingwersaft mit Honig
Zum Essen können Sie während dieser Tage schluckweise etwas heißes Wasser (S. 74), Vata-Tee (S. 176) oder einen milden Kräutertee trinken.
Der Rest des Abends dient der Entspannung, das Gleiche gilt auch für den Samstag- und Sonntagabend.
Nach einem Verdauungsspaziergang gönnen Sie sich vielleicht noch ein warmes Vollbad mit entspannenden Heilkräuterzusätzen oder Aromaölen, wie Lavendel- oder Sandelholzöl. Das stimmt Sie auf eine erholsame Nacht ein.

Schlafengehen
Eine besondere Atmosphäre schaffen Sie, indem Sie ruhige Musik auflegen und durch ein Duftlämpchen Vata-Aromaöl (S. 51) im Schlafzimmer verströmen lassen.
Vor dem Schlafengehen nehmen Sie ein leichtes Abführmittel (nur heute abend). Dazu verwenden Sie einen Esslöffel Rizinusöl, das Sie in etwas Wasser mit einem Schuss Zitrone, einer Prise Salz und etwas Ingwerpulver verrühren und trinken. In dieser Zubereitungsform ist Rizinusöl angenehm einzunehmen und führt nur leicht ab, entlastet jedoch in der gewünschten Weise den Verdauungstrakt.
Geben Sie vor dem Schlafengehen etwas Ghee oder einen Tropfen Mandelöl in jede Nasenöffnung, und verstreichen Sie etwas von dem Öl »Himmlische Ruhe I« (S. 176) auf der Stirn. Gehen Sie früh zu Bett. Berücksichtigen Sie dabei auch die Empfehlungen für einen gesunden Schlaf (S. 126).

SAMSTAG

Das Motto dieses Tages lautet: Reinigung – Ruhe – Regeneration.

Morgen
Beginnen Sie den Tag frühzeitig. Er dient vor allem der Entschlackung und körperlichen Reinigung. Folgen Sie dabei der ayurvedischen Morgenroutine (S. 147): Beginnen Sie mit einem Glas raumtemperiertem Wasser, und entleeren Sie danach den durch das abendlich eingenommene Abführmittel angeregten Darm. Später trinken Sie noch ein Glas Wasser mit Zitrone und Honig. Wichtig ist, die Zunge zu reinigen (S. 147), den Mund mit Sesamöl zu spülen (S. 39) und anschließend die Ölmassage (S. 36) durchzuführen.

Nehmen Sie anschließend an diese Vorbereitungen für den Tag ein heißes Bad oder eine Dusche, um sich auf die morgendlichen Yoga-Atem- und Meditationsübungen vorzubereiten.
Das Frühstück sollte an diesem Tag besonders leicht ausfallen. Kapha-Typen, die sich morgens ohnehin noch träge fühlen und wenig Appetit haben, trinken nur heißes Wasser (S. 74), allenfalls verdünnte, frische Säfte oder essen etwas Obst.
Pitta-Menschen haben in der Regel morgens schon einen guten Appetit, obwohl dieser nach dem Abführen wahrscheinlich etwas reduziert sein dürfte. Nützen Sie das, um nur wenig zu sich zu nehmen. Es reicht etwas Obst oder ein Glas Wasser mit ein wenig Honig, welches das Verdauungsfeuer niedrig hält.
Vata-Personen fühlen sich morgens, besonders beim Fasten, leicht schwach. Sie können eingeweichte Mandeln und Trockenfrüchte zu sich nehmen. Alternativ eignet sich auch ein Dinkelbrei, mit Wasser oder etwas Milch kurz aufgekocht und mit Ahornsirup, Kardamom, Zimt, Ingwer und Gelbwurzel abgeschmeckt.
Vormittags ist Zeit für einen ausgedehnten Morgenspaziergang und leichten Sport, Bewegungsübungen, Gymnastik oder Suryanamaskar, die ayurvedische Körpergymnastik (S. 40).
Um die beim Fasten freiwerdenden Giftstoffe auszuscheiden, können Sie vormittags oder nachmittags in die Sauna gehen oder ein Dampfbad nehmen. Kapha-Typen bevorzugen die trockene Wärme der Sauna, Pitta- und Vata-Naturen mögen sehr gern den feuchtwarmen Dampf und sollten diesen Vorlieben auch nachkommen.

Mittag
Mittags gibt es eine Suppe aus Reis und Mung-Dal (S. 168), die Sie schmackhaft würzen. Dazu ein Lassi (S. 167) und bei großem Hunger trockenes Brot, beispielsweise Knäckebrot oder Toast.
Gönnen Sie sich nach dem Mittagessen etwas Ruhe, und legen Sie sich dazu auch hin, vermeiden Sie es jedoch, zu schlafen.
Nach dem Essen folgt ein Verdauungsspaziergang, später leichter Sport, wie Bewegungsübungen oder Gymnastik. Jetzt ist auch Zeit für Hobbys, die Sie entspannen, vielleicht ein Ausflug in die Natur oder ein gutes Buch. Ihnen fällt

sicherlich selbst einiges ein, das Sie schon seit längerem machen wollten.

Abend

Das Abendessen sollte wie zu Mittag ausfallen. Schließen Sie ebenfalls einen Spaziergang an.

Die beste Zeit für Gesichtspflege und eine Maske (S. 107) ist der Samstagabend, denn die Haut ist durch die Reinigung während des Tages schon gut vorbereitet, kann sich während der anschließenden Nachtruhe regenerieren und die pflegenden Wirkstoffe der Maske aufnehmen.

SONNTAG

Das Motto vom Sonntag heißt: Fastenaufbau – Freiwerden neuer Kräfte – Neuformierung von Körper und Geist.

Morgen

An diesem Morgen endet unser Fastenprogramm. Sie dürfen nun ein kräftigeres Frühstück, Ihren Wünschen und Bedürfnissen entsprechend, einnehmen. Vorschläge finden Sie im »Kleinen ayurvedischen Rezeptbuch« (S. 167). Essen Sie jedoch nicht zu viel. Die Gefahr ist jetzt groß, sich aufgrund des steigenden Wohlbefindens schon zu viel zuzumuten.

Beginnen Sie den Tag mit der ayurvedischen Routine (S. 147), und gestalten Sie ihn so, dass Sie Ihre wiedergewonnenen Energien nicht vorschnell durch Fernsehen, Ausgehen oder Spät-ins-Bett-Kommen verbrauchen, denn erst Montagmorgen endet unser Wochenend-Fitnessprogramm! Nach dem Frühstück können Sie sich einer sportlichen Betätigung zuwenden, in die Natur gehen, wandern und einen kleinen Ausflug unternehmen. Ihr Sonntagsmenü, ein richtiges »ayurvedisches Festessen«, das neue Kraft schenkt und belebt, sollten Sie jedoch zu Hause einnehmen. Vielleicht möchten Sie auch Ihre Freunde zur Abwechslung mit einem ayurvedischen Essen verwöhnen und laden Sie zu Mittag ein. (Planen Sie genügend Zeit zum Kochen ein, denn Ihr Wochenende sollte nicht in Stress ausarten.) Als verdauungsfördernden Aperitif servieren Sie Ingwer-Zitronen-Wasser (S. 168). Als Hauptgang gibt es Basmatireis und Spargel-Zucchini-Gemüse mit Basilikumsoße (S. 169), dazu etwas Mung-Dal (S. 168) und Puris (S. 171). Oder Sie wählen Ananasreis (S. 172), Auberginen-Tomaten-Püree (S. 170) und Rote-Linsen-Dal (S. 169). Beiden Gerichten können Sie durch Apfel- oder Koriander-Chutney (ein Esslöffel als Gewürzbeilage) noch etwas »Pep« geben. Als Getränk bereiten Sie ein Orangen-Lassi (S. 167) zu. Zum Abschluss des Menüs überraschen Sie Ihre Gäste mit einem Feigen-Sahne-Dessert (S. 172) und Chai (S. 168). Anschließend machen Sie alle gemeinsam einen ausgedehnten Spaziergang zur Verdauung.

Den Nachmittag sollten Sie zu Ihrer freien Verfügung haben.

Abend

Nach dem gehaltvollen Mittagsmahl empfiehlt sich zum Abendessen nur eine leichte Gemüse- oder Reissuppe. Danach entspannen Sie für einige Minuten und machen anschließend Ihren Abendspaziergang.

Zum Abschluss des Tages und auch des ayurvedischen Wochenendes geben Sie sich noch einmal ganz der Entspannung hin. Hören Sie Musik, oder lesen Sie ein Buch.

Vor dem Schlafengehen massieren Sie Ihre Füße mit erwärmtem und gereiftem Sesamöl (S. 36). Geben Sie einen Tropfen Ghee oder Mandelöl in jede Nasenöffnung und verstreichen Sie etwas von dem Öl »Himmlische Ruhe I« (S. 176) an den Schläfen.

Gehen Sie wieder früh schlafen, und verbessern Sie die Luft Ihres Schlafzimmers durch eine Duftlampe mit Vata-Aromaöl (S. 51).

SPORT UND AYURVEDA

> »Von körperlichen Übungen bekommt man
> Leichtigkeit, Leistungskraft, Festigkeit
> und Durchhaltekraft. Unreinheiten werden
> ausgeschieden und die Verdauung angeregt.«
> (Aus der *Caraka Samhita*)

John Douillard, amerikanischer Arzt und erfolgreicher Triathlonsportler, der seit Jahren Weltklasseathleten trainiert, hat auf der Grundlage des *Maharishi Ayur-Veda* ein modernes Konzept für Sport und Fitness entwickelt, das Ihnen völlig neue Möglichkeiten eröffnet, körperliche und geistige Leistungsfähigkeit zu gewinnen.

Es basiert auf drei Grundprinzipien:

1. Sport und Training sollen Freude bereiten und sowohl während als auch nach der Ausübung körperliches und see-

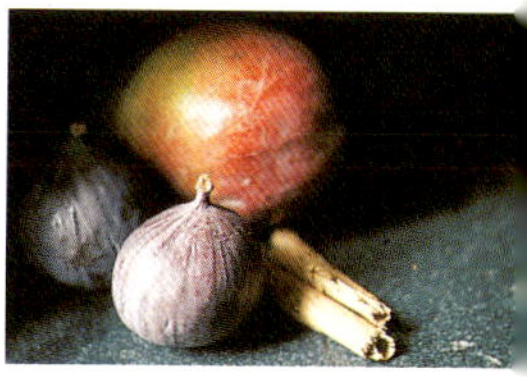

lisches Wohlbefinden verstärken. Leistungssportler versuchen in Wettkampf und Training so genannte »Gipfelerfahrungen» zu machen. Das sind Phasen euphorischen Wohlbefindens, ein medizinisch inzwischen gut erforschtes Phänomen, das besonders bei Langstreckenläufern bekannt ist. Diese Glückserfahrung geht jedoch auf Kosten der körperlichen Gesundheit. Man weiß inzwischen, dass dabei Endorphine, schmerzstillende und euphorisierende Substanzen, im Gehirn freigesetzt werden. Dies führt dazu, dass Warnsignale des Körpers übergangen und nicht wahrgenommen werden. Entsprechend werden auch die Folgen, Gelenk-, Bänder- und Muskelverletzungen, oft erst nach dem Wettkampf erkannt.

Mit dem *Maharishi-Ayur-Veda*-Sportprogramm erlangen Sie anhaltendes Wohlbefinden und bauen Stress ab und nicht auf, denn Hochphasen körperlich-seelischen Wohlbefindens erreicht man durch das richtige Training auf natürliche und der Gesundheit förderliche Weise.

2. Sportart und Trainingszeiten werden individuell, entsprechend dem Konstitutionstyp (S. 13), gestaltet.

3. Die vitalen Kräfte beim Ausüben des Sports werden natürlich freigesetzt und optimal genutzt, wenn man stets innerhalb der »Positivphase« körperlich-seelischen Wohlbefindens bleibt.

Dies bedeutet, dass man beim Training, beispielsweise beim Laufen, auf den Körper hört und sich von ihm führen lässt. Die Erfahrung zeigt, dass dadurch langfristig der Trainingseffekt erheblich höher ist, denn: Training ist Regeneration, und Sport ist Regeneration. Der Körper entwickelt aus sich heraus Kondition und Stärke. Überschreitet man den so genannten toten Punkt, folgen Ermüdung, Formtief und lange Erholungszeiten.

Machen Sie folgendes kleines Experiment: Bei einem Spaziergang beginnen Sie nach Lust und Laune zu laufen und kümmern sich nicht um ein Ziel oder Zeitlimit. Laufen Sie so schnell und so lange, wie es Ihnen Spaß macht und Sie sich wohl fühlen, auch wenn es nur einige Schritte sind. Sobald Sie spüren, Sie hätten Lust zu verlangsamen, stehen zu bleiben oder nur zu gehen, geben Sie dem unmittelbar nach. Das Maß dafür, wann Sie das Tempo reduzieren sollten, ist auch der Atem. Sollten Sie durch die Nase atmen, laufen Sie weiter. Atmen Sie jedoch durch den Mund, bleiben Sie so lange stehen, bis Sie wieder leicht Luft bekommen und durch die Nase atmen. Schon nach kurzer Zeit werden Sie Lust und Energie verspüren, erneut das Tempo zu beschleunigen – und so fahren Sie fort, ganz auf die inneren Impulse Ihres Körpers achtend. Setzen Sie sich dabei kein Ziel, denn der Weg ist das Ziel. Wer Sport im ayurvedischen Sinn betreiben möchte, sollte Spaß am Weg haben, denn dann sind Körper, Geist und Seele im harmonischen Gleichgewicht – Ayurveda nennt das »Selbstrückbezug«.

Also: »Schleppen« Sie sich beim Sport nicht durch das Gelände, und schinden Sie sich nicht. Sie gewinnen nichts, denn Sie müssen alles, was Sie Ihrem Körper abverlangt haben, später wieder zurückzahlen. Passen Sie Ihr Training auch den optimalen Tageszeiten an. Sie profitieren davon, wenn Sie zu den Tageszeiten trainieren, die Ihrem Dosha entgegenkommen.

Für den Vata-Typ ist dies die Kapha-Zeit von sechs bis zehn Uhr morgens. Diese Phase gibt ihm die nötige Substanz und Ausdauer. Der Kapha-Typ tut sich nachmittags in der Zeit von zwei bis sechs Uhr leichter, während er morgens schwer in Gang kommt und auch abends schon wieder träge ist. Pitta-Menschen sollten nicht zur Mitte des Tages hin trainieren, da diese Zeit ihr Dosha ohnehin aufheizt. Sie trainieren auch besser im kühlen Schatten, Vata-Typen und Kapha-Typen mögen dagegen Wärme und sollten im Winter Hallensport betreiben.

<u>Sportarten für den Vata-Typ</u>

Vata-Typen neigen zu Energieschüben und einem anschließenden raschen Leistungsschwund. Darin liegt auch ihr Hauptproblem: Sie starten mit großem Elan und überanstrengen sich vor lauter Begeisterung. Entsprechend sollten besonders Vata-Menschen die genannten Empfehlungen für das rechte Maß an Anstrengung berücksichtigen. Von allen Konstitutionstypen brauchen sie am wenigsten Training, täglich eine halbe Stunde leichter Übungen reicht.

Yoga und Spazieren gehen liegt den leichten und gelenkigen Vata-Menschen besonders, sofern sie dies nicht zu sehr ermüdet. Ebensogut eignen sie sich für Gleichgewichts- und Streckübungen, wie Stretching und Gymnastik. Aufgrund ihrer großen Begeisterungsfähigkeit fühlen sie sich auch bei tänzerischen Körperübungen, Aerobic mit Musikbegleitung, Jazz-Dance und Ballett sehr wohl. Im Winter sollten Vata-Typen auf Hallensportarten ausweichen, denn sie vertragen keine Kälte und haben auch nicht die nötige Substanz, sich vor kalten Temperaturen zu schützen.

Trainingsintensität: leicht
Yoga
Aerobic
Tanzen (alle Arten)
Spazieren gehen
Kürzere Wanderungen
Leichte Bergwanderungen
Rad fahren
Schwimmen

Sportarten für den Pitta-Typ

Pitta-Typen verfügen in der Regel über mehr Ausdauer, deshalb haben auch Leistungssportler meist etwas Pitta in sich, das ihren kämpferischen Geist anstachelt. Für intensiven Wettkampf sind Pitta-Typen jedoch schlecht geeignet, denn sie sind keine guten Verlierer. Zudem tut der unausgewogene Rhythmus des Leistungssports ihrem Körper nicht gut. Ein zügiger Spaziergang bekommt ihnen mehr als einseitiger Leistungssport. Da Pitta-Menschen gerne Herausforderungen annehmen, liegt ihnen Ski laufen, Wandern oder Bergsteigen. Am Abend haben sie dann das zufriedene Gefühl, etwas »geleistet« zu haben. Ebenfalls geeignet sind Wassersportarten, besonders Schwimmen, das kühlt ihre hitzigen Gemüter. Ein Sprung ins kühle Nass gegen fünf Uhr abends erfrischt und nimmt ihnen die Anspannung des Tages. Auch Wintersport zieht Pitta-Typen an, denn sie vertragen Kälte von allen drei Typen am besten.
Trainingsintensität: mittel
Ski laufen
Zügiges Gehen, Walking
Wandern und Bergsteigen
Schwimmen
Surfen
Golf
Alle Ballspiele

Sportarten für den Kapha-Typ

Die eher lethargischen Kapha-Typen haben einen hohen, gleich bleibenden Energielevel. Meist fehlt es ihnen jedoch an Beweglichkeit und Motivation, um sich zu aktivieren. Alle Sportarten, die große Ausdauer erfordern, machen ihnen Spaß, besonders Langstreckenlauf oder Ruderregatten. Viele Berufssportler sind Pitta-Kapha-Typen, da sie Zielstrebigkeit und Ausdauer in sich vereinen. Kapha-Typen legen Wert darauf, dass sie Sport richtig ins Schwitzen bringt und ihnen das Blut durch die Adern jagt. Gewichtheben und Fitnesscenter erfüllen diese Ansprüche und helfen darüber hinaus, überschüssiges Fett und Wasser loszuwerden. Da Kapha ein »kaltes« Dosha ist, zieht es kaphadominierte Menschen nicht hinaus in Kälte und Nässe. Entsprechend sollten sie im Winter Hallensport betreiben.
Trainingsintensität: mittelschwer
Gewichtheben
Joggen
Aerobic
Rudern
Tanzen
Tennis
Schwimmen
Gymnastik

Vata-Pitta-Typen

Diese Menschen haben die Schnelligkeit von Vata und die Energie von Pitta. Entsprechend sind sie sehr wendig und können kurzzeitig viel Energie freisetzen. Doch die Dominanz von Vata lässt sie schnell ermüden und verleitet sie zu Überanstrengung.

Pitta-Vata-Typen

Dieser von Pitta dominierte Konstitutionstyp findet sich besonders häufig bei Sprintern. Pitta-Vata-Menschen sind durch die Dominanz von Pitta stabiler und mit mehr Energie als Schnelligkeit ausgestattet. Sie können sich daher wesentlich mehr zumuten als Vata-Pitta-Typen.

Vata-Kapha-Typen

Diese Typen sind meist sehr gut gebaute, schnelle und sehnige Menschen, typische Basketballspieler. Ihnen fehlen Pitta-Eigenschaften wie großer Ehrgeiz. Das macht sie zu großartigen Teamsportlern, die sich erst in einer Mannschaft richtig wohl fühlen. Die Dominanz von Vata gibt ihnen Schnelligkeit und Sprungkraft, macht sie aber auch anfällig für Überanstrengung und Verletzungen.

Kapha-Vata-Typen

Diese Menschen sind stabiler als Vata-Kapha-Typen. Kapha-Vata-Typen sind meist größer und schwerer und fühlen sich mehr zu ausdauernden Sportarten hingezogen. Für

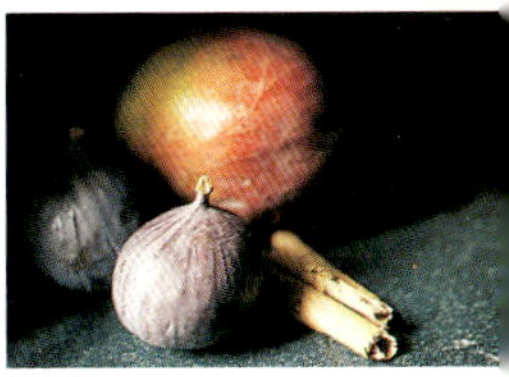

Wassersport in jeder Form sind jedoch beide nicht zu begeistern.

Pitta-Kapha-Typen

Diese Menschen sind extrem robust gebaut. Sie haben die Beständigkeit von Kapha und die Energie und Motivation von Pitta. Bodybuilder und Gewichtheber haben oftmals diese Konstitution, denn durch Kapha sind sie meist sehr groß, und Pitta verbrennt das überschüssige Fett. In der Regel nehmen sie jedoch eher an Gewicht zu als ein paar Pfunde ab, werden jedoch selten Probleme mit Übergewicht haben. Pitta-Kapha-Menschen neigen zu Überhitzung und sind sehr ehrgeizig – gewinnen steht für sie an erster Stelle, was sie zu keinen guten Verlierern macht.

Kapha-Pitta-Typen

Diese Mischtypen sind die geborenen Fußballspieler. Durch ihre Körpergröße nehmen sie es mit jedem Gegner auf, und ihre Energie und Sprungkraft macht sie zu perfekten Athleten. Ihnen fehlt der Wettkampfinstinkt der Pitta-Kapha-Typen, bei ihnen dominiert dagegen der Teamgeist.

Vata-Pitta-Kapha-Typen

Diese Menschen vereinen alle Eigenschaften der drei Doshas in sich, was sie zu perfekten »Allroundsportlern« macht. Sie eignen sich für alle Sportarten, denn sie besitzen die Schnelligkeit und Beweglichkeit von Vata, die Energie und den Schwung von Pitta und nicht zuletzt die Ausdauer und Kraft von Kapha.

Massageöle für die verschiedenen Konstitutionstypen

Sesamöl wird im Ayurveda traditionell für alle Typen verwendet, für die einzelnen Doshas empfehlen sich jedoch zusätzlich noch spezielle Öle:

Vata: Sesamöl und Mandel- oder Aprikosenöl

Pitta: Sesam- und Kokosöl

Kapha: Sesam- und Olivenöl

Diese Basisöle können Sie mit Aromaölen versetzen und sich damit vor oder nach dem Sport massieren. Geben Sie dabei jeweils fünf bis zehn Tropfen des Aromaöls auf 200 ml Basisöl.

Vor dem Sport

Vata: Lavendelöl zur Entspannung und um die Muskeln auf das Training vorzubereiten

Pitta: Zitronenöl zur Kühlung und Stimulation

Kapha: Eukalyptusöl zur Anregung und Motivation

Nach dem Sport

Vata: Majoranöl, um Muskeln und Geist zu entspannen

Pitta: Kamillenöl zur Kühlung und Beruhigung

Kapha: Rosmarinöl zur Erfrischung und Entspannung

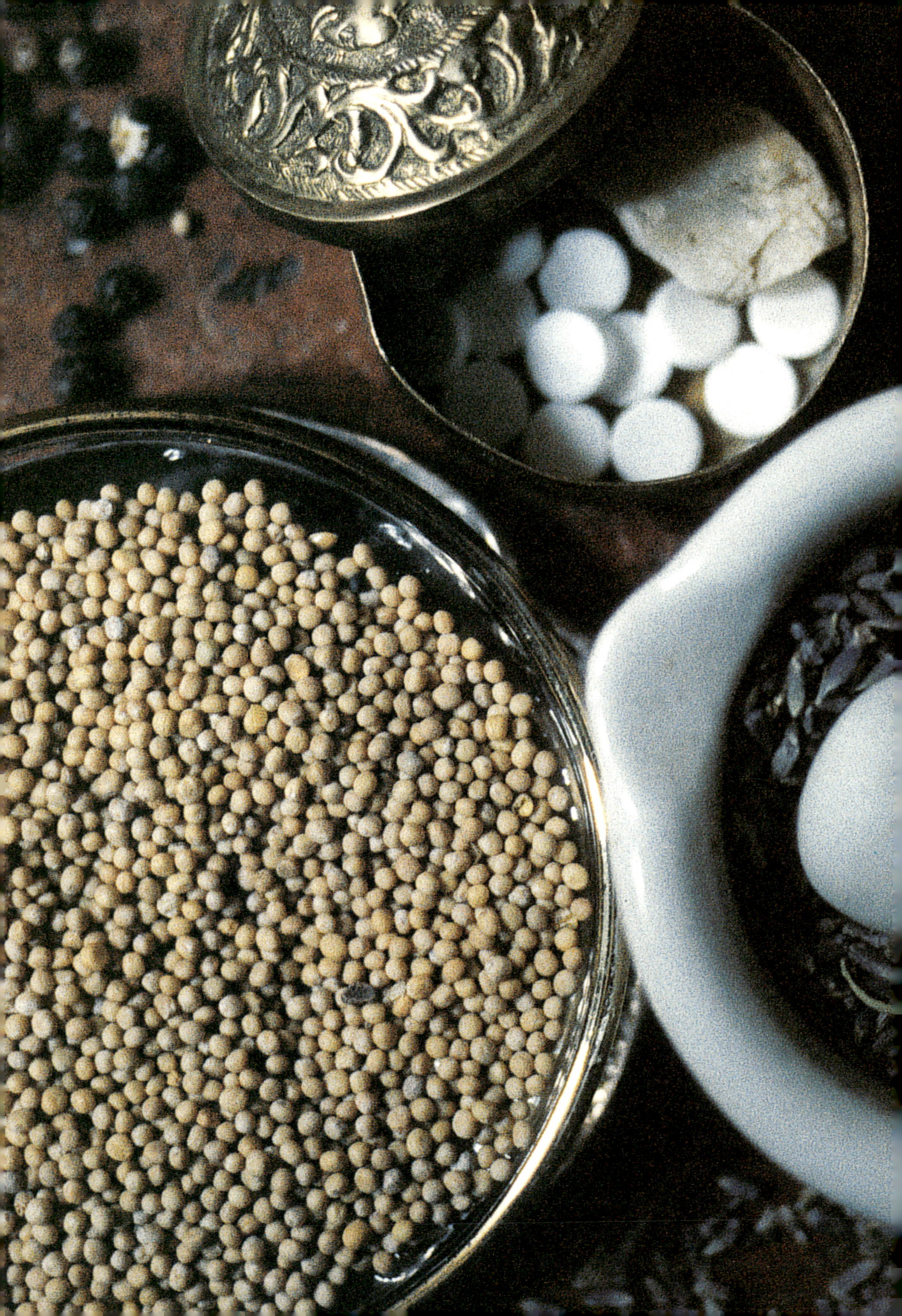

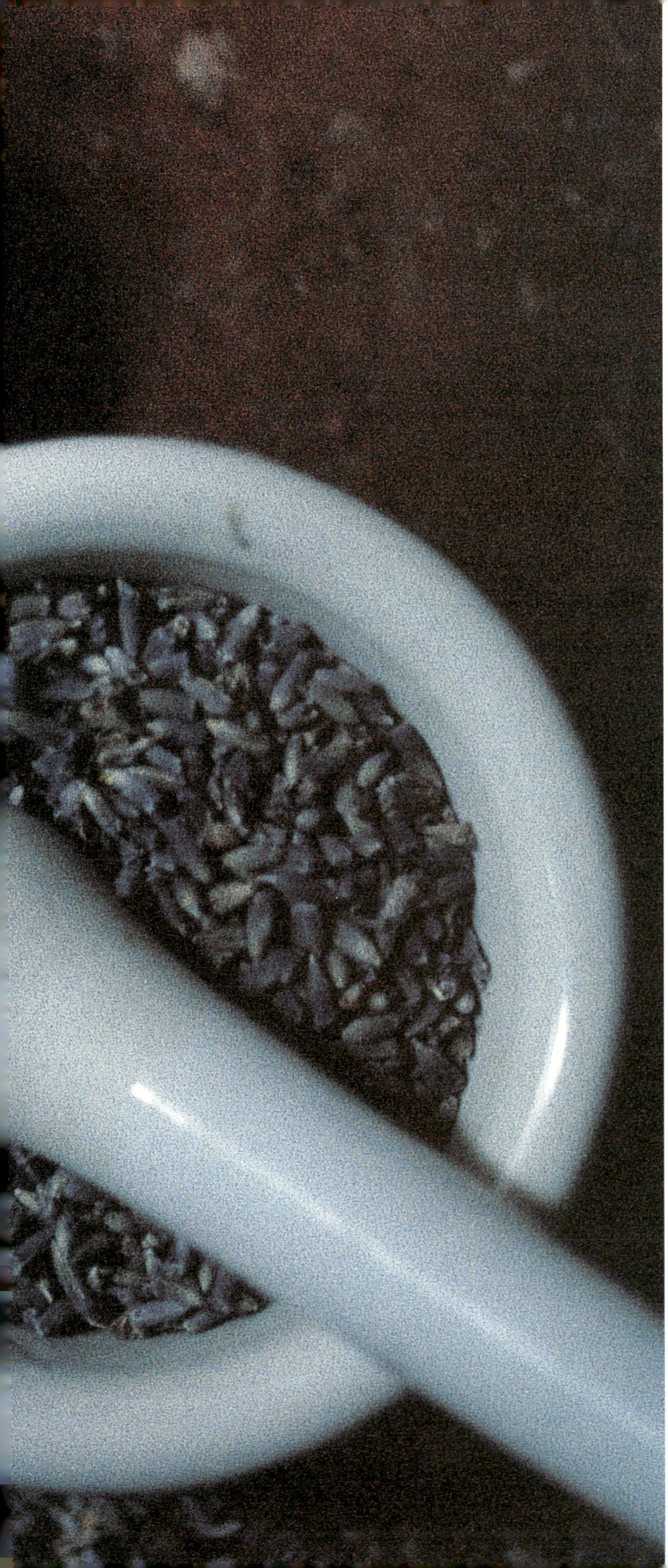

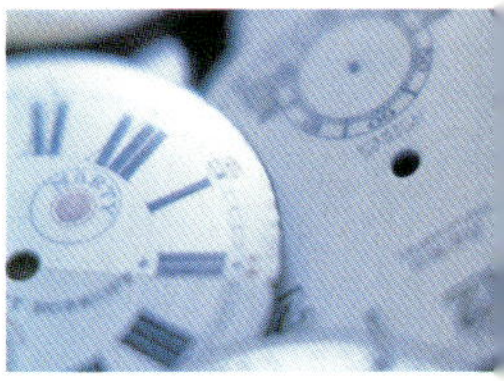

GLOSSAR – AYURVEDISCHE REZEPTE

GLOSSAR – AYURVEDISCHE REZEPTE

VEDISCHES UND KLASSISCHES SANSKRIT

Sanskrit *(samskrta)* bedeutet »vervollständigt« oder »zusammengesetzt« (setzen/tun = *krta* und zusammen = *sam*). Sanskrit ist die alte indische Hochsprache und die Sprache der vedischen Literatur. Es ist in zwei Hauptgruppen unterteilt: Vedisches Sanskrit und Klassisches Sanskrit. Die ältere Sprache ist das Vedische Sanskrit, die Sprache der Samhitas und Brahmana, der beiden Hauptteile des Veda. Vedisches Sanskrit beginnt mit dem *Rig Ved*. Klassisches Sanskrit ist die Sprache der übrigen Sanskrit-Literatur, beispielsweise der *Bhagavad Gita* und des *Ramayana*.

Zur Aussprache der Sanskrit-Wörter: Die übliche Sprechweise der Sanskrit-Wörter ist englisch-phonetisch: Die Vokale werden wie im Deutschen ausgesprochen. A, i, u sind kurz (ā, ī, ū sind lang, werden aber in diesem Buch nicht berücksichtigt), e und o werden immer lang ausgesprochen

श »Sh« als »sch« (Shiva = Schiva)

व »V« als »W« (Vata = Wata)

छ »Ch« als »Tsch« (Churna = Tschurna)

ज »J« als »Dsch« (Rajas = Radschas)

य »Y« als J (Yoga = Joga)

ह H wie das deutsche H mit einem leisen Nachklang des vorangehenden Vokals

Die Betonung erfolgt nach der Quantität der vorletzten Silbe. Ist diese lang, so hat sie den Akzent, ist sie kurz, so liegt der Ton auf der drittletzten Silbe.

A

Abhyanga: Tägliche Ölmassage (S. 36).

Achara Rasayana: Rasayana des Verhaltens, positive Charakterzüge als Heilmittel (S. 100).

Agni: Verdauungsfeuer, biologisches Feuer, universelles Prinzip, das nicht nur die Stoffwechselaktivität des Menschen, sondern auch seine Vitalität, die »Lebensflamme« an sich bezeichnet.

Ahara: Die ayurvedischen Essensregeln (S. 67).

Ama: Stoffwechselschlacken und Giftstoffe, die durch eine schlechte Verdauung in den Zellen des Körpers abgelagert werden. Geistiges *ama* entsteht durch negative Gedanken und Gefühle oder »unverdaute«, unterdrückte Emotionen. Ama ist das negative Pendant zu *ojas* (S. 67).

Amrit Kalash: Ein Rasayana mit zahlreichen Heilwirkungen. Amrit Kalash besteht aus eine Paste und Tabletten, die einzeln für sich oder zusammen eingenommen werden (S. 26).

Anupanam: Transportmedium für die Heilstoffe ayurvedischer Präparate. Häufige Anupanams sind Milch, Honig, Kaffee, weißer Kandis- und Rohrohrzucker (S. 24).

Apana-Vata: Ein Subdosha von Vata, mit Hauptsitz im unteren Bauchraum, in den Unterleibs- und Geschlechtsorganen (S. 14).

Asana: Bedeutet übersetzt »bequeme Stellung« und bezeichnet die Körperstellungen beim Yoga (S. 42).

Asthi: Eine der sieben Gewebearten, den Dhatus, das Knochengewebe (S. 15).

Asthanga Hridaya: Lehrschrift über das »Herz der achtgliedrigen Medizin« von dem Arzt Vaghabata, der etwa im 7. Jahrhundert n. Chr. die Vorlagen von *Caraka* und *Sushruta* zusammenfasste und durch eigene Gedanken ergänzte. Gemeinsam mit der *Caraka* und der *Sushruta Samhita* werden diese Texte als das große Trio bezeichnet (S. 10).

B

Basti: Reinigende und nährende oder darmberuhigende Einläufe (S. 35).

C

Caraka: Indischer Arzt, der etwa 600 v. Chr. die *Caraka Samhita* niederschrieb. Zuammen mit der *Sushruta Samhita* bildet sie die älteste schriftliche Grundlage ayurvedischer Konzepte und Heilverfahren (S. 10).

Churna: Medizinische Mischung aus pflanzlichen und mineralischen Pulvern (S. 24).

D

Dhatu: Körpergewebe; der Ayurveda unterscheidet sieben verschiedene Gewebearten (S. 14), die auch auf feinstofflicher Ebene, als primordiale Dhatus präsent sind.

Dhosa: Grundlegendes Regulations-

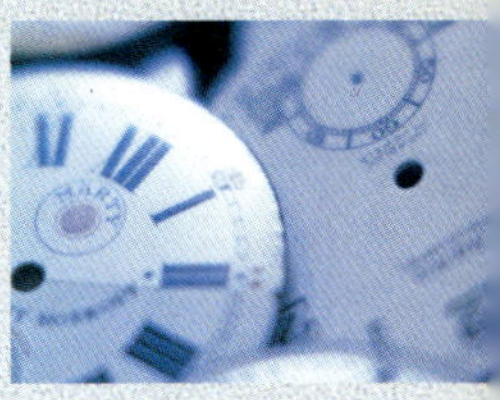

system, das die Funktionsweise unseres Organismus bestimmt. Ayurveda unterscheidet die Doshas Vata, Pitta und Kapha. Sie sind alle drei in jedem Menschen vorhanden, jedoch von Geburt an in einem für jeden charakteristischen Verhältnis angelegt. Das jeweils dominierende Dosha prägt mit seinen Eigenschaften die körperlichen und geistigen Merkmale des betreffenden Menschen und damit seine Konstitution oder Natur (S. 11).
Dinacharya: Die ayurvedischen Tagesregeln oder Tagesroutine (S. 147).

G

Gandharva-Veda: Der Gandharva-Veda ist einer der vielen Therapieansätze des Ayurveda. Auf ihm basiert diese alte indische Musikgattung, die über viele Jahrhunderte in Vergessenheit geraten war und in den letzten Jahren eine Renaissance erlebt. Gandharva-Veda wird als Musiktherapie sowohl zur Vorbeugung als auch zur Behandlung bestimmter Gesundheitsstörungen und zur Harmonisierung der sozialen Atmosphäre eingesetzt (S. 50).
Gandhusa: Mundspülung mit erwärmtem und gereiftem Sesamöl (S. 39).
Garshan: Trockenmassage am ganzen Körper mit Handschuhen aus Rohseide (S. 40).
Ghee: Erwärmtes und zerlassenes Butterfett. Neben Milch und Honig ist Ghee eines der drei naturgegebenen Rasayanas und gilt im Ayurveda als Lebenselixier (S. 25).
Ghrita: Mit Heilkräutern und Mineralstoffen versetztes Ghee (S. 25).
Guna: Physikalische Eigenschaften in der Natur, beispielsweise trocken, kalt oder warm (S. 66).
Guti: Pillen und Tabletten aus Pflanzenpulvern, Mineralien und Aschen (S. 26).

K

Kalka: Pasten aus Heilpflanzen und Gewürzen, angerührt mit Wasser, Milch, Honig oder Ghee (S. 25).
Kapha: Das aus den beiden Elementen Wasser und Erde abgeleitete Dosha. Es ist für die Körperstrukturen und den Flüssigkeitshaushalt verantwortlich und steht für biologische Stärke und Ausdauer (S. 13).
Kavala: Mundspülung mit erwärmtem Öl, bei der, anders als bei dem Gandhusa, der Mund vollkommen mit Öl gefüllt wird, das einige Minuten dort verbleibt (S. 88).
Ksira Pakas: Abkochungen von Heilpflanzen und Gewürzen mit einer Mischung aus Milch und Wasser (S. 25).
Kvatha: Abkochungen oder Aufgüsse von Heilpflanzen und Gewürzen (S. 24).

M

Majja: Eine der sieben Gewebearten, der Dhatus, das Nervengewebe (Nervensystem) und das Knochenmark (S. 15).
Mamsa: Eine der sieben Gewebearten, der Dhatus, das Muskelgewebe (S. 15).
Marma: Verbindungspunkt zwischen Bewusstsein und Materie. Insgesamt gibt es 107 Marmapunkte auf der Haut, die durch Berührung stimuliert werden können (S. 109).
Meda: Eine der sieben Gewebearten, der Dhatus, das Fettgewebe (S. 15).

N

Nasya: Eine Anwendung des Pancha Karma, die aus einer fein aufeinander abgestimmten Abfolge von Ölmassagen, Kräuterkopfdampfbad, Kompressen und Nasenspülungen mit Kräuterölen besteht (S. 35).

O

Ojas: Feinstoffliches Stoffwechselendprodukt, entsteht bei richtiger und vollständiger Verdauung (S. 66).

P

Pachanas: Verdauungsstärkende Gewürzzubereitungen (S. 114).
Pancha Karma: Ayurvedische Reinigungstherapien, die den Körper von schädlichen Ablagerungen befreien und das Gleichgewicht der Doshas und damit auch das geistig-körperliche Gleichgewicht wieder herstellen (S. 32).
Pinda Sweda: Aufwendige Ganzkörpermassage mit einer warmen Reis-Getreide-Abkochung (S. 35).
Pitta: Das aus dem Element Feuer abgeleitete Dosha. Es gilt als Stoffwechselprinzip und ist zuständig für Verdauungs- und Stoffwechselvorgänge sowie den Wärmehaushalt (S. 13).
Pizhichill: Ganzkörperölguss mit warmen Kräuterölen und gleichzeitiger Simultanmassage (S. 35).
Prana: Lebenspendende Atem- und Nervenenergie (S. 46).
Prana Yama: Ayurvedische Atemübung, auch »ausgeglichenes Atmen« genannt (S. 46).

Pratimarsha Nasya: Ayurvedische Anwendung, bei der Öl in die Nase eingebracht wird (S. 40).

R

Ragas: Charakteristische Melodiestrukturen der Gandharva-Veda-Musik. Sie sind genau auf die Zyklen von Tag und Nacht abgestimmt, welche die Grundlage der Ragas bilden (S. 50).
Rakta: Eine der sieben Gewebearten, der Dhatus, das Blutgewebe (Blutsystem) (S. 15).
Rasa: Dieses Sanskrit-Wort steht einerseits für Geschmack(-srichtung), andererseits für das erste Körpergewebe, das Plasma oder die Zellflüssigkeit (S. 15).
Rasayana: Traditionelles ayurvedisches Kräuter- oder Mineralstoffpräparat zur Regeneration und Verbesserung des körperlichen Allgemeinzustands (S. 26).
Ritucharya: Ayurvedische Jahreszeitenroutine (S. 150).

S

Samhita: Schriftsammlungen, aus denen sich die einzelnen *veden* zusammensetzen (S. 10).
Sattva: Reinheit, angeborener Impuls, sich zu entwickeln (S. 100).
Srota: Körperkanäle, die dem Stofftransport dienen. Zu ihnen gehören Bronchien, Magen-Darm-System, Blutgefäß- und Lymphgefäßsystem, Kapillaren, Poren in der Zellwand und Transportwege in den Zellen selbst (S. 15).
Sita Kasaya: Kaltauszug von Heilpflanzen und Gewürzen (S. 24).
Sthapathya-Veda: Textsammlung, in der die ayurvedischen Regeln zum gesunden Bauen und Wohnen niedergelegt sind. Die älteste Abhandlung über Baubiologie (S. 126).
Sukra: Eine der sieben Gewebearten, der Dhatus, die Samen und Eizellen (S. 15).
Suryanamaskar: Übersetzt der »Sonnengruß«, eine zwölfteilige ayurvedische Körperübung (S. 40).
Sushruta: Indischer Chirurg und Verfasser der *Sushruta Samhita* (etwa 700 v. Chr.), die gemeinsam mit der *Caraka Samhita* die älteste Grundlage ayurvedischer Konzepte und Therapieverfahren bildet (S. 10).

T

Taila: Medizinierte Öle, meist Sesam- oder Kokosöl, die mit Heilkräutern versetzt sind (S. 27).
Tri-Katu: Übersetzt die »dreifache Schärfe«, eine Gewürzmischung aus Ingwer, Langkornpfeffer und schwarzem Pfeffer, die zur Regulierung der Verdauung eingesetzt wird (S. 57).
Triphala: Klassische ayurvedische Heilpflanzenmischung aus Amlafrüchten, Haritaki und Bibhitaki, die vielfach angewendet wird (S. 56).

U

Udvarthana: Reibemassage am ganzen Körper mit einem Brei aus Ölen und Getreide, die von zwei Therapeuten simultan ausgeführt wird (S. 35).

V

Vagbhata: Indischer Arzt, der etwa im 7. Jahrhundert n. Chr. die *Ashtanga Hridaya Samhita* verfasste (S. 10).
Vata: Das aus den beiden Elementen Luft und Raum abgeleitete Dosha. Es steht für Bewegung und Fluss und ist verantwortlich für alle Bewegungsabläufe im Körper. Zudem steuert Vata das Wachstum, regelt die Aktivität von Körper und Geist und kontrolliert die beiden anderen Doshas (S. 13).
Veden: Die *veden*, von *veda*, vollständiges Wissen, gelten als die ältesten Belege der indischen Kultur und werden auch als das älteste überlieferte Wissensgut der Menschheit betrachtet. Bei diesen in Sanskrit verfaßten Texten handelt es sich nicht um ein einzelnes Werk, sondern um eine eigene Literaturgattung. Ihre Niederschrift wird in die Zeit vom 3. Jahrtausend v. Chr. bis zum 8. Jahrhundert n. Chr. datiert (S. 10).

Y

Yoga: Eines der sechs Systeme der indischen Philosophie. Im Westen ist Yoga überwiegend als körperliches Übungssystem bekannt (S. 42).
Yogavahi: Ein Anupanam, Transportmedium für Heilstoffe in Arzneimitteln, das diese in ihrer Wirkung verstärkt, beispielsweise Honig (S. 24).

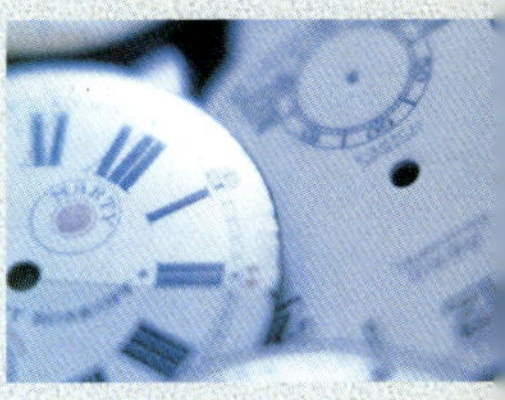

KLEINES AYURVEDISCHES REZEPTBUCH

(Alle Rezepte für vier Personen. *Sharkara* ist ayurvedischer Naturzucker und bei den auf Seite 176 genannten Bezugsquellen erhältlich.)

Lassi

Dieses erfrischende Joghurtgetränk, ein »Klassiker« der indischen Küche und ein typisches ayurvedisches Heilgetränk, trinkt man am besten in kleinen Schlucken zum oder nach dem Mittagessen. Lassi ist leicht verdaulich und appetitanregend. Es stärkt die Verdauungskraft und reguliert die Doshas.

1/2 l frischen, milden und qualitativ hochwertigen Joghurt ohne Konservierungsstoffe und Bindemittel je nach Verdauungskraft mit Wasser auf die zwei- bis dreifache Menge verdünnen. Gleichzeitig den Joghurt so lange mit einem Schneebesen schlagen, bis alle Klümpchen verschwunden sind. (Haben Sie den Joghurt aus frischer und fetter Milch hergestellt, kann beim Schlagen eine butterähnliche Schicht an der Oberfläche entstehen, die Sie abschöpfen sollten.) Nach Geschmack mit Honig, Vollrohrzucker oder Sharkara, Ingwer, Kardamom oder Ingwer und Salz würzen.

Noch einige Worte zum Lassi

Lassi sollten Sie nicht zu kalt servieren – am bekömmlichsten ist er bei Zimmertemperatur oder sogar noch etwas wärmer.

Bei einem geschwächten Verdauungssystem Lassi nicht zusammen mit Milch oder Früchten trinken.

Orangen-Lassi

1/3 l Joghurt
1/3 l Orangensaft
1/3 l Wasser
1 El Vollrohrzucker oder Sharkara

Zutaten schaumig schlagen, in Gläser füllen und servieren.

Meeta-Lassi

1/2 l Joghurt
1/2 l Wasser
2 El Vollrohrzucker oder Sharkara oder Ahornsirup
1 Tropfen Rosenöl oder 1/2 TL Rosenwasser

Alle Zutaten gut verrühren, in Gläser füllen und gekühlt servieren.

Buttermilch

1/2 l Joghurt (aus nicht homogenisierter Milch!)
1/2 l Wasser

Lassi zubereiten und so lange schütteln, bis sich auf der Oberfläche eine Butterschicht gebildet hat. Butterschicht abschöpfen – der verbleibende Rest ist Buttermilch, die Sie nun gekühlt servieren können.

Frischer Joghurt

Kochen Sie frische, nicht homogenisierte Milch kurz bei maximal 95 Grad ab. Wenn sie auf 35 bis 40 Grad abgekühlt ist, die Joghurtkulturen (1 TL vom Vortag für 1 Glas) hinzufügen und an einen warmen Platz stellen. Nach dem Ansetzen der Joghurtkulturen die Milch nicht mehr schütteln oder rühren. Am nächsten Tag haben Sie frischen Joghurt, den Sie mit Wasser als Lassi, pur oder gemischt mit Früchten, genießen können.

Ghee

Butterschmalz gilt in der ayurvedischen Küche als Lebenselixier und Verjüngungsmittel. Richtig zubereitet ist es leicht verdaulich und stärkt die Verdauungsorgane. Es wird zum Dünsten von Gemüse, zum Backen und zur Verfeinerung der Speisen verwendet. Am besten, Sie stellen sich gleich ein wenig mehr auf Vorrat her.

500 g frische, ungesalzene Sauerrahmbutter.

Die Butter in dem Topf, in dem sie auch geschmolzen wird, in kleine Stücke zerteilen und darauf kaltes Leitungswasser geben. Anschließend das Wasser wieder abgießen. Dieses »Butterwaschen« so lange wiederholen, bis das Wasser klar bleibt, also alle Milchrückstände entfernt sind. Dann die Butter bei kleiner Hitze schmelzen lassen. Je nach Ausgangsmenge sollten Sie die flüssige Butter zwischen 1 und 4 Stunden köcheln lassen. Das dabei entstehende Geräusch zeigt an, dass noch Wasser vorhanden ist, das in jedem Fall durch Köcheln entfernt werden muss. Andernfalls ist das Ghee nicht rein und wird nach einiger Zeit ranzig. Richtig hergestelltes Ghee ist dagegen sehr lange haltbar. Köcheln Sie die flüssige Butter also so lange, bis kein »Köchelgeräusch« mehr zu hören und das Wasser vollkommen verdampft ist, dann ist Ihr Ghee fertig. Diesen Moment dürfen Sie nicht verpassen, da das Ghee sonst schnell anbrennt. Durch ein sauberes Leinen- oder Baumwolltuch oder durch einen Teefilter aus Papier seihen, in ein sauberes Glas füllen, sofort verschließen und immer am gleichen Platz stehen lassen.

Bewahren Sie Ghee nicht im Kühlschrank auf, und füllen Sie es für den täglichen Gebrauch in kleinere Gläser ab.

Chai

1/2 l Wasser
2 TL Schwarz- oder Pfefferminztee
2 TL »Yogitee«-Gewürzmischung
oder
1/2 TL gemahlener Ingwer
1/2 TL gemahlene Nelken
1/2 TL gemahlener Zimt
1/2 Tl gemahlener Kardamom
1/2 l Milch
2 El Vollrohrzucker oder Sharkara

Wasser mit Schwarz- oder Pfefferminztee und der »Yogitee«-Gewürzmischung oder den angegebenen Gewürzen etwa 15 Minuten köcheln lassen. Dann Milch und Zucker oder Sharkara dazugeben, nochmals aufkochen, durch ein Sieb gießen und servieren.

Rasam

Dieses Getränk eignet sich ideal zum Abendessen – es stärkt die Verdauung und entschlackt.

2 TL Ghee
1/2 TL schwarzer Pfeffer
1/2 TL Kreuzkümmelpulver
1/2 TL Kurkuma
1/4 TL Asaföetida
Salz
Saft 1/2 Zitrone
1 Glas heißes Wasser

Ghee erhitzen, Gewürze dazugeben und anrösten. Sobald die Mischung zu »knacken« anfängt, ein Glas heißes Wasser zugeben, zudecken und etwa 5 Minuten kochen lassen. Zitronensaft zugeben und mit Salz abschmecken.

Ingwer-Zitronen-Wasser

Saft 1 Zitrone
1 Tl geraspelte Ingwerwurzel
2 Gläser heißes Wasser
Vollrohrzucker oder Sharkara

Die Zutaten mischen und vormittags und nachmittgs jeweils ein Glas statt Kaffee oder Zwischenmahlzeit trinken. Das entschlackt und befreit den Körper von Giftstoffen.

Dals

Dals nimmt man in kleiner Menge, etwa 1–3 EL als Beilage, beispielsweise zu Reis- und Gemüsegerichten. Für ihre Bekömmlichkeit müssen Dals gut durchgekocht sein. Sie können sie auch flüssiger, fast wie Suppe oder breiig zubereiten.

Gelber Mung-Dal

1 EL Ghee
1 TL schwarze Senfkörner
1 TL Kreuzkümmelsamen
1 TL frisch geriebener Ingwer
1/2 TL gemahlener Ingwer
1 TL Kurkuma (Gelbwurzel)
1 Prise schwarzer Pfeffer
1/4 TL Asaföetida
300 g gelbe Mungbohnen
heißes Wasser
1 TL Salz

Ghee erhitzen und die angegebenen Gewürze darin anrösten. Dann Asaföetida zugeben und die in Wasser eingeweichten Mungbohnen unter Rühren kurz mitrösten. Mit heißem Wasser aufgießen, sodass die Bohnen knapp bedeckt sind, etwa 20 Minuten gar kochen und mit Salz abschmecken.

Grüne-Erbsen-Dal

3 EL Ghee
2 TL schwarze Senfkörner
1 1/2 TL Kreuzkümmelsamen
300 g getrocknete grüne Erbsen (halbe Frucht)
600 ml heißes Wasser
1 TL gemahlener Koriander
1 TL gemahlener Kreuzkümmel
1 TL gemahlener Ingwer
1 TL Kurkuma
2 TL Salz

Ghee erhitzen, Senfkörner und Kreuzkümmelsamen darin anrösten, dann die Erbsen zugeben und etwa 3 Minuten mitrösten. Jetzt das heiße Wasser zufügen, die restlichen Gewürze unterrühren und etwa 1 1/2 Stunden zu einem Brei kochen. Zum Abschluss mit Salz abschmecken.

Mung-Dal

250 g Mungbohnen, halbierte gelbe
1 EL Ghee
1 TL schwarze Senfkörner
1 Tl Kreuzkümmelsamen
1 TL Amchur (aus dem Reformhaus)
1 TL gemahlener Ingwer
1 TL gemahlene Kurkuma
1 Zimtstange oder 1 TL Zimtpulver
1 frische grüne Chili
1/2 l heißes Wasser
1 TL Salz
Vollrohrzucker oder Sharkara

Ghee erhitzen und die Gewürze darin anrösten. Dann die in Wasser eingeweichten Mungbohnen und das heiße Wasser dazugeben. Etwa 30 Minuten kochen lassen und mit Salz und Zucker abschmecken.

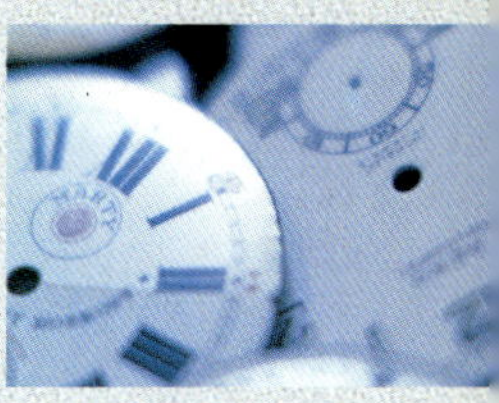

Rote-Linsen-Dal

2 EL Ghee
2 TL schwarze Senfkörner
1 TL Kreuzkümmelsamen
250 g rote Linsen
1 TL gemahlener Koriander
1 TL gemahlener Ingwer
1 TL Kurkuma
2 TL Bockshornkleesamen
1 Messerspitze Asaföetida
1/2 frische grüne Chili
500 ml heißes Wasser
1–2 TL Salz

Ghee erhitzen, Senfkörner und Kreuzkümmelsamen darin anrösten und die in Wasser eingeweichten roten Linsen dazugeben. Nun die restlichen Gewürze unterrühren und kurz mitrösten. Heißes Wasser zugeben und bei kleiner Hitze gar kochen, bis die Flüssigkeit verdampft ist. Zum Abschluss mit Salz abschmecken.

»Kapha-Dal«

Diese Dal-Spezialität lässt sich auch gut zusammen mit gelbem Mung-Dal (S. 168) oder Grüne-Erbsen-Dal (S. 168) mischen.

1 Tasse rote Linsen
1 El Ghee
1–2 TL Vollrohrzucker oder Sharkara
1/2 TL gemahlener Zimt
1 TL Kurkuma
1 Prise schwarzer Pfeffer
1/2 TL gemahlener Kreuzkümmel
500 ml heißes Wasser
Salz

Die Linsen waschen und abtropfen lassen. Ghee erhitzen, Zucker und Linsen dazugeben und kurz anrösten. Die Gewürze zugeben, mit Wasser aufgießen und weich kochen. Zum Abschluss nach Belieben mit Salz abschmecken.

Zur weiteren Steigerung von Kapha und als interessante Geschmacksvariante können Sie 1–2 EL Kokosmilchpulver dazugeben.

Mungwaffeln würzig

Würzig, appetitanregend, nahrhaft und leicht verdaulich. Als eiweißreiche Beilage zu Suppen, Gemüsen oder Reisgerichten – besonders beliebt bei älteren Kindern, die Dals oft nicht so gern mögen.

Für 3 Waffeln:
150 g gelbe geschälte Mungbohnen
1 EL Weizen-, Dinkel- oder Sojavollkornmehl
Kreuzkümmelsamen
Anissamen
Ingwerpulver
Salz

Mungbohnen waschen und 2–3 Stunden in Wasser einweichen. Anschließend das Wasser bis auf den Bodensatz abgießen. Bohnen pürieren und mit Mehl andicken. Gewürze zugeben und zu einem »pfannkuchenartigen« Teig verrühren. Waffeleisen mit Ghee einfetten und Waffeln darin goldbraun ausbacken.

Spargel-Zucchini-Gemüse mit Basilikumsoße

1 kg weißer Spargel
2–3 Zucchini
etwas Salzwasser
1/4 l Sahne
1 Bund frisches Basilikum
1 Prise Muskatnuss
1 Prise schwarzer Pfeffer
Salz

Den Spargel waschen, schälen und halbieren. Die Zucchini waschen und in kleine Würfel schneiden und beides in Salzwasser dünsten. Für die Soße Basilikum, Sahne und Gewürze in einem Mixer cremig schlagen. Bevor der Spargel weich ist, zum Gemüse geben, mit Salz abschmecken und etwa 10 Minuten köcheln lassen, bis der Spargel zart ist.

Zucchini-Basilikum-Püree

1 kg Zucchini
1 EL heißer Ghee
1 Bund frisches Basilikum
1/2 TL Muskat
1/4 TL schwarzer Pfeffer
1 TL Salz
1/4 l Sahne

Zucchini in große Stücke schneiden, im Ghee weich dünsten und anschließend die Gewürze zugeben. Mit einem Pürierstab cremig schlagen und die Sahne unterrühren.

Karotten-Rote-Bete-Püree

1 kg Kartoffeln
1 Rote Bete
1 EL Ghee
5–6 Curryblätter
Vollrohrzucker oder Sharkara
1 TL gemahlener Ingwer
1 TL gemahlener Koriander
1 TL Salz
Saft einer Zitrone
5–8 Basilikumblätter
1/4 l Sahne

Kartoffeln und Rote Bete schälen und in kleine Stücke schneiden. Ghee erhitzen, Curryblätter und Vollrohrzucker oder Sharkara kurz darin anrösten. Anschließend Kartoffeln und Rote Bete mit den restlichen Gewürzen dazugeben und gar kochen. Mit Salz und Zitronensaft abschmecken, mit einem Pürierstab zerkleinern und mit Sahne verfeinern.

Paprikakartoffeln

5–6 Kartoffeln
5–6 hellgrüne längliche Paprikaschoten
2 EL Ghee
1 TL Rosenpaprika, scharf
1/2 TL gemahlener Kreuzkümmel
1/4 TL gemahlener Koriander
1/2 Prise Cayennepfeffer
1–2 Tomaten, zerkleinert
Salz nach Belieben

Kartoffeln schälen und grob würfeln, Paprika entkernen und in längliche Stücke schneiden. Ghee erhitzen, Gewürze darin leicht anrösten, dann Kartoffeln und Tomaten zugeben und etwa 10 Minuten garen. Gegebenenfalls etwas Wasser nachgießen, damit nichts anbrennt. Anschließend Paprikaschoten dazugeben, weiter garen, bis die Kartoffeln weich, aber noch bissfest sind. Zum Abschluss mit Salz abschmecken.

Auberginen-Tomaten-Püree

1 kg Auberginen
1 EL Ghee
500 g Tomaten
1 TL Rosmarin
1/2 TL Thymian
1/4 TL schwarzer Pfeffer
1/4 TL Asaföetida
1/4 TL Ingwer
1/4 TL Paprika
1 vegetarischer Brühwürfel
1 TL Vollrohrzucker oder Sharkara
Salz nach Belieben

Auberginen schälen und in feine Streifen schneiden. Ghee erhitzen und Auberginen kurz darin anbraten. Dann Tomaten und Gewürze dazugeben, etwa 1/2 Stunde bei mittlerer Hitze garen und zum Abschluss mit Salz abschmecken.

Zucchini-Kartoffel-Curry

4 große Kartoffeln
3 mittelgroße Zucchini
1 EL Ghee
1 TL Kreuzkümmelsamen
1 TL schwarze Senfkörner
1 TL gemahlener Kreuzkümmel
1 TL gemahlener Ingwer
1 TL gemahlener Koriander
1–2 TL Salz
1/2 Becher Crème fraîche

Kartoffeln schälen und klein würfeln, Zucchini ebenfalls klein würfeln. Ghee erhitzen, Gewürze darin anrösten, anschließend Gemüse dazugeben und mit Salz abschmecken. Gegebenenfalls etwas Wasser zugeben, damit nichts anbrennt. Zum Abschluss mit Crème fraîche verfeinern.

Alu-Matr

2 EL Ghee
10–20 g frischer Ingwer
500 g Kartoffeln
1 1/2 TL gemahlener Ingwer
2 TL gemahlener Koriander
1 1/2 TL Salz
1/2 TL Cayennepfeffer
300 g grüne Erbsen
etwas Wasser

Ingwer raspeln, Kartoffeln klein würfeln. Ghee erhitzen, Ingwer kurz darin anbraten, anschließend Kartoffeln dazugeben und Gewürze unterrühren. Nach 5 Minuten Erbsen und Wasser zugeben und weich dünsten. Mit Korianderblättern bestreuen und servieren.

Currysoße, scharf

1 EL Ghee
1 EL Kreuzkümmelsamen
1 EL gemahlener Kreuzkümmel
1/2 TL gemahlener Ingwer
1 TL Chilipulver
1/2 l Joghurt
Salz nach Belieben

Ghee erhitzen, Kreuzkümmelsamen anrösten, bis es knistert, dann den Topf vom Herd nehmen, restliche Gewürze dazugeben und unter Rühren kurz erhitzen. Anschließend Joghurt unterrühren, kurz aufkochen und mit Salz abschmecken. Diese Soße können Sie heiß oder kalt servieren.

Koriander-Chutney

Chutneys haben beinahe »Gewürzcharakter«. Sie sollten deshalb nur 1–2 EL zum Essen geben.

1 Bund frisches Korianderkraut
100 g frischer Ingwer
2 Zitronen (Saft und Schale)
2 EL Vollrohrzucker oder Sharkara
1 TL Kreuzkümmelsamen
1 frische grüne Chilischote
Wasser
Salz nach Belieben

Korianderkraut waschen und grob hacken, Ingwer schälen und ebenfalls grob zerkleinern. Restliche Zutaten zusammen in einem Mixer fein pürieren, mit Salz abschmecken und kalt als süß-scharfe Beilage servieren. Gibt dem vegetarischen Menü den richtigen »Pep«. Als Abwandlung dieses Rezepts können Sie auch zubereiten:

Petersilien-Chutney – statt Korianderkraut Petersilienblätter in gleicher Menge
Pfefferminz-Chutney – Pfefferminzblätter
Apfel-Chutney – statt Korianderkraut 1–2 Äpfel
Ingwer-Chutney – Korianderkraut weglassen

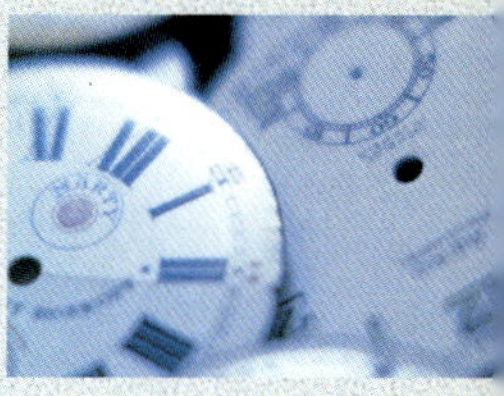

Apfel-Chutney
1 EL Ghee
2 EL Vollrohrzucker oder Sharkara
5 Äpfel
1/4 TL Chilipulver
1/2 TL Zimt
1/2 TL Piment
1/2 TL Anis
1 TL gemahlener Ingwer
1/2 TL gemahlener Kardamom
1/2 TL gemahlener Fenchel
Salz nach Belieben
Äpfel in kleine Würfel schneiden. Ghee erhitzen, Zucker und Äpfel darin anrösten. Gewürze zugeben und etwa 15 Minuten dünsten. Kalt als süß-scharfe Beilage servieren.

Gewürz-Dhosas
150 g Kichererbsenmehl
150 g Reismehl
150 g Weizenmehl
1 EL Bockshornkleeblätter
1/4 TL Chilipulver
2 TL gemahlener Kreuzkümmel
1 TL gemahlener Ingwer
1 TL gemahlene Kurkuma
1 TL gemahlener Paprika
1/2 TL Thymian
1/4 TL Asaföetida
1 TL gemahlene Nelken
1 TL gemahlener Koriander
3 TL Salz
2 TL Vollrohrzucker oder Sharkara
Wasser
Alle Zutaten zu einem dickflüssigen Teig anrühren, etwa 30 Minuten ruhen lassen und in einer heißen Pfanne mit etwas Ghee zu kleinen runden Fladen ausbacken.

Puris
200 g Weizenvollkornmehl
200 g weißes Mehl
1 TL Salz
warmes Wasser
Mehl mit Salz vermengen und so lange Wasser dazugeben, bis ein elastischer Teig entsteht. Diesen mit einem feuchten Tuch bedeckt etwa 30 Minuten ruhen lassen; kleine walnussgroße Bällchen formen und zu dünnen Fladen ausrollen. Fladen in einer Fritteuse in heißem Pflanzenfett nacheinander herausbacken. Die Puris gehen besonders schön auf, wenn Sie sie mit einer Gabel untertauchen.

Pakora
100 g Kichererbsenmehl
100 g Weizenmehl
2 TL Salz
2 TL gemahlener Kreuzkümmel
1 TL Kurkuma
2 TL gemahlener Ingwer
2 TL gemahlener Koriander
1 TL Cayennepfeffer
2 TL Bockshornkleeblätter
1/2 TL Piment
frische Korianderblätter
Wasser
Alle Zutaten zu einem flüssigen »Pfannkuchenteig« verrühren. In diesen Teig können Sie jetzt beliebig Gemüsesorten eintunken und in einer Fritteuse in heißem Pflanzenfett herausbacken. Besonders gut eignen sich Blumenkohl- oder Brokkoliröschen, Auberginen- oder Zucchinischeiben, Paprikastückchen, Rosenkohl, Salbeiblätter, Holunderblüten und Champignons.

Karotten-Halva
Halva ist eine Süßspeise, die Sie jedoch auch vor dem Essen servieren können.
100 g Ghee
500 g Karotten
5 EL Vollrohrzucker oder Sharkara
1 l heiße Milch
Karotten raspeln. Ghee erhitzen, Karotten und Zucker dazugeben. Unter Rühren 30 Minuten bis 1 Stunde kochen lassen, bis die entstandene Flüssigkeit verdampft ist und die Karottenmasse zu karamellisieren beginnt. Nun die heiße Milch dazugießen und weiterkochen, bis auch sie verkocht ist. Abkühlen lassen und in Stücke schneiden.

Weißer Rettich
1 großer weißer Rettich
1 TL Kalonji (aus dem Reformhaus)
1 EL Ghee
1 TL Vollrohrzucker oder Sharkara
1 TL Salz
Rettich schälen und raspeln. Ghee erhitzen und Kalonji darin anrösten. Anschließend Rettich dazugeben und etwa 5 Minuten bei starker Hitze rösten und danach etwa 15 Minuten bei kleiner Hitze ziehen lassen. Zum Abschluss mit Salz abschmecken.

Apfel-Halva
500 g Äpfel
2 EL Ghee
4 EL Vollrohrzucker oder Sharkara
50 g Mandelblättchen
Äpfel entkernen und in kleine Stückchen schneiden. Ghee erhitzen, Zucker und Mandelblättchen kurz anbräunen, Apfelstückchen dazugeben und unter ständigem Rühren garen, bis die Flüssigkeit verdampft ist. Warm oder kalt servieren.

Grieß-Halva

3 EL Ghee
200 g Hartweizengrieß
100 g Vollrohrzucker oder Sharkara
etwas heißes Wasser

Ghee erhitzen, Hartweizengrieß und den Zucker unter ständigem Rühren dunkelbraun anrösten, gut verrühren und kurz aufkochen. Etwas ziehen lassen und abgekühlt in Stücke schneiden.

Ananasreis

1 große Ananas
1–2 EL Ghee
3 EL Vollrohrzucker oder Sharkara
1 Tasse Basmatireis
2 Tassen Wasser
Salz nach Belieben

Ananas schälen, zerteilen, Mittelstück entfernen und Fruchtfleisch in kleine Stücke schneiden. Ghee erhitzen, Vollrohrzucker oder Sharkara dazugeben und heiß werden lassen. Ananasstückchen unterrühren, kurz erhitzen, bis sich aus Ananas und dem Zucker ein Saft bildet. Etwa 5 Minuten bei mittlerer Hitze weiterköcheln lassen. In der Zwischenzeit Wasser mit Reis aufsetzen, leicht salzen und etwa 2–3 Minuten schwach köcheln lassen. Vom Herd nehmen und quellen lassen, bis die Flüssigkeit vollkommen absorbiert ist. Nun Reis mit Ananassaft vermischen und servieren.

Bananen in Kokossoße

4 Bananen
1 Tasse heißes Wasser
3 EL Kokosmilchpulver
1–2 EL Vollrohrzucker oder Sharkara

Bananen in schräge Scheiben schneiden, mit Wasser, Kokosmilchpulver und Zucker aufkochen und dann etwa 15–20 Minuten schwach weiterkochen. Gegebenenfalls Flüssigkeit etwas abgießen, doch nicht den Schaum, denn er macht dieses Dessert cremig. Abkühlen lassen, in Schälchen füllen und servieren.

Feigen-Sahne-Dessert

etwa 10 getrocknete Feigen
1 EL Honig
1/4 l Sahne

Feigen waschen, Stängel entfernen, etwas zerkleinern und in einen Mixer füllen. Honig und Sahne dazugeben, cremig mixen und servieren.
Statt getrockneter Feigen eignen sich auch frische sehr gut. Sie können aber auch Trockenpflaumen, Datteln oder eine Mischung aus all diesen Früchten verwenden.

Mungwaffeln süß

Sättigend, nahrhaft, aber nicht belastend und reich an Eiweiß – besonders beliebt bei kleinen Kindern.
Für 3 Waffeln:
150 g gelbe, geschälte Mungbohnen
Milch
Vollrohrzucker oder Sharkara
Zimt, Kardamom, Vanilleschoten, Anis, Ingwer

Mungbohnen waschen und 2–3 Stunden in Wasser einweichen. Anschließend das überstehende Wasser bis auf den Bodensatz abgießen, Bohnen pürieren und so lange Milch dazugießen, bis ein »pfannkuchenartiger« Teig entsteht. Mit Zucker und Gewürzen abschmecken. Waffeleisen mit Ghee einfetten und Waffeln darin goldbraun ausbacken.

Frühstücksvariationen

Milchbrei

Besonders geeignet bei Vata-Störungen, Untergewicht und für kleine Kinder.
Pro Person:
2 gehäufte EL Vollkornhaferflocken (Weizen- oder Dinkelflocken)
1 El Haferschmelzflocken
1 EL ungesalzene Cornflakes
3–5 Mandeln
1 EL gewaschene, ungeschwefelte Rosinen
1 gehäufter TL Kokosflocken
1/2 EL Sonnenblumenkerne
1/4 l Vollmilch
Zimt, Kardamom, Kurkuma, Ingwer
1 TL Ghee

Zutaten über Nacht einweichen, mit Haferschmelzflocken in Vollmilch einrühren und aufkochen. Gewürze und Ghee dazugeben, nach Geschmack mit Vollrohrzucker, Sharkara oder Ahornsirup süßen und servieren.

Dattel-Sahne-Müsli

Bei Vata-, besonders bei *Apana-Vata*-Störungen. Dieses Frühstück beschwingt, belastet nicht den Magen, und ist auch besonders geeignet, um Lust auf Süßes natürlich und gesund zu stillen.
Pro Person:
3–5 große Datteln
3–5 Mandeln
1 gehäufter EL gewaschene, ungeschwefelte Rosinen
Ingwer, Kardamom, Kurkuma, Zimt
1/8 l Sahne
Frisches Obst nach Belieben

Datteln, Mandeln und Rosinen über Nacht einweichen, mit frisch geschlagener Sahne und Obst mischen und würzen.

REGISTER

(Fett gedruckte Zahlen beziehen sich auf Hauptinformationen)

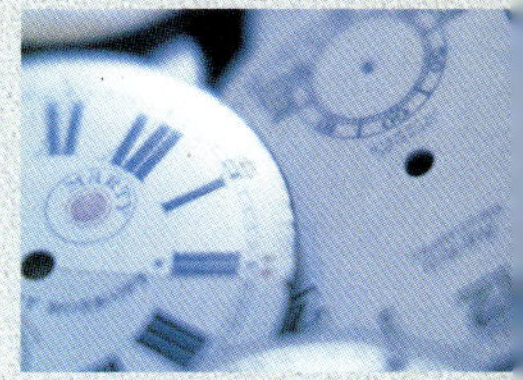

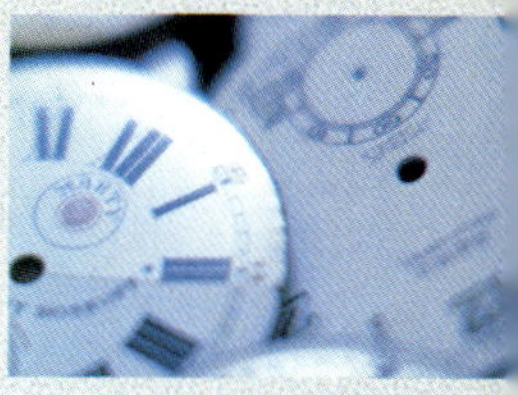

ADRESSEN UND BÜCHER

MAV-Gesundheitszentren:

Deutschland:
Maharishi Ayur-Veda Gesundheitszentrum
Iserbrookerweg 56
22589 Hamburg
Tel.: 040-452080, Fax.: 040-447697

Maharishi Ayur-Veda Gesundheitszentrum
Wilhelm-Busch-Str. 1
49661 Cloppenburg
Tel.: 0 44 71-8 12 18 o. 56 54, Fax.: 0 44 71-8 12 19

Maharishi Ayur-Veda Gesundheitszentrum
Lüchtefeld
Gesekerstr. 8
59590 Mönninghausen
Tel.: 0 29 42-7 85 58, Fax.: 0 29 42-5 72 48

Maharishi Ayur-Veda Gesundheitszentrum
Parkschlösschen Bad Wildstein
Wildbadstr. 201
56841 Traben-Trarbach
Tel.: 0 65 41-70 50, Fax.: 0 65 41-70 51 20
E-Mail: info@parkschloesschen.de
www.parkschloesschen.de

Maharishi Ayur-Veda Gesundheits- und Seminarzentrum
Am Robert-Kampe-Sprudel
56130 Bad Ems
Tel.: 0 26 03-9 40 70, Fax.: 0 26 03-31 22
E-Mail: mav-badems@t-online.de
www.ayurveda-badems.de

Maharishi Ayur-Veda Gesundheitszentrum
Am Starnberger See GmbH
Hindenburgstr. 21
82343 Pöcking
Tel.: 0 81 57-71 33 o. 71 52, Fax.: 0 81 57-70 68

Österreich:
Maharishi Ayur-Veda Gesundheitszentrum
Bahnhofstr. 19
A–4910 Ried
Tel.: 00 43-77 52-8 81 10,
Fax.: 00 43-77 52-86 62 24
E-Mail: mahagan@magnet.at

Maharishi Ayur-Veda Gesundheitszentrum
Hotel Schloss Pichlarn
A–8952 Irdning/Ennstal
Tel.: 00 43-36 82-22 84 10,
Fax.: 00 43-36 82-2 28 41 16
E-Mail: office@ayur-veda.at
www.ayur-veda.at

Maharishi Ayur-Veda Gesundheitszentrum
Biberstr. 22/1
A–1010 Wien
Tel.: 00 43-1-5 12 78 59, Fax.: 00 43-1-5 13 96 60

Schweiz:
Maharishi Ayur-Veda Gesundheitszentrum
CH–6377 Seelisberg
Tel.: 00 41-41-8 20 57 50
Fax.: 00 41-41-8 20 52 86
E-Mail: info@mav-seelisberg.ch
www.mav-seelisberg.ch

Die Adressen von Ärzten mit ayurvedischer Zusatzausbildung erhalten Sie bei der:

Deutschen Gesellschaft für Ayurveda
Wildbadstr. 201
56841 Traben-Trarbach
Tel.: 0 65 41-58 17, Fax.: 0 65 41-81 19 82
E-Mail: ayur-veda@net-art.de
www.ayurveda.de

Ausbildung für Ärzte und medizinische Heilberufe:

Akademie der Deutschen Gesellschaft für Ayurveda
Kontaktadresse:
Wildbadstr. 201
56841 Traben-Trarbach
Tel.: 0 65 41-58 17, Fax.: 0 65 41-81 19 82
E-Mail: ayur-veda@net-art.de
www.ayurveda-seminare.de

Transzendentale Meditation (TM)
Grundkurse für Transzendentale Meditation schließen neben der eigentlichen Meditationstechnik auf Wunsch auch Yoga-Asanas und ayurvedische Körper- und Atemübungen ein. Die Kurse werden in allen Maharishi Ayur-Veda Gesundheitszentren und zusätzlich in mehr als 100 Städten im deutschsprachigen Raum angeboten.
Die genaue Anschrift des TM-Lehrinstituts in Ihrer Nähe erhalten Sie bei:

Deutschland:
GTM
Gesellschaft für Transzendentale Meditation
Deutscher Verband e. V.
Am Berg 13
49143 Bissendorf
Tel.: 0 54 02-85 59 o. 84 83, Fax.: 0 54 02-87 38

Österreich:
Maharishi Ayur-Veda Gesundheitszentrum
Biberstr. 22/1
A–1010 Wien
Tel.: 00 43-1-5 12 78 59, Fax.: 00 43-1-5 13 96 60

Schweiz:
Schweizerische Vereinigung für Maharishi Ayur-Veda
Postfach 3
CH–6377 Seelisberg
Tel.: 00 41-41-8 20 51 22

Bezugsquellen für ayurvedische Produkte, Gandharva-Veda-Musikaufnahmen und Fachliteratur:

Deutschland:
MTC
Postfach 1126, 41845 Wassenberg
Tel.: 0 18 05-10 81 09 o. 0 24 32-24 94,
Fax.: 0 24 32-93 94 92
E-Mail: mtc@ayurveda-produkte.de

HANNEMANN VERSAND
für ayurvedische Literatur und Produkte
Im Branduhl 7, 21354 Bleckede
Tel.: 0 58 53-97 89 88, Fax.: 0 58 53-9 80 11 00
E-Mail: LT565228@aol.com

Österreich:
Maharishi Ayur-Veda Gesundheitszentrum
Bahnhofstr. 19, A–4910 Ried
Tel.: 00 43-77 52-8 81 10,
Fax.: 00 43-77 52-86 62 24
E-Mail: mahagan@magnet.at

Schweiz:
Ayur-Veda AG
Waldhaus, CH–6377 Seelisberg
Tel.: 00 41-41-8 20 55 44, Fax.: 00 41-41-8 20 51 23
E-Mail: info@veda.ch
www.veda.ch

Buchempfehlungen:
Die heilenden Klänge des Ayurveda
Dr. med. Ernst Schrott
Haug-Verlag ISBN: 3-8304-2055-2

Die köstliche Küche des Ayurveda
Essen mit Leib und Seele, über 250 Rezepte
Dr. med. Ernst Schrott
Mosaik Verlag ISBN: 3-576-10512-3

Gesundheit aus dem Selbst – Transzendentale Meditation
Dr. W. Schachinger/Dr. E. Schrott
Kamphausen-Verlag ISBN: 3-933496-42-X

Natürlich schön mit Ayurveda
Dr. med. E. Schrott/Cynthia N.Bolen
Mit zahlreichen Rezepten zur Schönheitspflege
Mosaik Verlag ISBN: 3-576-10728-2

Aufbruch zur Stille
Dr. med. Ulrich Bauhofer
Lübbe-Verlag ISBN: 3-7857-0873-4

Ayurveda Kursbuch für Mutter und Kind
Dr. Karin Pirc
Lübbe-Verlag ISBN: 3-453-13261-0

Menschlicher Körper – Ausdruck des Veda und der vedischen Literatur
Dr. med. Tony Nader
MVU-Press NL, ISBN: 90-71750-18-03

Weihrauch – Die außergewöhnliche Heilwirkung des indischen Weihrauchbaumes
Dr. med. Ernst Schrott
Mosaik Verlag ISBN: 3-576-11203-0